药圣李时珍
奇方妙治

李春深　主编

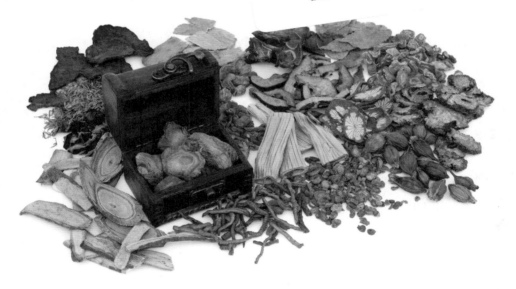

天津出版传媒集团

天津科学技术出版社

图书在版编目 （CIP） 数据

药圣李时珍奇方妙治 / 李春深主编. —— 天津：天津科学技术出版社, 2023.1

ISBN 978-7-5576-9977-2

Ⅰ.①药… Ⅱ.①李… Ⅲ.①验方—汇编—中国—明代 Ⅳ.①R289.348

中国版本图书馆CIP数据核字(2022)第052762号

药圣李时珍奇方妙治
YAOSHENG LI SHIZHEN QIFANG MIAOZHI
责任编辑：张建锋

出版： 天津出版传媒集团
天津科学技术出版社

地址：天津市西康路35号
邮编：300051
电话：（022）23332400
网址：www.tjkjcbs.com.cn
发行：新华书店经销
印刷：北京兴星伟业印刷有限公司

开本 710×1000 1/16 印张 20 字数 410 000
2023年1月第1版第1次印刷
定价：68.00元

前　言

　　李时珍在数十年行医以及阅读古典医籍的过程中，发现古代本草书中存在着不少错误，决心重新编纂一部本草书籍。明世宗嘉靖三十一年（1552年），李时珍着手开始编写《本草纲目》，以《证类本草》为蓝本，参考了800多部书籍，其间，从嘉靖四十四年（1565年）起，多次离家外出考察，足迹遍及湖广、江西、直隶许多名山大川，弄清了许多疑难问题。

　　李时珍临证，推崇张元素，重视辨证，立法严谨，用药得当。治疗时，或化裁古方，或自组新方，或用民间单验方，多有良效。李时珍的学术思想和研究方法很有特色，他在新的历史条件下，成功地运用了观察和实验、比较和分类、分析和综合、批判继承和历史考证方法，以自己的实践经验为基础，改进了古代科研方法，积累了科学研究的新经验。

　　李时珍主张人定胜天，通过以上研究方法取得的成果，使他更加坚定了这一信念，认为药性不是固定的，可用人工方法改造其自然性能。药性下沉者，用酒引之使其升；升浮者以咸寒药引之使其降。李时珍昭示迷信神仙说之误，批判服食飞升举之谬，服金银，为赖水谷血肉之躯所不堪，"求仙而丧生，可谓愚也矣"。居住水中，步履水上，是邪说；服食成仙"误食之罪，通乎天下"，药物"治病可也，服食不可也"。

　　李时珍打破了自《神农本草经》以来，沿袭了一千多年的上、中、下三品分类法，把药物分为水、火、土、金石、草、谷、菜、果、木、服器、虫、鳞、介、禽、兽、人共16部，包括60类。每药标正名为纲，纲之下列目，纲目清晰。书中还系统地记述了各种药物的知识。包括校正、释名、集解、正误、修治、气味、主治、发明、附录、附方等项，从药物的历史、形态到功能、方剂等，叙述甚详，极大地丰富了本草学的知识。

　　本书就是笔者从散见于各种古代典籍中精心遴选下来的李时珍治病秘方、药方。在整个收集整理的过程中，笔者克服了种种困难终于将该书付梓成稿。因编者水平有限，书中难免有不当或谬误之处，还望读者原谅，批评指正。

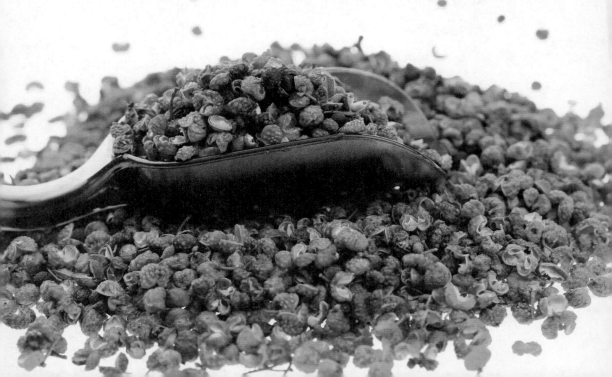

C 目录 Contents

第一章
生活中的奇方妙治

第二章
常见病奇方妙治

目录

第三章
急症奇方妙治

药圣李时珍

奇方妙治

第五章
男科奇方妙治

第六章
老年疾病奇方妙治

第七章
儿科奇方妙治

李时珍
药圣
奇方妙治

药圣李时珍
奇方妙治

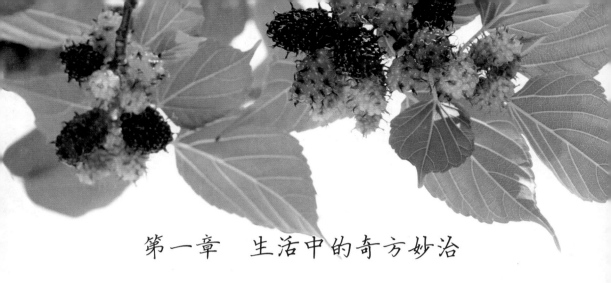

第一章　生活中的奇方妙治

便秘是一种常见的症状，而不是一种疾病。便秘主要是指排便次数减少、粪便量减少、粪便干结、排便费力等。排便次数减少是指1周内大便次数少于3次，或者2～3天才大便1次。但有少数人一直都是2～3天才大便1次，且大便性状正常，此种情况不应认为是便秘。对同一人而言，如大便由每日1次或每2天1次变为2天以上或更长时间大便1次时，应

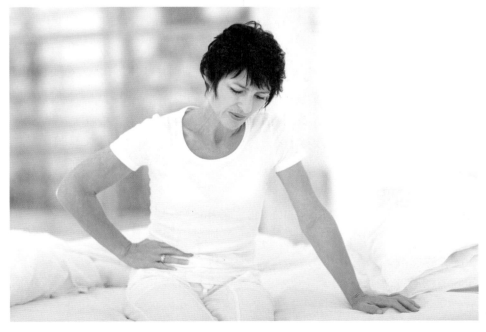

视为便秘。如超过6个月即为慢性便秘。根据导致便秘的原因，可以将便秘分为4种类型。

（1）热秘。热秘的人通常大便干且臭，小便发黄，并伴有口臭。这种便秘在热性体质人群中比较常见，很多也跟"上火"有关，油腻、辛辣刺激的食物吃得过多，或是大补过量，平日喝水又较少，都可能引起热秘。

（2）气秘。气秘的人除了大便干燥之外，还会伴有肚子胀、上厕所时常常放屁的情况。患有气秘的人通常性格急躁、脾气暴戾，因为这种便秘与性格有一定关系。

（3）虚秘。虚秘又分血虚和气虚两种。因血虚而便秘的人一般脸上缺少光泽，经常头晕心慌。因血虚而出现的虚秘情况也多出现在女性身上，且在来例假时便秘情况更为严重。因气虚而便秘的人在解大便时会有一种"力不从心"的感觉，即有便意，但解不出来，要拼命使劲，才解出来，其实下来的大便并不干硬。这种情况是气力不足，应该补气。

（4）冷秘。有冷秘情况的人通常缺少活力，手足冰凉，喜热怕冷，腹部老有凉的感觉。由于缺乏锻炼，使肠道蠕动及传送无力，才导致便秘。另外，便秘还有一些"报警"信号，

包括便血、贫血、消瘦、发热、黑便、腹痛和肿瘤家族史等。

饮醋治便秘

【材料】陈醋1汤匙（越陈年的效果越好）。

【做法】每天早上空腹饮用。饮用后，紧接着

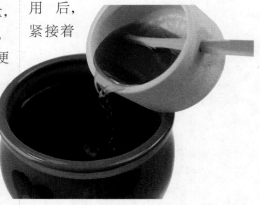

要喝一杯温开水。当排便逐渐正常后，饮用的醋量可逐渐减少，但一般不应少于半汤匙。

【用法】食用时，每次不要超过1汤匙，但也不能少于半汤匙，1天最多不能超过3次。

【功效】俗话说："便秘用陈醋，胜过药无数。"现代医学研究表明，醋中含有丰富的氨基酸，以及大量具有促进消化功能的酶类，所以食醋能够刺激肠胃，促进肠道蠕动，维持肠道内环境的菌群平衡，对预防便秘有不错的效果，且对人体没有副作用。

黑芝麻粳米粥治便秘

【材料】黑芝麻25克，粳米50克。

【做法】黑芝麻炒熟后，研细末，备用；粳米淘洗干净。将黑芝麻与粳

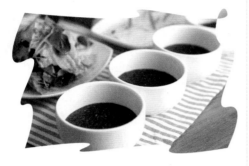

米放入锅内，加适量水，大火烧沸后，改用小火煮至粥成。

【用法】佐餐食用。

【功效】本方具有补益肝肾、滋养五脏的功效，适用于肝肾不足、虚风眩晕、肠燥便秘、病后虚羸、干咳无痰、须发早白、产后乳少等症。方中的黑芝麻具有抗衰老的作用，所以尤其适合老年体衰者选用。

韭菜炒土豆丝治便秘

【材料】土豆500克，韭菜150克，葱末、姜丝各适量，食盐、醋、食用油各少许。

【做法】将土豆去皮，洗净，切丝，浸泡5分钟后捞出；韭菜洗净，切段。底锅烧热，放入少许食用油，煸香葱末、姜丝，倒入土豆丝，翻炒3～5

分钟，加入醋，放入韭菜，翻炒片刻，撒入少许食盐，即可出锅。

【用法】佐餐食用。

【功效】韭菜中含有较多的膳食纤维，能促进胃肠蠕动，可以预防习惯性便秘。中医认为，土豆性平，味甘，具有健脾和胃、通利大便等作用。

饮牛奶蜂蜜治便秘

【材料】牛奶250克，蜂蜜适量。

【做法】牛奶放入锅中，煮沸，凉温后调入蜂蜜即可服用。

【用法】每日早晨空腹食用，连服3天，通便为度。

【功效】蜂蜜能清理肠道、预防便秘，牛奶则能强壮骨骼、养胃暖身。二者搭配，营养互补，而且牛奶和蜂蜜中都含有丰富的矿物质，能很好地结合，有效提高血红蛋白的数量，并产生酵素来分解体内有害菌，增强免疫力，起到

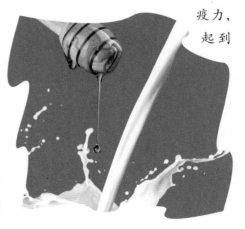

第一章 生活中的奇方妙治

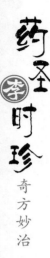

活化细胞的作用。需要注意的是，牛奶煮沸后，一定要凉凉后再调入蜂蜜，否则易生成加重便秘的物质。

🌿 木耳治习惯性便秘

【材料】木耳、海参各30克，猪大肠150克，盐、酱油及味精少许。

【做法】将猪大肠翻开洗净，加水同木耳、海参炖熟，后下调料。

【用法】服食饮汤。

【功效】滋阴，润燥，补血。适用于老年血虚肠燥便秘、习惯性便秘等症。

脚　气

脚气是足癣的俗名，是由足跖部趾间的皮肤癣菌（真菌或称霉菌）感染引起的，这种病菌生命力极强，喜欢温暖潮湿的环境，而且对紫外线、放射线等也有很强的抵抗力。唐代孙思邈著《备急千金要方》云："此病发，初得先从脚起，因即胫肿，时人号为脚气。"

脚气的形成原因有很多种，有的人爱运动，脚底爱出汗；还有的人洗完澡不爱擦干，双脚经常处于潮湿的环境下，最容易招来真菌，患上脚气。不经常换袜子、换鞋的人也容易得脚气。糖尿病患者，有过敏性鼻炎、皮肤过敏等过敏体质的人，免疫力比较差，容易感染脚气。有的准妈妈内分泌功能失调，使皮肤抵抗真菌的能力下降，也容易被真菌侵袭。另外，长期使用抗生素会引起菌群失调，或免疫功能受到抑制，从而使真菌大量繁殖引起脚气。

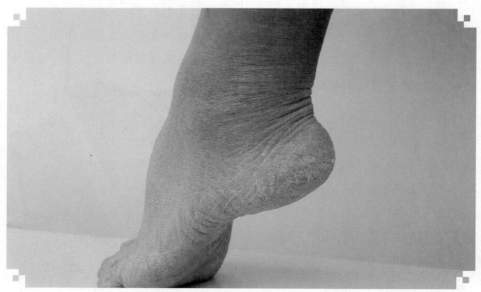

🍂 黑鱼冬瓜汤治脚气

【材料】黑鱼500克，冬瓜300克，黄油25克，葱、姜、味精、色拉油、盐各适量。

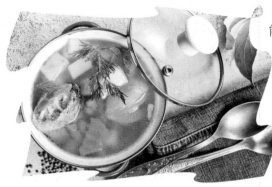

【做法】把黑鱼留鳞去内脏洗净，切块；冬瓜洗净切片。姜放入油锅中爆香，加入黑鱼块略煎，倒入适量黄酒，加水少许，中火焖煮20～30分钟；加入冬瓜片，再煮5分钟，撒上葱花、盐和味精即成。

【用法】佐餐食用，每日1次。

【功效】冬瓜具有利水消痰、清热解毒的作用；黑鱼疗五痔，治湿痹、面目水肿，具有补脾利水、去瘀生新、清热等功效，中医食疗中常用于治疗水肿、湿痹、脚气、痔疮、疥癣等症。此汤能利水消肿，适用于脚气、肾脏病、水肿等症。

🍂 柳叶泡脚治脚气

【材料】新鲜柳叶250克，清水1000毫升。

【做法】将柳叶洗净，加水煮沸5分钟，先熏蒸患处，待水温下降至能耐受时，再浸泡半小时。

【用法】每日早、晚各1次。一般熏泡4～7天可愈。

【功效】柳叶味苦涩，性寒，具有清热解毒、凉血消肿、除湿散风之功效。

🍂 陈醋＋按摩治脚气

【材料】陈醋适量。

【做法】在洗脚水中加入适量陈醋，陈醋的量以脚放进去不感到刺痛为好。先将双脚放入盆内泡两三分钟，待双脚都热了，将一只脚的足跟压在另一只脚的趾缝稍后处，然后将脚跟向前推至趾尖处

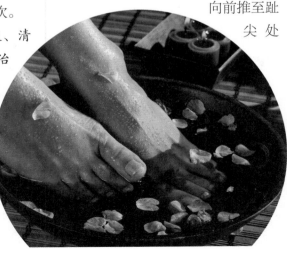

再回搓，回拉轻，前推重，以不搓伤皮肤为宜。

【用法】每个趾缝搓50～80次，双脚交替进行，速度为每分钟100～120次。

【功效】醋有很好的抑菌和杀菌作用，对引发脚气的真菌有抑制作用，可有效治疗脚气。

🌿 地骨皮皂角水治脚气

【材料】防风、芥穗、红花、地骨皮各12克，大枫子、五加皮、皂角各18克，白矾20克。

【做法】用醋1500毫升，浸药3昼夜，然后每日三餐及临睡前将脚浸泡。

【用法】至醋干为1个疗程。1～3个疗程可见效。

【功效】滋阴降火，去除湿毒。

🌿 苦参黄连水治脚气

【材料】苦参、金银花、蛇床子、白藓皮、苍术各30克，生大黄、黄连、黄柏各20克，荆芥、防风各10克。

【做法】将上药以水煎煮，取滤液。

【用法】滤液凉后浸泡患足20～30分

钟，每日2次，浸泡后拭干，用无菌纱布包敷，5剂为1个疗程。一般用药1～3个疗程即可痊愈。

【功效】清热燥湿，泻火解毒。

失　眠

失眠又称"入睡和维持睡眠障碍"，指无法入睡或无法保持睡眠状态，导致睡眠不足，表现为入睡困难；不能熟睡，睡眠时间减少；早醒，醒后无法再入睡；频频从噩梦中惊醒；睡眠质量差，睡过之后精力没有恢复；伴有疲劳、不安、全身不适、无精打采、反应迟缓、头痛、记忆力不集中等症状，它的最大影响是精神方面的，严重的话会导致精神分裂。在引起失眠的因素中，精神因素排第一位，过度兴奋、紧张、焦虑，都可能导致失眠。

此外，一些疾病也会引起失眠，如心悸胸闷、呼吸困难、夜尿频数、周身瘙痒、恶心呕吐等。中医将失眠

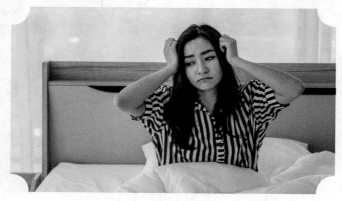

称为"不寐""不得眠""不得卧""目不瞑"。中医认为失眠是由于思虑过度、内伤心脾，或阴虚火旺、心肾不交，或肝阳上亢，或心胆气虚，或胃气失和等因素造成的。

小米粥治失眠

【材料】小米 50 克，鸡蛋 1 枚。

【做法】先以小米煮粥，取汁，再打入鸡蛋，稍煮。

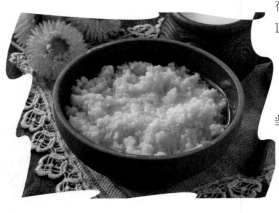

【用法】临睡前以热水泡脚，并饮此粥，然后入睡。

【功效】小米中含有丰富的色氨酸。实验表明，色氨酸能促使大脑神经细胞分泌一种催人欲睡的"血清素"。因此，食物中色氨酸的含量越高，人食用后越容易入睡。

芦荟酒治失眠

【材料】芦荟鲜叶 60 克，酒 1 瓶，酸枣仁 30 克，夜交藤、茯神各 45 克。

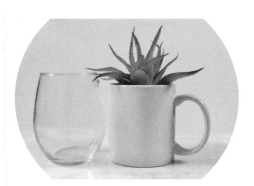

【做法】将芦荟鲜叶洗净去刺，切成条状，浸入酒中，同时加入酸枣仁、夜交藤和茯神，密封阴凉处贮放，1 周后即可饮用。

【用法】每天就寝前服用 1 小杯，就可进入深度睡眠状态。

【功效】在古代，芦荟就被当作安眠剂，这是因为它有安定神经的作用，能调节自律神经使之恢复正常。

桑葚汤治失眠

【材料】桑葚干品 40 克（鲜品 80克）。

【做法】桑葚煎水 250 毫升。

【用法】1 次或分几次口服，每日1 剂，连服 5 剂为 1 个疗程。顽固性失眠者，一般需连服 2～3 个疗程。

【功效】桑葚中含有葡萄糖、果糖、苹果酸、钙以及多种维生素等，具有宁心安神、滋肝肾、补血等功效，对于用脑过度失眠的人大有裨益。中成药桑葚膏也是四时皆宜的养血、补脑、

药圣

李时珍

奇方妙治

安眠的佳品。

酸枣仁茶治失眠

【材料】酸枣仁 120 克。

【做法】将酸枣仁炒熟，研末，待泡茶用。

【用法】每晚泡茶用 10～30 克。

【功效】酸枣仁是治疗失眠的要药，后汉张仲景在《金匮要略》中已用酸枣仁治"虚烦不得眠"。酸枣仁茶具有宁心安神、补肝、敛汗的功效，适用于心肝血虚引起的心烦不安、心悸怔忡、失眠等症。

打 嗝

打嗝是指气逆上冲，喉间呃呃连声，声短而频，令人不能自制。这是一种常见的生理现象，是由横膈膜痉挛收缩引起的。大部分打嗝现象都是短暂的，也有几分钟或半小时 1 次，亦有连续呃 7～8 声始停。其呃声或高或低，或疏或密，间歇时间不定，常伴有胸脘膈间不舒，嘈杂灼热，腹胀嗳气等症。多因受凉、饮食、情志等诱发。现代医学中的单纯性膈肌痉挛以及胃肠官能症、胃炎、胃扩张、肝硬化晚期，脑血管病，尿毒症，胃、

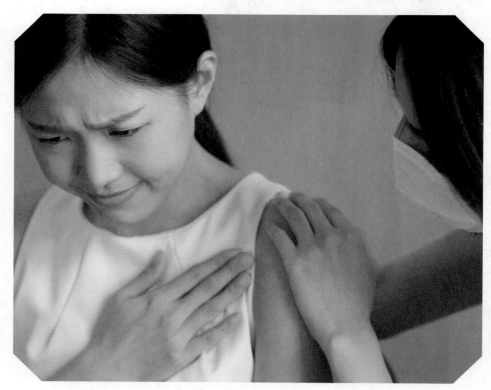

食管手术后引起的膈肌痉挛，均属呃逆的范畴。

石斛麦冬茶治打嗝

【材料】石斛 15 克，麦冬 20 克，法夏 10 克。

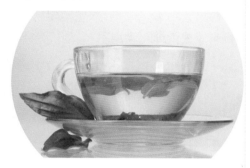

【做法】将诸药置砂锅中，加水适量，煎沸 20 分钟，滤渣取汁。

【用法】代茶温饮，每日 1 剂，药渣可再煎服用。

【功效】益胃生津、和胃降逆。适用于慢性胃炎，症见呃逆不止者。

桂枝汤治打嗝

【材料】桂枝、白芍各 10 克，大枣、甘草、蝉蜕、姜黄各 5 克，僵蚕、生姜各 3 克，生大黄 8 克。

【用法】水煎服。

【功效】解肌发表、升散降逆。主治营卫不和以及呃逆。

猪胆粉治打嗝

【材料】猪胆 1 只，赤小豆 20 粒。

【做法】把赤小豆放入猪胆内，挂房檐下阴干后共研细粉备用。

【用法】每日服 2 克，分 2 次用，白开水冲服。

【功效】主治顽固性呃逆。

二石龙牡汤治打嗝

【材料】代赭石、磁石、生龙骨、生牡蛎（先下）各 20 克，陈皮 12 克，人参 10 克，木香 6 克。

【做法】水煎服。

【用法】每日 1 剂，6 剂 1 个疗程，病情好转停药 1 ~ 2 日，再服第二个疗程。

【功效】主治顽固性呃逆。

鲜韭菜汁治打嗝

【材料】鲜韭菜 30 克。

【做法】韭菜洗净，捣烂，取汁，加入 1 小杯烫热的黄酒趁热服下。

【用法】如不饮酒，用沸水加入韭菜汁，同服

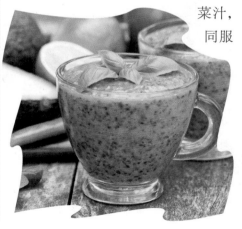

亦有同样效果。

【功效】韭菜的辛辣气味有散瘀活血、行气导滞的作用。适用于跌打损伤、反胃、肠炎、吐血、胸痛等症。

脱　发

脱发是由多种原因引起的毛发脱落或头发异常的现象，可发生于任何年龄。生理性如妊娠、分娩；病理性如伤寒、肺炎、痢疾、贫血及癌肿等都可能引起脱发。另外，用脑过度、营养不良、内分泌失调等也可能引起脱发。在临床上分为脂溢性脱发、先天性脱发、症状性脱发、斑秃等。中医认为，脱发多由肾虚、血虚不能上荣于毛发，或血热风燥、湿热上蒸所致。

首乌大米粥治脱发

【材料】何首乌30克，大米50克，冰糖适量。

【做法】将何首乌放入砂锅中煎取浓汁后去药渣，然后放入大米和冰糖。将米煮成粥即可食用。

【用法】日服2次。

【功效】养血，益肝，补肾。治疗脱发。

荆芥汤治脱发

【材料】荆芥10克，防风6克，连翘、当归各15克，金银花、茵陈、生地黄、马齿苋、制首乌各30克，白鲜皮20克。

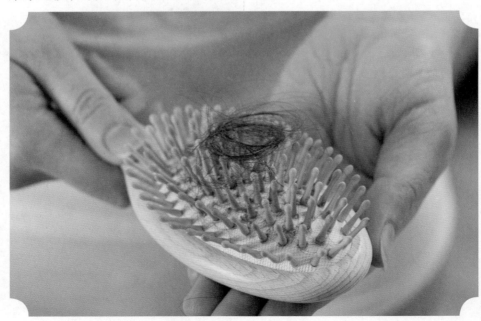

【做法】水煎服。

【用法】日服 2 次。

【功效】主治脂溢性脱发，头发油垢，脱屑瘙痒者。

🌿 当归首乌治脱发

【材料】当归、首乌、白鲜皮、王不留行、白芷各等份。

【做法】上药经过粉碎、笼蒸消毒后密封包装保存，每包 10 克。

【用法】每晚用该药撒于头皮发根上，次日清晨梳去。每包一般可用 3 次，1 个月为 1 个疗程。

【功效】治疗脂溢性脱发。

🌿 核桃柏叶液治脱发

【材料】核桃 2 个，榧子 3 个，侧柏叶 30 克，冰水适量。

【做法】前 3 味共捣烂，用冰水（或雪水）浸泡 3 周即成。

【用法】梳洗时，用梳子蘸冰水梳头。

【功效】防脱发，久用能令发不落。

眼睛疲劳

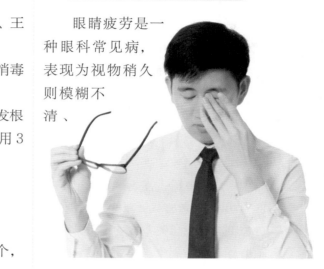

眼睛疲劳是一种眼科常见病，表现为视物稍久则模糊不清、眼睛干涩、结膜红痛、头昏，甚至恶心、呕吐等。轻则导致视力下降，重则可能失明。长期眼睛疲劳可导致成年人发生近视或提前花眼，白内障、青光眼、视网膜剥离等眼疾也容易伴随着用眼过度而来。它会导致人的颈、肩等相应部位出现疼痛，还会引发和加重各种眼病。

🌿 枸杞桑葚粥治眼疲劳

【材料】枸杞子、桑葚、山药各 5 克，红枣 5 枚，粳米 100 克。

【做法】将上述材料熬成粥食用。

【用法】佐餐食用。

【功效】此方中的枸杞子、桑葚能补肝肾，山药、红枣健脾胃。本品既可消除眼疲劳症状，又能增强体质，适宜长期食用。对于有经常性头晕目涩、耳鸣遗精、腰膝酸软等症的患者来说尤其适合。肝炎患者常服则可起到保肝护肝、促使肝细胞再生的良效。

热毛巾敷眼治眼疲劳

【材料】毛巾1条。

【做法】热敷10分钟。

【用法】每日1次。

【功效】热敷可促进眼部血液循环，对睑板腺功能的恢复有一定帮助，防止因睑板腺功能障碍导致干眼。

黑豆核桃冲牛奶治眼疲劳

【材料】黑豆、核桃仁各500克，牛奶1包，蜂蜜1匙。

【做法】将黑豆炒熟待冷后磨成粉。将核桃仁炒微焦去衣，待冷后捣如泥。取以上2种食品各1匙，冲入煮沸过的牛奶1杯后，加入蜂蜜1匙，即可饮用。

【用法】每天早晨或早餐后服用，或与早餐共进。

【功效】黑豆含有丰富的蛋白质与维生素 B_1 等，营养价值高，又因黑色食物入肾，配合核桃仁，可增加补肾力量，再加上牛奶和蜂蜜含有较多的维生素 B_1、钙、磷等，能增强眼内肌力，加强调节功能，改善眼疲劳。

饮茶治眼疲劳

【材料】绿茶、乌龙茶或铁观音适量。

【做法】泡茶喝。

【用法】代替温开水频饮。

【功效】茶叶含丰富胡萝卜素，能在人体内转化为维生素A，维生素A对经常接触电脑的人有保健作用，不但能减轻电脑辐射对人体的伤害，还能够预防干眼症。

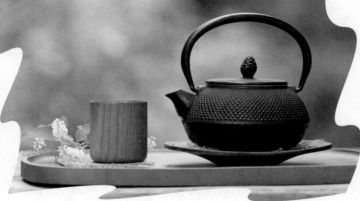

头屑多

大家知道，我们头皮上的细胞每天都在进行着新陈代谢，由于头皮基底层的细胞不停地繁殖，并向表面推出，这些细胞慢慢成熟，然后变成没有生命的角质层脱落。当头皮很健康时，脱落的细胞是我们不易察觉的粉末，也就看不到头皮屑，就不会对我们的正常工作和生活造成任何影响。但当头皮出现问题时，表皮层细胞就不能很好地成熟，这些不成熟的细胞就会到达皮肤表层，以我们看得见的白色或灰色鳞屑剥落，这就是头皮屑的形成过程。这些头皮屑还经常"坚守阵地"，它们紧紧地粘在头皮上，只有刷或梳后才脱离毛干，脱落在肩膀、后背衣服上。当感觉头皮屑多时，大多数人的第一反应就是用指甲或尖的物体去搔抓或刮磨，这种做法其实是错误的，只会越抓越多，越刮越多。

实际上，健康的头皮生态环境是由油脂、菌群和代谢三大平衡系统维持的。其中任何一个方面出问题，头皮的生态环境就会被破坏。如果头皮油脂分泌失衡，头皮就会出油，会变得油腻；如果头皮菌群环境失衡，有害菌大量滋生，就会出现头痒，而头皮角质层代谢过快，脱落就会形成头屑。

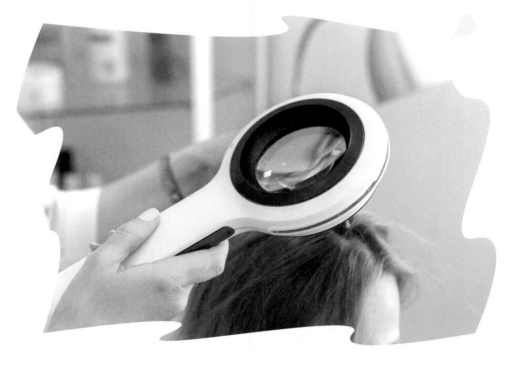

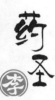

🌿 黑豆煮水治头屑

【材料】黑豆 100 克。

【做法】将黑豆放入锅中，加入适量的清水煮软，将黑豆过滤。

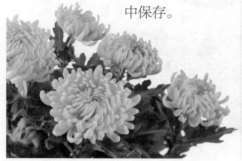

【用法】用煮好的汤汁来清洗头发。

【功效】可有效抑制头皮屑，防止头皮屑再生。

🌿 菊花汁液治头屑

【材料】菊花叶子 40 片。

【做法】将菊花叶子清洗干净，放入锅中，加入适量的清水煎煮。待煮成绿色的汁液后，凉凉，然后放入瓶中保存。

【用法】直接用这种汁液来清洗、按摩头皮即可。

【功效】菊花叶子中含有特殊的精油成分，用菊花叶煮成的汁液来清洗头发，可以有效抑制头皮屑的生长。

🌿 陈醋洗头治头屑

【材料】陈醋 150 毫升。

【做法】在陈醋中加入1000 毫升温水，充分搅匀，备用。

【用法】按照常规洗头方法将头发清洁 1 遍。再将发丝浸泡在陈醋水里面，轻轻揉搓 3 ~ 5 分钟，用温水漂干净头发里面的醋味即可。

【功效】陈醋不仅能有效地去屑止痒，杀灭细菌，还能有效中和残留在发丝和发根的碱性染发剂和烫发剂，抑制头皮脂溢性物质的生成，促进毛发的生长。因此，这个偏方特别适合烫染后的头发。

🌿 苹果醋汁治头屑

【材料】苹果汁半杯，米醋 2 汤匙。

【做法】将半杯苹果汁与 2 汤匙米醋倒入脸盆中，充分混合。

【用法】先用洗发水把头发洗干净，然后将洗净的头发放入盛有苹果醋汁的脸盆中，以梳子蘸取苹果醋汁来梳理头发，最后用洗发水清洗干净。

【功效】苹果汁与米醋可以有效吸收头发中过多的油脂，可调节头皮的油脂分泌，起到去油、去屑的作用。

皂角治头屑

【材料】皂角 50 ～ 100 克捣碎，加水 500 ～ 1000 毫升煎。

【做法】先以温热水洗去头上灰尘、油脂，再以皂角液洗两遍，然后以清水冲洗干净。

【用法】每周 2 次，连洗数周，头皮屑可消失。

【功效】有效抑制头皮屑。

桑白皮去头屑

【材料】桑白皮 100 克。

【做法】桑白皮煎药液 2500 毫升，凉凉。

【用法】用药液洗头，每周 1 次。

【功效】用桑白皮煮成的汁液来清洗头发，可以有效抑制头屑的生长。

落 枕

落枕又称"失枕"，是一种常见病，好发于青壮年，以冬春季多见。落枕常见发病的经过是入睡前并无任何症状，晨起后却感到项背部明显酸痛，颈部活动受限。这说明病起于睡眠之后，与睡枕及睡眠姿势有密切关系。

病因主要有两个方面：一是肌肉扭伤，如夜间睡眠姿势不良，头颈长时间处于过度偏转的位置；或因睡眠时枕头不合适，过高、过低或过硬，使头颈处于过伸或过屈状态，均可引起颈部一侧肌肉紧张，使颈椎小关节扭挫，时间较长即可发生静力性损伤，使伤处肌筋僵硬不和，气血运行不畅，局部疼痛不适，动作明显受限等。二是感受风寒，如睡眠时受寒，盛夏贪凉，使颈背部气血凝滞，筋络痹阻，以致僵硬疼痛，动作不利。三是某些颈部外伤，也可导致肌肉保护性收缩以及关节扭挫，再逢睡眠时颈部姿势不良，气血壅滞，筋脉拘挛，也可导致本病。四是素有颈椎病等颈肩部筋伤，稍感风寒或睡姿不良，即可引发本病，甚至可反复"落枕"。

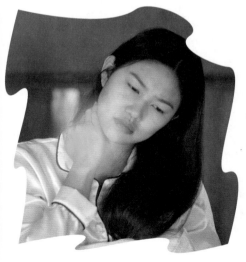

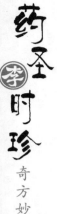

葛根粥治落枕

【材料】葛根 40 克，米 60 克。

【做法】将葛根水煎取汁，加米煮粥。

【用法】每日 2 次。

【功效】祛风止痛。适用于颈椎疼痛患者。

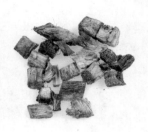

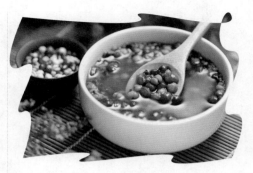

【功效】治疗颈部疼痛。适用于反复落枕。

葛根五加粥治落枕

【材料】葛根、薏米、粳米各 50 克，刺五加 15 克。

【做法】将以上材料分别洗干净，然后将葛根切碎，同刺五加加水煎后取汁备用，接着和其他材料一同放入小瓦锅中，加水适量，大火煮滚后用温火熬成粥。可以加食盐少许。

【用法】可以随饭一起用。

【功效】有助于祛风除湿和止痛。颈部有强烈的疼痛，适用于风寒湿痹阻型的颈椎病患者食用。

山药薏仁粥治落枕

【材料】山药（研细末）、薏苡仁各 50 克，米适量。

【做法】将山药、薏苡仁与米，加水煮粥，加盐调味即成。

【用法】每日 2 次。

黄酒炖乌蛇治落枕

【材料】乌蛇 1 条，葱、姜、黄酒、清水各适量。

【做法】将乌蛇去皮，清理干净内脏等物，洗干净后切成 5 厘米长的块状，放入准备好的砂锅，加入其余的材料，用大火煮滚后，再用中火炖到材料熟烂，加少许盐即可。

【用法】可以一天分 2 次食用。

【功效】具有祛风通络的功效。适用于颈椎病而且肢体疼痛甚至麻木的患者食用。

牛蒡子粥治落枕

【材料】牛蒡子（打碎）30 克，米 60 克。

【做法】将牛蒡子水煎取汁，加米煮粥，加白糖调味，温服。

【用法】可随饭每日 3 次食用。

【功效】颈部疼痛。适用于颈椎

病患者。

🌿 桃仁冬瓜米粥治落枕

【材料】桃仁 10 克，冬瓜 20 克，粳米 100 克。

【做法】桃仁捣烂如泥，用水研汁去渣，与冬瓜、粳米一同置锅中，加清水 200 毫升，急火煮开 3 分钟，改文火煮 30 分钟成粥。

【用法】趁热食用。

【功效】本品行气消肿止痛。

健　忘

健忘症是指大脑的思考能力暂时出现了障碍。从中医角度来看，健忘症是气不能均匀释放所致，正所谓上气不足。由于到脑部的气不足，脑的血液量减少，导致记忆力减退。这似乎与痴呆有些相似，但痴呆是整个记忆力出现严重损伤所致。它们是两种截然不同的疾病。

健忘症在医学上称之为暂时性记忆障碍。由于生理和遗传的原因，男性的发病率明显高于女性。健忘症的发病原因是多样的，其最主要的原因是随着年龄的增长，大脑细胞随之衰老和死亡，导致记忆力不断下降。健忘症分为器质性健忘和功能性健忘。器质性健忘是由于大脑皮质记忆神经出了毛病，包括脑肿瘤、脑外伤、脑炎等，健忘造成记忆力减退或丧失；功能性健忘是指大脑皮质记忆功能出了问题。人到中年，肩负工作重任，家务劳动繁多，学的东西记忆在大脑皮质的特定部位常常扎得不深。近年来，健忘症的发病率有低龄化趋势，但相对年轻人而言，40 岁以上的中老年更容易患健忘症。

🌿 黄连阿胶汤治健忘

【材料】鸡子黄、黄连、阿胶、黄芩、白芍各适量。

【做法】先煮黄连、黄芩、白芍，加适量的水煎好去渣，加阿胶溶化，再加入鸡子黄搅拌均匀，即可食用。

【用法】每日 1 次，可长期服用。

【功效】此汤有清热育阴的功效。

🌿 花生粥治健忘

【材料】粳米100克，花生45克，冰糖30克。

【做法】花生洗净，连皮捣碎，加入粳米，同煮为粥，将熟时加入冰糖少许，即可食用。

【用法】可当早餐，长期食用。

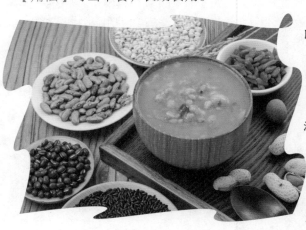

【功效】花生能健脾胃，补中益气。花生蛋白中含10多种人体所需的氨基酸，其中谷氨酸和天门冬氨酸可促使细胞发育和增强大脑的记忆能力。花生含有的维生素E与生育和长寿有密切关系；所含的脑磷脂和卵磷脂是神经系统所必需的主要物质，可增强脑功能，延缓脑力衰退。常食花生可改善血液循环，增强记忆，延缓衰老，因此花生有"长生果"之称。

🌿 百合鸡子汤治健忘

【材料】百合少许，鸡蛋1个。

【做法】将百合浸泡一晚上，待出白沫，去水洗干净，把洗好的百合放在砂锅里，加入适量的水煮一个小时左右，去百合，加入鸡蛋黄充分搅拌再煮开就可以食用了。

【用法】可当早餐，长期服用。

【功效】此汤有滋养心阴、清热安神的功效。百合为清补之品能清心火，去虚烦安心神，也是民间常用的食补佳品。鸡子具有滋补阴血的功效，鸡子黄和百合一起炖汤既能滋补心肾，又能清心安神，有较高的食疗价值。妇女精神失常，心悸失眠者经常吃会有明显的效果。

🌿 杞枣煲鸡蛋治健忘

【材料】枸杞子20克，红枣50克，鸡蛋2枚。

【做法】枸杞子洗净沥干，红枣洗净去核，一起放入锅内，加清水适量煮沸。鸡蛋磕入锅内，煮熟后即可食用。

【用法】佐餐食用。

【功效】枸杞子可提高超氧化物歧

化酶活性，有利于清除衰老启动因子——超氧阴离子自由基。枸杞子具有改善大脑功能，增强人的学习记忆能力之功，是老年人补肝肾、强记忆的廉价食物。红枣能补中益气，养血安神，并具有增强免疫力及抗氧化等作用。鸡蛋养肝肾、益气血、补虚劳。此方适用于头昏眼花、精神恍惚、心悸健忘、失眠多梦等症的老年人。此外，对一切慢性消耗性疾病也有调理功效。

🍵 人参莲子汤治健忘

【材料】白人参、莲子、冰糖各适量。

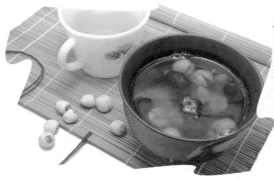

【做法】将白人参去心，与莲子一起放在碗内，加适量清水浸泡透，加入冰糖，放在蒸锅内隔水炖一个小时左右即可食用。

【用法】可随时服用。

【功效】此汤有补气益肾安神的功效。莲子有去烦止渴的功效。

🍵 远志蜜膏治健忘

【材料】远志 100 克，蜂蜜 30 克。

【做法】水煎 3 次，取汁浓缩，炼蜜成膏。

【用法】每日早、晚各服食 1 汤匙，温开水送服，服完后再另配制。

【功效】远志不仅能养心安神、祛痰止咳，还是增强记忆力的妙药，与蜂蜜炼成膏，对老年人健忘、记忆力下降等有奇效。

🍵 红枣生姜炖鱼头治健忘

【材料】红枣 20 枚，生姜 2 片，新鲜大鱼头 1 个，精盐少许。

【做法】将大鱼头去腮，斩开，用清水冲洗干净。红枣和生姜分别用清水洗干净。红枣去核；生姜刮去姜皮，切两片备用。将以上材料全部放入炖盅内，加入适量冷开水，盖上炖盅盖，放入锅内，隔水炖 4 个小时左右，加入

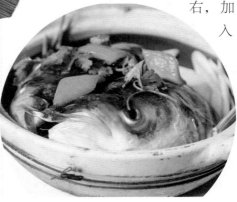

第一章　生活中的奇方妙治

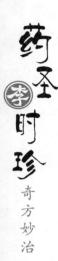
少许精盐调味即可。

【用法】佐餐食用。

【功效】此方可以祛风活血，增强智力，减少因血虚而出现头痛、头晕的机会。适用于血虚、记忆力减退、头晕头痛、思考时头痛不适、面色苍白、精神不振的老年人。

鼻出血

鼻出血，中医称"鼻衄"。鼻出血由于原因不同其表现各异，多数鼻出血为单侧，亦可为双侧；可间歇反复出血，亦可呈持续性出血。出血量多少不一，轻者涕中带血、数滴或数毫升，重者可达几十毫升甚至数百毫升以上，导致失血性休克。反复出血可引发贫血，少数少量出血可自止或自行压迫后停止。

鼻出血按鼻腔出血严重程度可分为3类：严重鼻出血、中度鼻出血和轻度鼻出血。轻度鼻出血仅鼻涕中带血，严重鼻出血可引起失血性休克，中度鼻出血则可导致贫血，多数出血可自行停止。流鼻血的原因有很多，比如，平时吃多了辛辣食物上火了就很容易流鼻血；鼻子受到外力撞伤，或撞到了异物，或用力挖鼻等，也会造成鼻出血；如果患发热性鼻病，如鼻炎、鼻旁窦炎等，也会引起流鼻血。

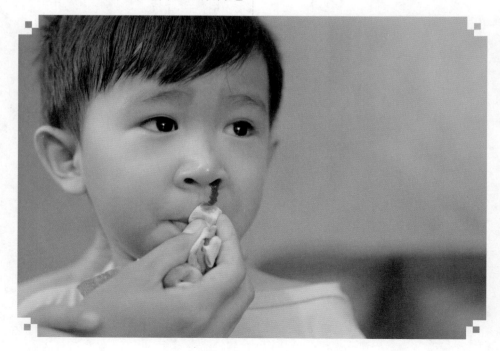

🌿 鲜藕汁治鼻出血

【材料】新鲜嫩藕1000克。

【做法】将鲜藕洗净，切成薄片，捣烂如泥，用洁净纱布绞取鲜汁。

【用法】每日喝1～2次，每次1小杯，连用5～7天。

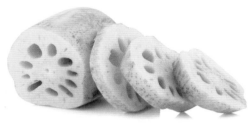

【功效】生藕性寒，味甘，可清热生津、凉血止血。《本草经疏》中记载："藕生者甘寒，能凉血止血、除热清胃，主消散瘀血，治疗吐血、口鼻出血等。"适用于发热口渴严重及因天气干燥导致的鼻出血等症。

🌿 白茅根汤治鼻出血

【材料】白茅根30克。

【做法】将白茅根洗净，用砂锅或铝锅熬水1茶碗，可适量加些白糖，1次服完。

【用法】一般1～2次即可治愈流鼻血。

【功效】白茅根甘、寒，入肺经，有清热生津、凉血止血的功效。

🌿 绿豆鲜藕汤治鼻出血

【材料】绿豆50克，鲜藕200克。

【做法】先将鲜藕洗净，切片，并将藕片一剖为四备用。将绿豆淘洗干净，放入砂锅。加足量水，大火煮沸后，改用小火煨煮30分钟，待绿豆熟烂，放入藕片及藕节，继续用小火煨煮30分钟，煨煮至绿豆酥烂、藕熟、汤汁黏稠即成。

【用法】早晚2次分服。

【功效】本食疗方适用于各类型鼻出血。

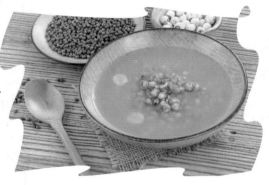

🌿 白茅根蜜饮治鼻出血

【材料】白茅根（鲜品）200克，蜂蜜20克。

【做法】先将新鲜白茅根洗净，晾干，切碎成段或切成片。放入砂锅，加适量水。中火浓煎30分钟，用洁净纱布过滤取汁，放入容器中，趁温热加入蜂蜜，拌匀即成。

第一章 生活中的奇方妙治

【用法】早晚 2 次分服。

【功效】本食疗方适用于各类型鼻出血。

百合黄芩蜂蜜饮治鼻出血

【材料】百合 100 克,黄芩、蜂蜜各 20 克。

【做法】先将黄芩洗净,切片,放入砂锅,加水煎煮 30 分钟,过滤取汁。再将百合择洗干净,放入砂锅,加适量水,大火煮沸后,改用小火煨煮至百合酥烂,加入黄芩汁,再煮至沸,离火,趁温热调入蜂蜜。拌和均匀即成。

【用法】早晚 2 次分服。

【功效】本食疗方对肺热上壅型鼻出血尤为适宜。

蒜泥敷脚心治鼻出血

【材料】大蒜适量。

【做法】将大蒜去皮,捣成泥。把蒜泥敷于脚心涌泉穴上（足底

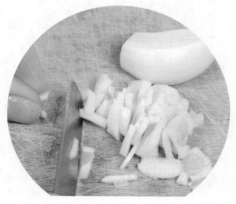

的前三分之一正中凹陷处）,用纱布包扎好,或用保鲜膜裹起来,固定住。

【用法】大人敷 1 ~ 2 小时,然后洗净即可。小孩只敷半个小时即可。

【功效】阴虚火旺是鼻出血的原因之一。在足底敷蒜泥可起到釜底抽薪、拔除虚火的作用,从而使鼻血悄然而退。

冰可乐治鼻出血

【材料】可乐 1 瓶。

【做法】将可乐放入冰箱中,冰凉后,即可使用。先饮一口冰可乐,

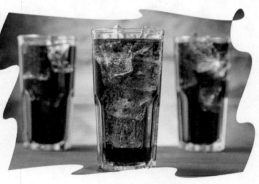

记住要含在嘴里,不要咽下,同时把冰凉的可乐瓶紧贴前额,持续给予冷刺激。

【用法】如此处理,只要几分钟,鼻血即能止住。

【功效】血管遇冷就会收缩,冰凉的可乐瓶紧贴前额时,鼻孔中的毛细血管就会收缩,血也会立即止住。

晕车症

晕车症是汽车、轮船或飞机运动时所产生的颠簸、摇摆或旋转等任何形式的加速运动，刺激人体的前庭神经而出现的不适症状。由于运输工具不同，可分别称为晕车症、晕船症、晕机症（航空晕动病）以及宇宙晕动病。本病常在乘车、航海、飞行和其他运行数分钟至数小时后发生，患者刚开始感觉上腹不适，然后恶心、面色苍白、出冷汗，旋即有眩晕、精神抑郁、唾液分泌增多和呕吐，并有血压下降、呼吸深而慢、眼球震颤等现象。严重呕吐可引起失水和电解质紊乱，症状一般在停止运行或减速后数十分钟至几小时内消失或减轻，也有持续数天后才逐渐恢复，并伴有精神萎靡、四肢无力。

除了交通工具造成晕动病，一些其他原因也容易使人患上晕动病，例如高温、高湿、通风不良、噪声、特殊气味、情绪紧张、睡眠不足、过度疲劳、饥饿或过饱、身体虚弱、内耳疾病等。

🌿 挤压橘皮喷鼻治晕车症

【材料】新鲜橘皮适量。

【做法】乘车、乘船前1小时左右，将新鲜橘皮洗净，表面朝外，向内对折，然后对准两鼻孔用手指挤压，皮中便会喷射出细小带芳香味的油雾，并被吸入鼻孔。

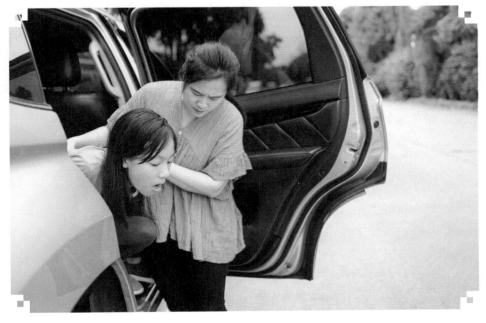

第一章 生活中的奇方妙治

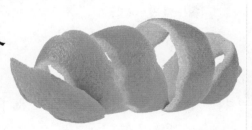

药圣李时珍 奇方妙治

【用法】可吸入 10 余次，乘车、乘船途中也可以照此法随时吸闻。

【功效】橘皮辛散通温，气味芳香，有理气和胃、治疗恶心呕吐的作用，防止晕车、晕船疗效显著。

🌿 食醋治晕车症

【材料】食醋两汤勺，一杯水。

【做法】食醋加水兑成醋饮料，在乘车前或者是乘车中饮用都行。如果是肠胃功能不好的人，可以趁热将醋饮料喝完再上车，或者是用保温水杯装好醋饮料带上车饮用。

【用法】乘车前或途中饮用均可。

【功效】对于晕车、晕船的人，食醋能够有效地解除不适感。但要注意的是，醋是酸性，如果肠胃不适，有胃溃疡、胃炎等疾病的人不宜饮用。

🌿 鲜生姜片贴肚脐治晕车症

【材料】新鲜生姜 2 片。

【做法】将新鲜生姜片贴于肚脐处（神阙穴），然后用胶布或伤湿止痛膏固定。同时，按男左女右的原则，在手臂内关穴处再贴上 1 片生姜片，

再用胶布或手帕包扎固定。

【用法】乘车前贴 1 剂。

【功效】生姜性温味辛，有解表健胃、止呕解毒等功效，它含有的姜酮、姜烯酮有很强的末梢性镇吐、镇静作用。同时，中医将肚脐称为"神阙穴"，它和诸经百脉相通，可调节各脏腑的生理活动。肚脐部表皮角质层薄弱，药物有效成分容易穿透弥散，循经直达病所。因此，此法对缓解晕车、晕船有一定疗效。

口　臭

口臭是指因胃肠积热、口腔疾病等而致呼气时口内发出难闻的气味，刷牙漱口难以消除，含口香糖、使用清洁剂难以掩盖，是一股发自内部的臭气。口臭常是某慢性病变的一种症状，口腔、鼻咽等呼吸和消化系统及一些全身疾病，都能引起口臭。此外，不注意口腔卫生、不良的饮食习惯等，也可发生

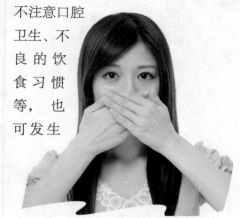

口臭。中医认为，口臭多由于口齿疾患，胃火旺、胃积热及胃有宿食，或湿浊蒸腾所致。

粉葛根木香汤粉治口臭

【材料】葛根 30 克，藿香、白芷各 12 克，木香 10 克，公丁香 6 克。

【做法】加水煎汤，不宜久煎，分多次含漱。

【用法】每日 1 剂。

【功效】适用于口臭。口腔溃疡者不宜采用。

薄荷敷脐治口臭

【材料】薄荷脑适量。

【做法】先将薄荷脑研成细末，然后将患者脐部进行局部清洗和常规消毒，再将薄荷脑纳入肚脐中，外用胶布固定。第 2 日，口腔就会有清凉舒适的感觉。

【用法】3 ~ 6 日换药 1 次，连用 2 ~ 3 次即可。

【功效】适用于各型口臭。

芥穗地黄汤治口臭

【材料】芥穗、薄荷、薏苡仁、滑石、石膏各 9 克，桔梗、枳壳、生地黄、僵蚕、黄柏各 6 克，防风、前胡、猪苓、泽泻各 4.5 克，黄连、竹叶各 3 克，青黛 1.5 克。

【做法】将药物放入砂锅加水煎煮一个半小时。

【用法】每日 1 剂。

【功效】适用于口腔干燥及口臭。

莲芯茶治口臭

【材料】莲子心 3 ~ 5 克。

【做法】将莲子心放入杯中，用沸水冲泡，代茶饮用。

【用法】每日 1 ~ 2 剂。

【功效】清心泻火。适用于口臭。

黄连水治口臭

【材料】黄连 6 克，白糖 20 克。

【做法】每日取黄连用沸水浸泡取汁（约 100 毫升），加白糖搅匀。分 2 次饮用，早、晚各服 1 次。

【用法】嗜茶厌糖者，则每日泡茶时，放入黄连 6 克一同浸泡，缓缓饮服之。

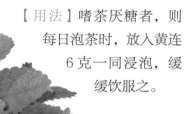

第一章 生活中的奇方妙治

【功效】消除口臭，保持口腔清洁。主治口臭。

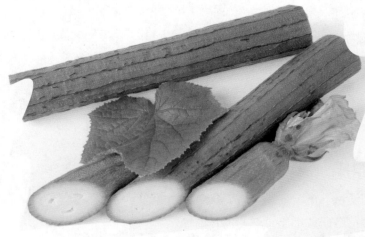 丝瓜汤治口臭

【材料】鲜老丝瓜1根。

【做法】将丝瓜洗净连皮切段，加清水500毫升，煎煮半小时后加食盐少许，再煮半小时即成。

【用法】每日1剂，日服2次。3天为1个疗程。一般服药1～3个疗程后有较好疗效。

【功效】凉血清热，除口臭，利尿通淋，通经络。主治口臭、骨节酸痛、尿道刺痛。

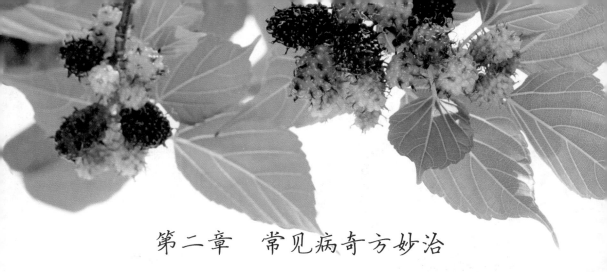

第二章 常见病奇方妙治

感 冒

感冒分为普通感冒和流行性感冒。普通感冒，中医称伤风，四季均可发病。多因气候冷暖失常，风邪病毒侵袭人体所致。也有因起居不慎、冷热不调、雨淋、疲劳等使人体腠理疏松，卫气不固，风邪乘虚侵袭而致病。流行性感冒与普通感冒相似，但全身症状较重，具有很强的传染性和流行性，是由

流感病毒引起的急性呼吸道传染病，是感冒的一种。本病好发于冬、春季节，常可造成人群流行。由于流感病毒有多种类型，因此，患一种类型的流感后，仍可以再患其他类型的流感。感冒通常分为风寒感冒和风热感冒。感冒初起，一般多见鼻塞、流涕、喷嚏、声重，或头痛、畏寒，继而发热、咳嗽、喉痒或咽喉痛等。重则恶寒（甚至寒战）、高热、周身酸痛、疲乏等属于"时行感冒"，若无重感新邪，病程为5～10日。

葱白生姜粥治感冒

【材料】糯米100克，葱白、生姜各20克，食醋30毫升。
【做法】先将糯米煮成粥，再把葱姜捣烂下粥内沸后煮5分钟，然后倒入醋，立即起锅。

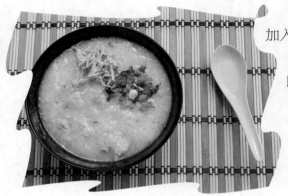

趁热服下，上床覆被以助药力。15
分钟后便觉胃中热气升腾，遍体微热
而出小汗。

【用法】每日早晚各1次，连服4
次即愈。

【功效】发表解毒，祛风散寒。主
治外感初起周身疼痛、恶寒怕冷无汗、
脉紧，其效甚佳。

姜豆豉治感冒

【材料】葱白5根，姜1片，淡豆
豉20克。

【做法】用砂锅加水1碗煎煮。趁
热顿服，然后卧床盖被发汗，注意避
风寒。

【用法】每日早晚各1次。

【功效】解热透表，解毒通阳。主
治感冒初起，症见鼻塞、头痛、畏寒、
无汗等。

白胡椒热汤面治感冒

【材料】白胡椒末、葱白各适量。

【做法】煮热汤面条1碗，
加入葱白及胡椒面拌匀。

【用法】趁热吃下，盖被而
卧，汗出即愈。

【功效】辛温解表，消痰解毒。
主治风寒袭表引起的感冒。

葱豉黄酒饮治感冒

【材料】全葱30克，淡豆豉
20克，黄酒50克。

【做法】先将豆豉放入砂锅内加水
1小碗，煮10余分钟。再把洗净切
段的葱（带须）放入，继续煮5分钟，
然后加黄酒，立即出锅。

【用法】趁热顿饮，注意避风寒。

【功效】解表祛风，发散风寒，温
中降逆。主治风寒感冒，症见发热、
头痛、虚烦、无汗、呕吐、泄泻等。

干白菜根汤治感冒

【材料】干白菜根1块，红糖50克，
姜3片。

【做法】将以上材料放入锅内，加
水共煎汤。

【用法】日服3次。

【功效】清热利尿，解表。主治风
寒感冒。

葱白汤治感冒

【材料】葱白头10～15克。

【做法】将葱白头洗净切细，放入

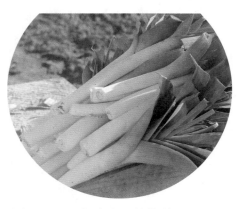

水杯，用沸水冲泡，趁热饮服，服后卧床盖被以取微汗，每日2剂。或取生姜3片，与葱白共煎沸，凉温饮服，亦可见效。

【用法】趁热顿饮。

【功效】通阳开窍，祛风活络。主治风寒感冒，症见发热恶寒、头痛、身痛、无汗、鼻塞流清涕、咳痰稀白起泡、小便清长等。

🍵 银花山楂汤治感冒

【材料】银花30克，山楂10克，蜂蜜25克。

【做法】将银花与山楂放入砂锅，加水置旺火上烧沸，3～5分钟后，

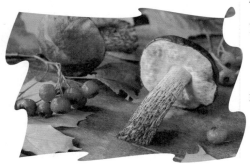

将药液滤入碗内。再加水煎熬1次后滤出药液。将2次药液合并，放入蜂蜜搅匀。

【用法】服用时加热，可随时饮用。

【功效】清热解毒，散风止痛。主治风热感冒，症见发热头痛、口渴等。

贫 血

贫血是指循环血液单位容积内的血红蛋白、红细胞计数或红细胞比容（压积）低于正常值的下限。这个正常值可因性别、年龄、生活地区海拔高度的不同，以及生理性血浆容量的变化而有所差异。贫血的症状为头昏、眼花、耳鸣、面色苍白或萎黄、气短、心悸、身体消瘦、夜寐不安、疲乏无力、指甲变平变凹易脆裂、注意力不集中、食欲不佳、月经失调等。病因有缺铁、出血、溶血、造血功能障碍等。

基于不同的临床特点，贫血有不同的分类。如：按贫血进展速度分急、慢性贫血；按红细胞形态分大细胞性贫血、正常细胞性贫血和小细胞低色素性贫血；按血红蛋白浓度分轻度、中度、重度和极重度贫血；按骨髓红系增生情况分增生性贫血（如溶血性贫血、缺铁性贫血、巨幼细胞贫血等）和增生低下性贫血（如再生

◆◆

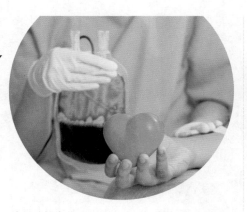
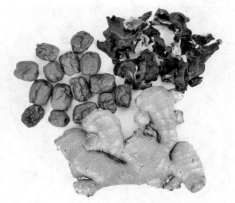

障碍性贫血）。临床上常从贫血发病机制和病因分类：红细胞生成减少性贫血，溶血性贫血（HA）和失血性贫血。

缺铁而引起的缺铁性贫血见于营养不良、长期少量出血。治疗应去除病因，并服铁剂。急性大量出血引起的出血性贫血必须输血或手术抢救。此外，还有红细胞过度破坏引起的溶血性贫血、缺乏红细胞成熟因素而引起的巨幼红细胞性贫血、缺乏内因子的巨幼红细胞引起的恶性贫血和造血功能障碍引起的再生障碍性贫血。中医认为，治疗贫血既要增加营养及补血，又要重视补气，因为气能生血。严重的必须从补肾着手，因为肾中精华能化生成血。

黑木耳枣汤治贫血

【材料】黑木耳 15 克，大枣 15 个，冰糖 10 克。

【做法】将黑木耳、大枣用温水泡发并洗净，放入小碗中，加水和冰糖。将碗放置锅中蒸约 1 小时。

【用法】一次或分次食用，吃枣、木耳，饮汤。

【功效】和血养荣，滋补强身。治贫血。

羊骨黑豆枸杞饮治贫血

【材料】羊骨 250 克，黑豆 30 克，枸杞 20 克，大枣 20 枚。

【做法】将上述几味药物一同加水煮沸，20 分钟后去羊骨，加少许食盐调味，饮汤食枣与豆。

【用法】一次或分次食用。

【功效】适用于再生障碍性贫血。

鲜藕大枣治贫血

【材料】鲜藕 100 克，大枣 7 枚，红糖、粳米各适量。

【做法】加水适量，同煮粥。

【用法】可长期服用。

【功效】生血养血，滋补健身。

🌲 干红枣治贫血

【材料】花生米 100 克，干红枣、红砂糖各 50 克。

【做法】将红枣洗净，用温水泡发，花生米略煮一下，放冷，把皮剥下，把泡发的红枣、花生米同放在煮花生的水中，加冷水适量，用小火煮半小时左右，加红砂糖，待糖溶化后，收汁即可。

【用法】早晚各 1 次，饮用多日。

【功效】适用于缺铁性贫血。

🌲 鸡汤黄芪粥治贫血

【材料】母鸡 1 只（重 1000 ~ 1500 克），黄芪 15 克，大米 100 克。

【做法】将母鸡煮熟，取鸡汤，将黄芪煎煮去药渣，鸡汤与黄芪汁混合后入大米煮粥。

【用法】早晚趁热服食。

【功效】黄芪可益气血、填精髓、补气升阳、固表止汗。适用于久病体虚、气血双亏、营养不良的贫血患者。感冒发热、外邪未尽者忌服。

🌲 荷兰芹牛奶饮治贫血

【材料】荷兰芹 3 棵（约 50 克），牛奶 200 毫升，蜂蜜 1 小匙。

【做法】荷兰芹洗净，去茎，芹叶切碎；将荷兰芹放入研钵中，用研磨棒压挤成糊状；倒入牛奶，搅拌均匀，再加入蜂蜜即可饮用。

【用法】每日饮用 200 ~ 300 毫升。

【功效】荷兰芹中的铁和维生素 C 能起到补血的作用，而牛奶中的蛋白质有助于生成红细胞，荷兰芹与牛奶双重营养结合在一起能有效预防贫血。

🌲 鲫鱼猪血粥治贫血

【材料】生猪血约 500 克，鲫鱼 1 条，白米 100 克，白胡椒适量。

【做法】生猪血洗净切方丁，鲫鱼去鳞及内脏，洗净切段，白米淘洗干净，白胡椒洗净，共同煮粥。注意，不可放盐。

【用法】可随时服用。

【功效】常服可治贫血和头痛。

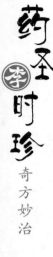

药圣李时珍 奇方妙治

心 悸

心悸是指气血阴阳亏虚，或痰饮瘀血阻滞，致心失所养，心脉不畅，心神不宁，引起心脏急剧跳动，惊慌不安，不能自主为主要表现的一种病症。心悸发作时常伴有气短、胸闷，甚至眩晕、喘促、晕厥，脉象或数或迟或节律不齐。心悸包括惊悸和怔忡，其病位在心。根据病症的临床表现，应分辨病变有无涉及肝脾肺肾。心悸病机有虚实之分，故治疗上应分虚实，虚证分别治以补气、养血、滋阴、温阳；实证则应祛痰、化饮、清火、行瘀。但本病以虚实错杂为多见，且虚实的主次、缓急各有不同，故治当相应兼顾。

在现代医学中，心悸又被称为心律失常，系指各种原因引起心脏传导系统发出冲动起源和冲动传导异常的循环系统的常见病症。最常见于心脏病患者，亦可发生于心脏正常者。

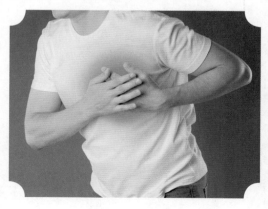

百合治心悸

【材料】百合 60 ~ 100 克，糖适量。

【做法】用百合加糖水煎。

【用法】每日 1 剂，食百合饮汤。

【功效】清心安神，清热除烦。适用于心悸。

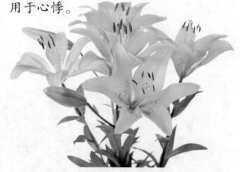

莲子龙眼汤治心悸

【材料】莲子、五味子各 9 克，龙眼（桂圆）肉 15 克，百合 12 克。

【做法】将上药以水煎煮，取药汁。

【用法】每日 1 剂。

【功效】适用于伴失眠、健忘等症的心悸。

酸枣仁粥治心悸

【材料】酸枣仁 15 克，粳米 100 克。

【做法】将枣仁炒黄研末，备用；将粳米洗净加水煮作粥，临熟，下酸枣仁末，再煮几分钟，空腹食之。

【用法】佐餐食用。

【功效】安神养心。适用于心悸，

心烦失眠。

甘草汤治心悸

【材料】炙甘草 15 克。

【做法】将上药以水煎煮，取药汁。

【用法】每日 1 剂。

【功效】益气通脉。适用于心阳虚弱型心悸，症见心下悸而喘满、头晕神倦、形寒肢冷、胸闷不适、气短、自汗、尿少等。

龙眼汤治心悸

【材料】龙眼肉 50 克，酸枣仁（炒、捣）25 克，柏子仁、生龙骨、生牡蛎（捣细）各 20 克，生乳香、生没药各 5 克。

【做法】将上药以水煎煮，取药汁。

【用法】日服 1 次。

【功效】养心安神。适用于心悸。

鸡蛋羹治心悸

【材料】鸡蛋 1 只，陈白醋 15 毫升。

【做法】将鸡蛋打入碗内，加白醋调匀，上笼蒸熟食用。

【用法】每日清晨 1 剂，连服 15 日。

【功效】养心安神。适用于气血不足型心悸。

炖山药猪腰治心悸

【材料】猪腰 500 克，山药、党参各 20 克，当归 10 克，油、盐、酱油、醋、葱、姜各适量。

【做法】将猪腰对半剖开，取去网膜及导管，洗净；加入山药等 3 味中药清炖至熟，将猪腰取出凉凉，切成腰花放盘，浇上调料即成。

【用法】当菜肴食之。

【功效】益气补心。适用于各种原因的心悸。

咳 嗽

咳嗽是人体清除呼吸道内的分泌物或异物的保护性呼吸反射动作。虽然有其有利的一面，但如果长期剧烈咳嗽可导致呼吸道出血。西医把咳嗽分为急性咳嗽、亚急性咳嗽和慢性咳嗽。发病以冬春季为多，老幼易患。

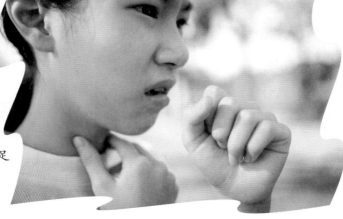

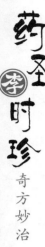
中医临床分为外感咳嗽和内伤咳嗽。中医认为风寒燥热等外邪侵犯肺系引起的咳嗽，为外感咳嗽，多起病急，病程短，常伴恶寒发热等表证；由脏腑功能失调，内邪伤肺，致肺失肃降，引发咳嗽，为内伤咳嗽。内伤咳嗽多为久病，常反复发作，病程较长，常伴其他脏腑失调的症状。现代医学认为，咳嗽是上呼吸道感染、急慢性支气管炎、支气管扩张、肺炎等疾病常见的症状之一。

萝卜蜂蜜饮治咳嗽

【材料】白萝卜5片，生姜3片，大枣3枚，蜂蜜30克。

【做法】将萝卜、生姜、大枣加水适量煮沸约30分钟，去渣，加蜂蜜，再煮沸即可。

【用法】温热服下。每日1～2次。

【功效】萝卜味辛、甘，性凉，有清热生津、凉血止血、化痰止咳等作用。其醇提取物对革兰氏阳性细菌有较强的抗菌作用。生姜是散风寒、止呕下气的常用药，大枣多和胃养血及调和药物使用。蜂蜜润燥止咳，本饮可起到散寒宣肺、祛风止咳的作用。

百合蜜治咳嗽

【材料】百合60克，蜂蜜30克。

【做法】将百合洗净晾干，与蜂蜜拌匀，入锅隔水蒸熟。

【用法】分顿饮服。

【功效】百合味甘、微苦，性微寒，有润肺止咳、清心安神的作用，含淀粉、蛋白质、脂肪、多种生物碱、钙、磷、铁等成分。药理试验其煎剂对氨水引起的小孩儿咳嗽有止咳作用，并能对抗组胺引起的哮喘。与蜂蜜同用，加强其润肺止咳作用。

百合款冬花饮治咳嗽

【材料】百合30～60克，款冬花10～15克，冰糖适量。

【做法】将上料同置砂锅中煮成糖水。

【用法】饮水食百合，宜晚饭后睡前食用。

【功效】百合润肺止咳。款冬花味辛性温，有润肺下气、止咳化痰的作用。本品提取液可使支气管略扩张，对组胺引起的痉挛，有解痉作用。因此，两药合用有润肺止咳、下气化痰之功效。

荸荠百合羹治咳嗽

【材料】荸荠（马蹄）30克，百合1克，雪梨1个，冰糖适量。

【做法】将荸荠洗净去皮捣烂，雪梨洗净连皮切碎去核。百合洗净后，3者混合加水煎煮，后加适量冰糖煮至熟烂汤稠。

【用法】温热食用。

【功效】荸荠味甘，性微寒，具有清热生津、凉血解毒、化痰消积等作用，含淀粉、蛋白质、脂肪、钙、磷、铁、维生素C和荸荠素等成分。荸荠素对金黄色葡萄球菌、大肠杆菌及绿脓杆菌有抑制作用；梨能清热生津，润燥化痰；百合润肺止咳。3者合用则起滋阴润燥、化痰止咳的作用。

川贝母蒸梨治咳嗽

【材料】雪梨或鸭梨一个，川贝母6克，冰糖20克。

【做法】将梨于柄部切开，挖去核，将川贝母研成粉末后装入雪梨内，用牙签将柄部复原固定。放大碗中加入冰糖，加少量水，隔水蒸半小时。

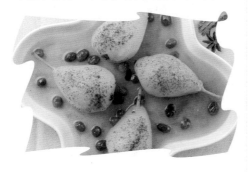

【用法】将蒸透的梨和川贝母一起食用。

【功效】贝母为化痰止咳良药，与雪梨、冰糖并用，则起化痰止咳、润肺养阴功效。

蒸贝母甲鱼治咳嗽

【材料】川贝母5克，甲鱼1只（约500克），鸡清汤1000克，葱、姜、花椒、料酒、盐各适量。

【做法】将甲鱼宰杀，去头及内脏，切块备用。将甲鱼块放蒸盆内，加入贝母、盐、料酒、花椒、葱、姜，上笼蒸1小时许。

【用法】趁热服食。

【功效】滋阴清热，润肺止咳，退热。治阴虚咳喘，低热，盗汗等。

饮醋治咳嗽

【材料】白醋适量。

【做法】将醋烧沸，放凉后备用。

【用法】每次服一小匙，慢慢咽之，日咽数次。

【功效】醋味酸、甘，性平，有散瘀、解毒、消肿的功用。用治咽炎咳嗽，取其消除咽痒的功效。

鼻 炎

鼻炎分急性鼻炎和慢性鼻炎两种。急性鼻炎是一种鼻黏膜急性单纯性炎症，常由于受凉、过劳、营养不良、烟酒过度，慢性病和感染病毒引起。临床表现为起病时鼻内干痒，打喷嚏，鼻黏膜充血干燥，继之出现鼻塞，流大量清涕，鼻黏膜弥漫性充血、肿胀，

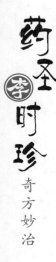

以后分泌物转为黏液脓性，可伴有发热、全身不适等症状。慢性鼻炎是鼻腔黏膜和黏膜下层的慢性炎症，通常包括慢性单纯性鼻炎和慢性肥厚性鼻炎，前者以间歇性或交替性鼻塞、多黏涕为临床特征，后者以持续性鼻塞、鼻涕少、鼻黏膜肥厚增生为临床特征。慢性鼻炎多由于急性鼻炎反复发作或治疗不彻底，邻近病灶累及，或用药不当等因素引起。预防本病应增强体质，避免感染，积极治疗呼吸道急慢性炎症，改善生活与工作环境，注意劳逸结合等。

苍耳子治鼻炎

【材料】苍耳子50克。

【做法】将苍耳子轻轻捶破，放入小铝杯中，加入香油50克，用文火煮沸，去苍耳子。待油冷后，装入干燥清洁的玻璃瓶内备用。

【用法】用时取消毒小棉签蘸油少许，涂于鼻腔内，每日2～3次，2周为1个疗程。

【功效】清热解毒。主治慢性鼻炎。

山药泥补益肺脾

【材料】山药150克，大枣10枚。

【做法】山药切成小块，大枣去核，放入盘中，置火上蒸至山药已软，捣成泥状食用。

【用法】每日1～2次，连续服用多日。

【功效】补益肺脾。主治慢性鼻炎，属肺脾气虚、邪滞鼻窍型。症见交替性鼻塞、流稀涕、咳嗽痰稀气短、面色苍白、食欲欠佳、大便时溏、体倦乏力。

杏仁苏叶汤治鼻炎

【材料】杏仁、紫苏叶各9克，桔梗、前胡、甘草各6克。

【做法】将以上药物加水熬煮。

【用法】每日1剂，日服2次。

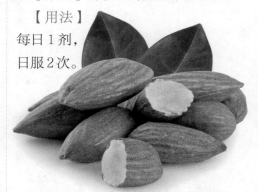

【功效】祛风化痰，宣肺通窍。主治过敏性鼻炎。

丝瓜藤炖猪肉治鼻炎

【材料】丝瓜藤（取近根部位的）2～3米，瘦肉60克，盐少许。

【做法】将丝瓜藤洗净，切成数段，猪肉切块，同放锅内加水煮汤，临吃时加盐调味。

【用法】饮汤吃肉，5次为1个疗

程，用 1 ～ 3 个疗程。

【功效】清热消炎，解毒通窍。主治慢性鼻炎急性发作、萎缩性鼻炎之鼻流浓涕、脑重头痛。

川芎炖猪脑治鼻炎

【材料】猪脑（或牛、羊脑）2 副，川芎、白芷各 10 克，辛夷花 15 克。

【做法】将猪脑剔去红筋，洗净，备用。将川芎等 3 味加清水 2 碗，煎至 1 碗。再将药汁倾炖盅内，加入猪脑，隔水炖熟。

【用法】饮汤吃脑，常用有效。

【功效】通窍补脑，祛风止痛。主治慢性鼻炎之体质虚弱。

枣姜汤治慢性鼻炎

【材料】红枣（焙干去核）500 克，生姜 50 克，甘草（炒）、盐（炒）各 60 克。

【做法】上四物合而为末。

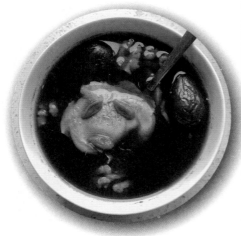

【用法】每日晨起空腹用滚开水冲服 6 ～ 10 克。

【功效】补中益气，散寒通窍。主治肺脾气虚之慢性鼻炎。

白冰散治鼻炎

【材料】白芷、薄荷各 5 克，檀香、硼砂各 2 克，冰片 1.5 克。

【做法】将上药共研为极细末，和匀，贮瓶备用。先清洁鼻腔，除去分泌物，再取药末少许放于手指头上，按住鼻孔，将药粉吸入。

【用法】每日 3 ～ 5 次，直至治愈为止。

【功效】消炎通窍。主治鼻炎。

胃 痛

胃痛又称胃脘痛，是由外感邪气、内伤饮食情志、脏腑功能失调等导致气机郁滞，胃失所养，以上腹胃脘部近歧骨处疼痛为主症的病症。历代文献中所称的"心痛""心下痛"，多指胃痛。其发病是饮食不调，情志刺激，脾阳素虚，感受外寒，胃失和降所致。

人的胃总是很娇弱，受到一些不良刺激，如寒凉饮食、饮酒过多、吃辣过多、饮食不规律、吃饭后马上工作或做运动、工作过度紧张等，都会

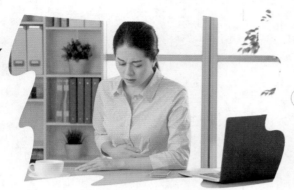

向我们提出"抗议"，胃痛就会随之而来。一般表现为胃脘疼痛，伴食欲不振，痞闷或胀满，恶心呕吐，吞酸嘈杂等。常可见于现代医学的急慢性胃炎、消化性溃疡、胃痉挛、胃下垂、胃黏膜脱垂症、胃神经官能症等疾病。

青胡桃治胃痛

【材料】未成熟的青胡桃2250克。

【做法】洗净，捣烂装小缸，加60度烧酒3750克，密封，置阳光下晒20～30天，待酒和胡桃呈黑色时，过滤取汁，加白糖375克备用。

【用法】每天2次，每次服10克，或胃痛发作时即服。

【功效】可止住胃及十二指肠溃疡、胃炎的疼痛。

丁香砂仁散治胃痛

【材料】丁香、砂仁各10克，白豆蔻、檀香、木香、藿香各15克，甘草5克。

【做法】共研为散调服。

【用法】每日3次服用。

【功效】可有效缓解胃痛。

生姜大枣汤治胃痛

【材料】生姜60克，大枣12枚，红糖适量。

【做法】将生姜洗净切片，大枣洗净，共置锅内，加水炖熟，调入红糖饮服。

【用法】每日1剂。

【功效】温中散寒，和胃降逆，止痛。适用于胃寒疼痛。

玫瑰花白砂糖膏治胃痛

【材料】玫瑰花100克，白砂糖300克。

【做法】将玫瑰花捣碎，与白砂糖混匀，置阳光下，待糖溶化后服用。

【用法】每日服3次，每次10克。

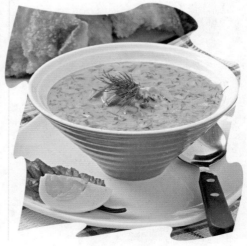

【功效】本方适用于胃痛、消化不良、肺结核咯血。此膏可以长期食用，具有强身健体、和脾健胃、润肤美容之功效。

沉香散治胃痛

【材料】苏打125克，沉香、木香、砂仁、豆蔻各8克。

【做法】将以上材料共研为细末，装瓶备用。成人每次服3克，小孩儿酌减。

【用法】每日2～3次，白开水送下。

【功效】主治顽固性呕吐、胃痛。

桂皮山楂汤治胃痛

【材料】桂皮6克，山楂肉10克，红糖30克。

【做法】先用水煎山楂，后入桂皮，待山楂将熟去火，滤汁入红糖，调匀，热饮。

【用法】每日2次。可长久服用。

【功效】治饮食寒凉的胃痛。

连香散治胃痛

【材料】黄连（炒炭）6克，黄柏（炒炭）3克，大黄（炒炭）4.5克，乳香9克，干姜2.4克。

【做法】将以上材料共研细末备用。胃痛不出血，每次服0.6～0.9克；

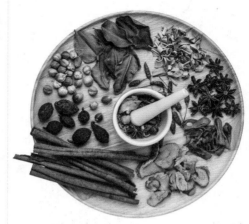

胃痛出血，每次服1.5～3克；大量出血，每次服6～9克，白开水温服。

【用法】每日3次，或每隔3小时服1次。

【功效】治胃脘痛、胃出血、吞酸、呕吐等症。

腹 泻

　　腹泻是一种常见症状，俗称"拉肚子"，是指排便次数明显超过平日习惯的频率，粪质稀薄，水分增加，每日排便量超过200克，或含未消化食物或脓血、黏液。腹泻常伴有排便急迫感、肛门不适、失禁等症状。该病起病急，可伴发热、腹痛。病变位于直肠和（或）乙状结肠的患者多有里急后重，每次排便量少，有时只排出少量气体和黏液，颜色较深，多呈黏冻状，可混有血液。小肠病变的

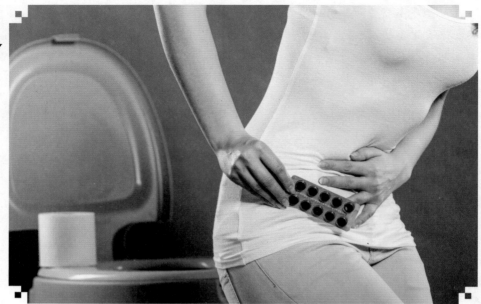

腹泻无里急后重，粪便不成形，可呈液状，色较淡，量较多。慢性胰腺炎和小肠吸收不良者，粪便中可见油滴，多泡沫，含食物残渣，有恶臭。霍乱弧菌所致腹泻呈米泔水样。血吸虫病、慢性痢疾、直肠癌、溃疡性结肠炎等病引起的腹泻，粪便常带脓血。

腹泻分急性和慢性两类。慢性腹泻指病程在2个月以上或间歇期在2～4周内的复发性腹泻。急性腹泻发病急剧，病程在2～3周之内，如迁延不愈或反复发作超过2个月，即转入慢性，慢性者病程可达数月甚至数年。腹泻一年四季均可发病，尤以夏秋为多。急性腹泻的发病原因常为饮食不当、食物中毒、急性传染病等。慢性腹泻的病因较为复杂，如慢性肠道感染、慢性非特异性炎症等。

👤 人参煨猪肚治腹泻

【材料】猪肚1个，人参15克，干姜6克，葱白7根，糯米150克。

【做法】将猪肚洗净，葱折去须切段，糯米洗净，一起放入猪肚内，用线缝合。砂锅内加水，将猪肚放入锅内，先用武火烧沸，撇去汤面上的浮泡，再改用文火煮至极烂温食。

【用法】趁热服用，可久服。

【功效】可治疗脾胃虚寒之胃脘冷痛、食欲不振、大便泄泻等症状。

👤 虫草百合鸭肉汤治腹泻

【材料】冬虫夏草3克，百合25克，鸭肉100克。

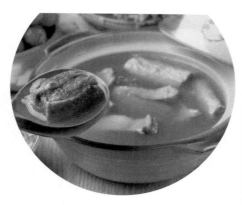

【做法】先将鸭肉炖30分钟，然后加入冬虫夏草、百合再炖20分钟，调味后饮汤并食虫草和鸭肉。

【用法】可随饭而服。

【功效】健脾养胃并润肺补肾。适于脾胃虚弱、肺肾不足，元气亏虚的患者。

莲子粥治腹泻

【材料】莲子、糯米各50克，红糖一匙。

【做法】莲子用开水泡胀，削皮去心，倒入锅内，加水，小火先煮半小

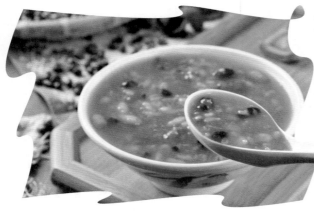

时备用。再将糯米洗净倒入锅内，加水，旺火10分钟后倒入莲肉及汤，加糖，改用小火炖半小时即可。

【用法】作早餐或下午当点心吃。

【功效】有补中燥湿、健脾暖胃、止泻敛汗、安神固精之效。适合于胃寒怕冷、遇冷则泻、睡眠不佳的患者。

双鱼汤治腹泻

【材料】花胶、鲜鱼腥草各100克。

【做法】花胶用水泡半天，切成细丝，加入1500毫升水，旺火烧开后，改小火熬煮约50分钟，再加鲜鱼腥草煮10分钟即可，调味后食花胶饮汤。

【用法】饭前饭后均可服用。

【功效】清胃生肌止痛。适用于胃热患者，即经常感觉胃里有灼烧感，及因热而引起上消化道出血的患者。

糯米固肠粥治腹泻

【材料】糯米（炒）30克，怀山药15克。

【做法】共煮粥，熟后加胡椒末少许、白糖适量温服。

【用法】每日早、晚餐，温热食。

【功效】具有健脾暖胃、温中止泻之功，适

用于脾胃虚寒泄泻。

枣树皮煎液治腹泻

【材料】多年生长的枣树皮100~150克。

【做法】将枣树皮洗净，加适量清水煮30分钟，约200毫升汤液，1次服下。

【用法】每日1剂，连续服用。

【功效】枣树皮本身就是一味中药，《本草纲目》载明，其一般用于收敛止泻、祛痰、镇咳、消炎、止血。对于痢疾、肠炎、慢性气管炎、目昏不明、烧烫伤、外伤出血等均有疗效。

蜜饯山楂治腹泻

【材料】生山楂500克，蜂蜜250克。

【做法】将生山楂洗净，去果柄、果核，放在铝锅内，加水适量，煎煮至七成熟、水将耗干时加入蜂蜜，再

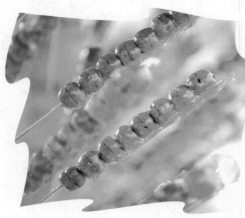

用小火煮熟、煮透，收汁即可。待冷，放入瓶罐中贮存备用。

【用法】每次取20克冲服，每日3次。

【功效】实验已证实，山楂具有较强的抗菌作用，对痢疾、腹泻有效。适用于冠心病以及肉食不消腹泻。

咽喉痛

咽喉痛是一种最常见的病症，它多发于一年中的寒冷季节，感冒、扁

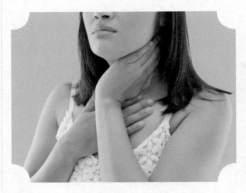

桃体炎、鼻窦炎、百日咳、咽喉炎以及病毒感染通常都伴有咽喉痛。多数急性咽喉痛会在数天至数周内自动消失。然而，如果疼痛持续存在或在几天内加重，则需要看医生。如果长期不加以治疗，该病可能导致风湿热，危害心脏和肾脏。

不同病因引起的咽喉痛伴随症状也不相同，主要有以下几种：鼻咽部炎症、口咽部炎症、喉咽

部炎症、非炎性疾病等。

鲜藕绿豆粥治喉咙痛

【材料】鲜藕片50克，绿豆、粳米各30克，白糖适量。

【做法】先煮绿豆至数沸，加入粳米共煮半熟，加入鲜藕片煮至粥熟，加糖服用。

【用法】每日服用3次。

【功效】甘滑可口，具有清热凉血、利咽除烦、生津止渴的功用。

雪梨白莲粥治喉咙痛

【材料】雪梨3个，白莲10克，粳米50克。

【做法】雪梨去皮、核，切薄片，先以清水适量煮雪梨，继入白莲，煮熟烂后备用。将粳米煮粥，熟后掺入雪梨白莲搅匀；加糖适量，凉温服之。

【用法】早晚各服1次。

【功效】味甘鲜美适口，具有清利咽喉、清热除烦、养阴润燥的功效。

百合生地粥治喉咙痛

【材料】百合（也可用市售百合粉25克代）、粳米各50克，生地20克，白糖适量。

【做法】将生地切碎后加水煮汁，去渣，以汁煮百合、粳米成粥，加白糖服食。

【用法】早晚各1次服用。

【功效】养阴润肺、清热利咽。

二冬粥治喉咙痛

【材料】天门冬、麦门冬各25克，粳米50克，蜂蜜一匙。

【做法】先将天门冬、麦门冬捣烂煮汁，滤去渣，用汁煮米做粥，加蜂蜜食之。

【用法】可随饭而服。

【功效】养阴润燥，清热利咽。

鸭蛋薄荷汤治喉咙痛

【材料】鸭蛋1～2枚，30克新鲜薄荷，食盐、味精各少许。

【做法】首先将新鲜的薄荷洗净，然后往锅内加入适量的清水，煮沸之后将鸭蛋打进沸水中，一直煮至半熟的时候再把薄荷放进去一同煮，然后再加适量的食盐味精调味，煮沸片刻之后即可关火。

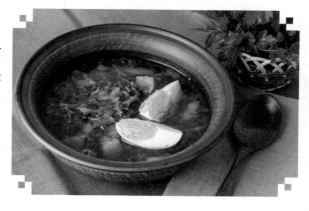

【用法】每日1剂，连续5~7天。

【功效】治疗咽喉干燥发痒，缓解咽喉充血症状。

🌿 金银花橄榄茶治喉咙痛

【材料】金银花10克，薄荷5克，橄榄5颗。

【做法】金银花及橄榄加600毫升水煮沸后，再放薄荷，转小火煮5分钟，去渣后饮用。

【用法】趁热饮用。

【功效】金银花抗病毒；橄榄缓解疼痛；薄荷疏风清热、消炎。适用于感冒伴咽喉红肿疼痛。

🌿 蜂蜜生姜萝卜饮治喉咙痛

【材料】新鲜白萝卜500克，生姜、蜂蜜各30克。

【做法】将萝卜和生姜去皮后切碎块，一同放入榨汁机打成汁，加入蜂蜜后即可饮用。

【用法】每日3次，可有效改善喉咙痛。

【功效】白萝卜具有较强的消炎、止咳作用。该饮品还适用于肺热引起咳嗽、咽喉干痛、声音嘶哑者，这类人平时还可多食用鲜萝卜和鲜荸荠。

🌿 蜜枣甘草汤治喉咙痛

【材料】选用蜜枣8枚，生甘草6克。

【做法】将蜜枣、生甘草加清水两碗，煎至一碗，去渣即可。

【用法】可以做饮料服用，每日两次。有补中益气、润肺止咳之功效。

【功效】适用于慢性支气管炎、咳嗽、咽干喉痛等症。

口腔溃疡

口腔溃疡是由上焦实热，中焦虚寒，下焦阴火，各经传变所致。口腔溃疡往往反复发作不愈，严重时可影响进食。它的主要症状是起初为细小的红点，红点逐渐扩大并溃烂，形成黄豆大小的凹形溃烂点，浅的溃烂点较轻，深的溃烂点较重，周围充血。常发生的部位有舌尖、舌体两侧旁、舌底、口腔内侧、面部两颊黏膜等处。口腔溃烂处有灼热的感觉，凡进食热、甜、酸、咸、辣或带有刺激性的食物时，疼痛

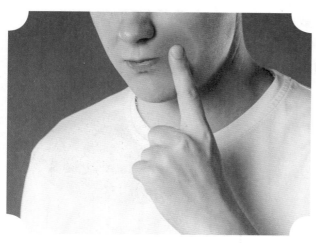

更为明显，一般10天左右可以自愈。其临床特征是：口腔内唇、颊、上腭等处黏膜出现淡黄色或灰白色之小溃疡面，单个或多个不等，呈椭圆形，周围红晕，表面凹陷，局部灼痛，反复发作。口腔溃疡的高发人群大致分以下五类：

（1）免疫紊乱患者是口腔溃疡的高发人群。任何会引起免疫功能紊乱的因素，都可能诱发口腔溃疡。

（2）糖尿病、血液病、结核病等慢性病患者是口腔溃疡的高发人群。由于黏膜的营养供应不良，也容易出现口腔溃疡。

（3）营养缺乏或贫血的人是口腔溃疡的高发人群。尤其是缺乏铁和B族维生素的人，口腔黏膜很容易受损破溃。

（4）月经前的女性是口腔溃疡的高发人群。有些女性月经前经常口腔溃疡，怀孕后就消失了，而在分娩后孩子快一岁时，溃疡又开始出现。

（5）胃肠不好的人也是口腔溃疡的高发人群。慢性胃炎、胃十二指肠溃疡、便秘、痔疮等胃肠道疾病患者，复发性口腔溃疡的发病率会明显增高。

🌿 含蒜片治口腔溃疡

【材料】生大蒜1瓣。

【做法】将1瓣生大蒜去皮后，切成2片，含于口中，若同时含服

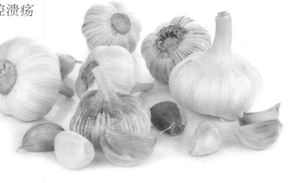

维生素 B_1 1～2片则效果更佳。当大蒜片含到全无辣味时，则需嚼一下，以略觉有点辣味而又不感到难受为度。

【用法】含溶大蒜片每天上下午各

第二章　常见病奇方妙治

1 次，每次含半小时至 1 小时。

【功效】扩张微血管，促进血液循环，促进唾液分泌，有益于消化。用治咽痛、牙痛以及口腔溃疡等症。

苹果汁治口腔溃疡

【材料】苹果 250 克，胡萝卜 200 克。

【做法】洗净，绞汁，混合均匀。

【用法】分 2 ~ 3 次服。

【功效】治疗口腔溃疡、口腔炎。适用于热病初起，口舌生疮，口腔糜烂。

西瓜汁治口腔溃疡

【材料】西瓜半个。

【做法】挖出西瓜瓤挤取汁液。含瓜汁于口中，约 2 分钟后咽下，再含新瓜汁，反复多次全部用完。

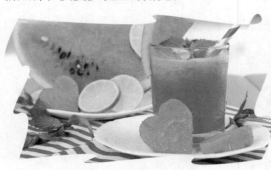

【用法】每日数次。

【功效】清热解毒。适用于口舌生疮，对高血压也有一定疗效。

番茄汁治口腔溃疡

【材料】番茄数个。

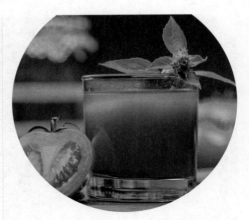

【做法】番茄洗净，用沸水泡过剥皮，然后用洁净的纱布绞汁挤液。

【用法】将番茄汁含在口内，使其接触疮面，每次数分钟，每日数次。

【功效】清热生津。适用于口腔溃疡。

蛋黄油治口腔溃疡

【材料】鸡蛋 1 个。

【做法】将鸡蛋煮熟，再取蛋黄放在火上炼油，用蛋黄油搽患处。

【用法】一日数次涂抹。

【功效】适用于口腔溃疡。

蜂蜜莲藕片治口腔溃疡

【材料】莲藕 1000 克，蜂蜜 50 克。

【做法】莲藕洗净，一端切去蒂头，倒置沥干水分；入笼用旺火蒸40 ~ 50 分钟，取出用冷水激凉；刮去外皮，切成 1 厘米的片；淋上蜂蜜即可。

【用法】可当甜点食用。

【功效】莲藕含有大量的维生素，有凉血清热的功效，莲藕中还含有丰富的维生素K，具有收缩血管止血的作用，有助于防止口腔溃疡出血。蜂蜜具有消炎、止痛、促进细胞再生的作用。

🍵 茶叶治口腔溃疡

【材料】茶叶1小袋。

【做法】将煮沸的茶叶水冷却后备用。

【用法】用茶叶水涂在嘴唇的溃疡处，或者将1小袋茶叶放在水中煮沸然后取出冷却，贴附在嘴唇溃疡处。一日数次。

【功效】消炎止痛。适用于疱疹病毒引起的口唇疱疹。

🌿 竹叶通草绿豆粥治口腔溃疡

【材料】淡竹叶10克，通草5克，甘草1.5克，绿豆30克，粳米150克。

【做法】将淡竹叶、通草、甘草剉碎装入纱布袋，与绿豆、粳米一起加水放置30分钟，以文火煮制成粥。

【用法】早晚分食。

【功效】清热泻火，解毒敛疮。

🌿 维生素C治口腔溃疡

【材料】维生素C片适量。

【做法】研成粉末。

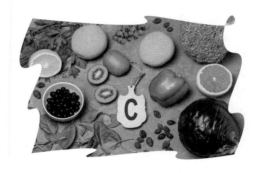

【用法】敷在口腔溃疡处，每天2～3次。如溃疡面较大，应先用刮匙清除溃疡面上的渗出物，再敷维生素C粉末。一般1～3天可痊愈。

【功效】消炎解毒。适用于口腔溃疡。

🌿 乌梅生地绿豆糕治口腔溃疡

【材料】乌梅50克，生地30克，绿豆500克，豆沙250克。

【做法】将乌梅用沸水浸泡3分钟左右，取出切成小丁或片。生地切细，与乌梅拌匀。绿豆用沸水烫后，放在淘箩里擦去外皮，并用清水漂去。将绿豆放在钵内，加清水上蒸笼蒸3小

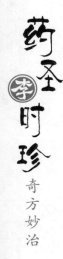

时，待酥透后取出，除去水分，在筛上擦成绿豆沙。将特制的小框放在案板上，衬白纸一张，先放一半绿豆沙，铺均匀，撒上乌梅、生地，中间铺一层豆沙。再将其余的绿豆沙铺上，压结实，最后把白糖撒在表面，把糕切成小方块。

【用法】可作甜点适时食用。

【功效】滋阴清热，解毒敛疮。

哮 喘

哮喘是在支气管高反应状态下，由于变应原或其他因素引起的广泛气道狭窄的疾病。其临床特点为间歇发作，往往经治疗改善或自行缓解。

哮喘发病之前有先兆症状，患者先有鼻、眼发痒，流涕、喷嚏、胸闷、咳嗽，此后胸闷、咳嗽加重，出现哮鸣和呼吸困难。严重者不能平卧，被迫采取坐位或端坐呼吸，出汗、烦躁甚至意识模糊。

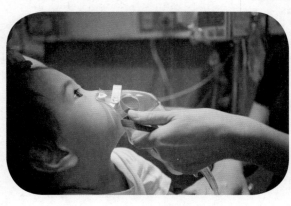

中医学将本病称为"哮喘""喘证"或"哮证"。金元以前，哮证与喘证同属于喘促一门，中医文献多不加区别。但二者性质不同，其区别在于哮证有宿根，为一种经常发作性的疾病；喘证则多并发于各种急慢性疾病中。哮必兼喘，故一般通称哮喘，而喘未必兼哮。哮证发病原因为宿痰内伏于肺，复感外邪，或遇饮食失宜，或恼怒气逆，或劳倦过度，皆可使气之升降发生逆乱，于是触动肺之伏痰，则痰升气阻而发病。

中医认为，本病长期发作，导致肺气日益耗散，最终累及脾、肾。脾虚则聚湿生痰，且气虚卫外不固，更易招致外邪。肾虚则气失摄纳，甚至阳虚水泛或阴虚火升，均可上累于肺，故平时常有轻度持续性哮喘难以完全消失，若一旦大发作，则更易持续不解。治疗上，发作期因痰阻气闭，治疗应以攻邪为主，而缓解期当注重培补摄纳，扶正以固其本。

姜糖陈酒膏治哮喘

【材料】生姜、冰糖各500克，陈酒500毫升。

【做法】将生姜洗净切丝，与酒共煎，沸后20分钟加入冰糖，同时用筷子不停地搅拌，直至呈膏状为止。

【用法】小儿患者每日清晨服 1
匙，成人于每顿饭前服 1 匙，以温
开水冲服。

【功效】温肺化痰，止咳定喘。主
治支气管哮喘寒哮。

白果蜂蜜治哮喘

【材料】白果（银杏）20 克，蜂
蜜适量。

【做法】将白果炒去壳，取仁加水
煮熟，捞出收入碗内，
加蜂蜜调匀。

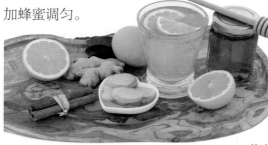

【用法】饭前服食。

【功效】益肾固肺，滋阴润燥。主
治支气管哮喘、老人体虚气喘、肺结
核咳嗽等。

麝香膏治支气管哮喘

【材料】麝香 5 克，生姜 15 克（冲
汁）。

【做法】将麝香用姜汁调成糊状，
蘸在小胶布上 1.5 克，贴于膻中穴或
定喘穴上。

【用法】夏季初伏时贴，10 天换
1 次，贴至二伏或三伏为止。连贴

1 ～ 2 年即愈。

【功效】止咳平喘。主治支气管哮
喘、慢性支气管炎。

芦根竹茹汤治哮喘

【材料】鲜芦根 150 克，竹茹 20
克，生姜 2 片。

【做法】将芦根洗净切段，与竹茹、
姜片一同放入锅内，水煎取汁。

【用法】凉温饮服，每日 1 剂。

【功效】清热除烦，化痰止咳。
主治支气管哮喘（热哮型）。
症见喉中痰声如拉锯、咳痰
黄稠较黏等。

姜茯甘草汤治哮喘

【材料】干姜、甘草各 5 克，
茯苓 10 克。

【做法】将药物入水煎煮半个小时。

【用法】每日 1 剂，水煎 2 次，
早晚分服。

【功效】温肺化饮，健脾利湿。主
治支气管哮喘（冷哮型）。症见喉中如
水鸣声，咳痰清稀或如泡沫或色白等。

五味子治哮喘

【材料】生五味子 100 克，75%
医用酒精适量。

【做法】生五味子研细末，过筛，
加入 75% 医用酒精适量，调成糊状。

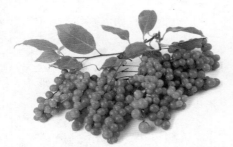

取鸽蛋大的药糊置于患者神阙穴（肚脐），覆盖塑料薄膜，以胶布固定。

【用法】睡前敷，晨除去，20天为1个疗程。

【功效】益气，温补肾，平喘。主治肺虚喘咳、支气管哮喘。

🌿 燕窝枸杞汤治哮喘

【材料】冰糖150克，燕窝30克，枸杞15克。

【做法】将燕窝用温热水加盖闷

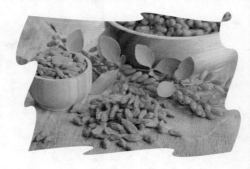

泡，水凉后择去绒毛及杂物，再用清水冲洗，盛入碗内，加入1小碗水，上笼蒸半小时，捞出，再盛入另一个碗内。取一大碗，放入冰糖及枸杞，加清水蒸半小时，连枸杞同倒入盛燕窝的碗内即成。

【用法】一日3次，服用多日。

【功效】养阴润肺，清肺化痰。主治慢性支气管炎、肺结核咳喘等。

🌿 冰糖冬瓜盅治哮喘

【材料】小冬瓜（未脱花蒂的）1个，冰糖适量。

【做法】将冬瓜洗净，切去瓜的上端当盖，挖出瓜瓤不用，填入适量冰糖，盖上瓜盖，放锅内蒸。

【用法】取水饮服，3～4个即有疗效。

【功效】利水平喘。主治哮喘。

🌿 向日葵盘治哮喘

【材料】向日葵盘(去籽)1～2朵。

【做法】将向日葵盘洗净，掰成块，以水煎煮，取药汁。

【用法】加冰糖顿服。

【功效】平喘。主治支气管哮喘及气管炎、上呼吸道感染咳喘。

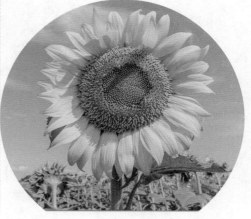

辰砂草汤治哮喘

【材料】鲜辰砂草30克，鲜猪肉（瘦肉更佳）200克。

【做法】将鲜辰砂草洗净、切碎，与猪肉入瓦罐内加水同煎至肉烂。

【用法】饮汤食肉。每日早晚各服1次。一般连服4剂为1个疗程，间隔1周后再服。一般服4～7个疗程。小儿剂量减半。

【功效】扶正止喘。主治支气管哮喘。

呕　吐

呕吐是指胃失和降，气逆于上，迫使胃中之物从口中吐出的一种病症。临床以有物有声谓之呕，有物无声谓之吐，无物有声谓之干呕，临床呕与吐常同时发生，故合称为呕吐。呕吐常见病因有以下四种：

外邪犯胃。感受风、寒、暑、湿、燥、火六淫之邪，或秽浊之气，侵犯胃腑，胃失和降之常，水谷随逆气上出，发生呕吐。由于季节不同，感受的病邪亦会不同，但一般以寒邪居多。

饮食不节。饮食过量，暴饮暴食，多食生冷、醇酒辛辣、甘肥及不洁食物，皆可伤胃滞脾，易引起食滞不化，胃气不降，上逆而为呕吐。

情志失调。恼怒伤肝，肝失条达，横逆犯胃，胃气上逆；忧思伤脾，脾失健运，食难运化，胃失和降，均可发生呕吐。

病后体虚。脾胃素虚，或病后体弱，劳倦过度，耗伤中气，胃虚不能盛受水谷，脾虚不能化生。

葱白浆治呕吐

【材料】葱白3茎，食盐少许。

【做法】将葱白洗净，切碎，拌食盐捣烂，蒸熟捏成饼。

【用法】敷于肚脐上，固定。

【功效】温散降逆。可有效治疗呕吐不止。

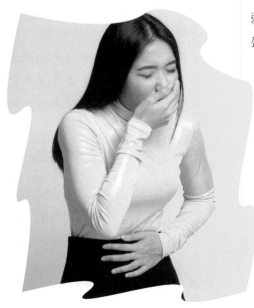

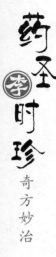

胡椒炖猪肚治呕吐

【材料】猪肚1个，白胡椒25克。

【做法】将猪肚洗净，纳入白胡椒，猪肚两端用绳扎紧，放入锅内并注入3碗水，烧沸后，改用文火煮至剩半碗汤为度。

【用法】饮汤吃肉，连吃多次。

【功效】温中下气，补脾健胃。用治胃寒引致的反胃、吐酸水、腹痛等。

绿豆灶心土治呕吐

【材料】绿豆30克，灶心土3克。

【做法】将上2味共研细末，放入碗中，投入冷开水，搅匀。

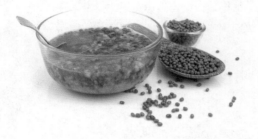

【用法】待药末沉淀后澄清去渣，徐徐饮下。

【功效】祛热解暑，和胃止呕。用治伤暑呕吐。

醋浸胡椒丸治呕吐

【材料】胡椒、醋各适量。

【做法】醋浸，晒干，再浸，再晒，如此反复浸晒，次数越多越好。研为细末，以醋为丸，如梧桐子大。

【用法】每服10丸。

【功效】用治反胃欲吐。

甘蔗姜汁治呕吐

【材料】甘蔗汁半杯，鲜姜汁1汤匙。

【做法】将甘蔗捣烂绞取汁液。姜汁做法与此同。

【用法】将两汁和匀稍温服饮，每日2次。

【功效】清热解毒，和胃止呕。适用于胃癌初期、妊娠反应、慢性胃病等引起的反胃吐食或干呕不止。

白豆腐汤治呕吐

【材料】豆腐2块，盐适量，味精少许。

【做法】水开后下料，煮20分钟。

【用法】早晚食饮。

【功效】凉胃，止呕。适用于饭后腹胀不舒、口苦发黏、舌苔厚、食无味或泛酸嗳气以及水土不服而引起的恶心呕吐等。

防风葱白茶治呕吐

【材料】防风10克，葱白2根。

【做法】将防风、葱白制为粗末，放入杯内，用沸水冲泡，代茶饮用，服后以微出汗为佳。

【用法】每日1～2剂。

【功效】解表散风，祛湿解痉。适用于外邪犯胃之呕吐，症见突然恶心呕吐，并可伴有恶寒发热、头身疼痛、或兼有脘腹胀闷、肠鸣腹泻等。

姜汁炖砂仁治呕吐

【材料】生鲜姜100克，砂仁5克。

【做法】将鲜姜洗净，切片，捣烂为泥，用纱布包好挤汁。将姜汁倒入锅内，加清水半碗，放入砂仁，隔水炖半小时，去渣即成。

【用法】早晚各服1次，服用多日。

【功效】益胃，止呕。适用于胃寒呕吐、腹痛、妊娠呕吐等。

胃下垂

胃下垂是内脏下垂最常见的疾病。正常人的

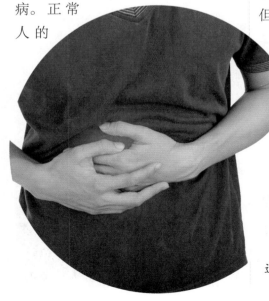

胃呈牛角形，位于腹腔上部。如果胃由牛角形变成鱼钩形垂向腹腔下部，出现食欲减退，饭后腹胀等消化系统症状，即患了胃下垂。胃下垂是胃体下降至生理最低线以下的位置。多因长期饮食失节，或劳倦过度，致中气下降，升降失常所致。患者感到腹胀、恶心、嗳气、胃痛，偶有便秘、腹泻，或交替性腹泻及便秘。患此病者，多为瘦长体型，可伴有眩晕、乏力、直立性低血压、昏厥、体乏无力、食后胀满、食欲差、嗳气、恶心、心悸等症状。患者平时要积极参加体育锻炼，运动量可由小到大。避免暴饮暴食，选用的食品应富有营养，容易消化，但体积要小。高能量、高蛋白、高脂肪食品适当多于蔬菜水果，以求增加腹部脂肪积累而托胃体。减少食量，但要增加餐次，以减轻胃的负担。卧床宜头低脚高。

肉桂五倍子汤治胃下垂

【材料】肉桂10克，五倍子20克，炒何首乌30克。

【做法】将上药共研细末，每次6克。

【用法】温开水送服，每日2次。

【功效】养血温经，固精涩肠。适用于胃下垂。

升麻石榴皮治胃下垂

【材料】升麻、石榴皮（鲜品）各适量。

【做法】将升麻（研粉），与石榴皮（以黏结成块为度）捣烂，制成1枚直径1厘米的药球。

【用法】将药球置于患者神阙穴（肚脐），胶布固定。患者取水平卧位，将水温60℃的热水袋熨敷肚脐，每次半小时以上。每日3次，10天为1个疗程。

【功效】升阳，发表，透疹，解毒。主治胃下垂。

半夏升麻治胃下垂

【材料】半夏、升麻各10克，干姜2克，党参30克，炙甘草、田三七各3克，

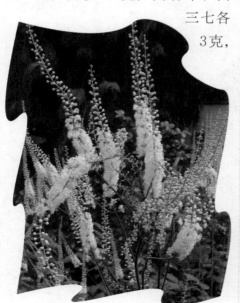

黄连6克。

【做法】将药物放砂锅里，加水漫过药，煮半小时，喝汤。

【用法】每日1剂，水煎分3次，饭前服。4周为1个疗程。

【功效】升阳补气，和调寒热。主治胃下垂，证属寒热夹杂、气虚阳陷者。

砂仁炖猪肚治胃下垂

【材料】猪肚1个，炒枳壳、砂仁各20克。

【做法】将猪肚洗净；将砂仁、枳壳放入猪肚中，用线扎紧两端开口，一起放入砂锅，加水文火炖煮至猪肚烂熟，取出猪肚去药渣，猪肚切成块，放入原汤加调料煮沸即可。

【用法】喝汤吃肚。

【功效】温中和胃。主治胃下垂。

黄芪防风炖牛肉治胃下垂

【材料】牛肉100克，黄芪30克，防风20克，升麻6克。

【做法】将牛肉洗净切块，黄芪、防风、升麻等装入纱布袋中，一起放

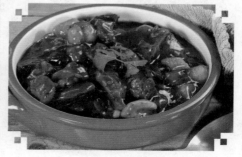

入砂锅，加水文火炖煮至牛肉烂熟，去药袋，加调料即成。

【用法】喝汤吃肉。

【功效】补中益气，升阳举陷。主治胃下垂、肾下垂、子宫脱垂。

蜂蜜韭菜花防治胃下垂

【材料】韭菜花150克，蜂蜜500克。

【做法】将韭菜花捣烂与蜂蜜混合成糊状。

【用法】每次用20～30克，开水冲服。每日2～3次，空腹服。

【功效】补虚健胃。主治胃下垂。

黄芪枳壳饮治胃下垂

【材料】炒黄芪30克，枳壳15克，甘草10克。

【做法】将上药共研为粗末，放入保温杯中，冲入沸水，加盖闷20～30分钟即可。

【用法】每日1剂，代茶饮用。

【功效】补中益气，健脾升阳。主治胃下垂。

蓖麻子膏治胃下垂

【材料】蓖麻子仁、五倍子各1.5克。

【做法】将上药共研成细末，水调

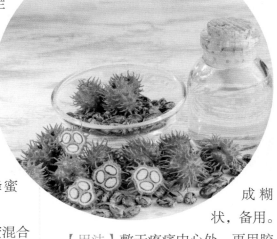

成糊状，备用。

【用法】敷于疼痛中心处，再用胶布固定。贴后每日早晚用热水袋熨5～10分钟，第四天早晨揭去膏药。休息1天，如法再贴第2疗程。

【功效】益气和胃。适用于胃下垂。

头 疼

头疼即指由于外感与内伤，致使脉络拘急或失养，清窍不利所引起的以患者自觉头部疼痛为特征的一种常见病症。通常将局

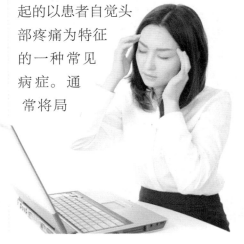

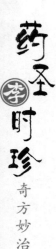
限于头颅上半部，包括眉弓、耳轮上缘和枕外隆突连线以上部位的疼痛统称头痛。引起头痛的病因众多，大致可分为原发性和继发性两类。前者不能归因于某一确切病因，也可称为特发性头痛，常见的如偏头痛、紧张型头痛；后者病因可涉及各种颅内病变如脑血管疾病、颅内感染、颅脑外伤，全身性疾病如发热、内环境紊乱以及滥用精神活性药物等。发病年龄常见于青年、中老年。

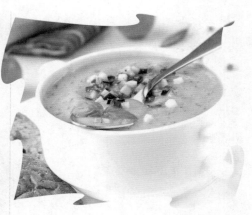

🌿 山药枸杞炖猪脑治头疼

【材料】怀山药、枸杞各 30 克，猪脑 1 具，黄酒、精盐各适量。

【做法】将猪脑撕去筋膜后浸泡在清水中待用。将怀山药、枸杞洗净后与猪脑一起入锅，加适量的清水炖煮。煮约两个小时后向锅中加入适量的黄酒和精盐，再炖煮 10 分钟左右即成。

【用法】此方可每 3 天吃 1 剂。

【功效】此方具有滋养肝肾、益气养阴的功效，尤其适合有心悸、气短、乏力和面色苍白等症状的偏头痛患者使用。

🌿 芹菜粥治头疼

【材料】连根芹菜 12 克，粳米 250 克。

【做法】先将芹菜洗净后连根一起切碎。再将粳米洗净后入锅加适量的清水熬粥，米熟后加入切好的芹菜再煮 5 分钟左右即成。

【用法】此方可每天吃 1 剂。

【功效】此方具有清热止痛的功效，尤其适合有心烦易怒、面色赤红等症状的偏头痛患者使用。

🌿 桑菊豆豉粥治头疼

【材料】桑叶 10 克，菊花、豆豉各 15 克，粳米 100 克。

【做法】将桑叶、菊花和豆豉一起入锅，加适量的清水煎煮后去渣取汁。将此药汁与洗净的粳米一起放入砂锅中加适量的清水熬粥，米熟即成。

【用法】此方可每日吃 1 剂。

【功效】此方具有疏风清热、清肝明目的功效，尤其适合有头昏脑涨、口渴便秘等症状的偏头痛患者使用。

菊花粥治头疼

【材料】菊花15克，粳米100克。

【做法】将粳米洗净后入锅加适量的清水熬粥，米熟后加入菊花再煮5分钟左右即成。

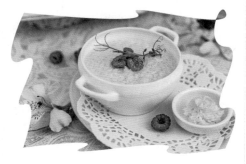

【用法】此方可每天吃1剂，最好在早饭时食用。

【功效】此方具有清肝火、散风热的功效，尤其适合有心烦易怒、面色赤红等症状的偏头痛患者使用。

疏肝止痛粥治头疼

【材料】香附9克，玫瑰花3克，白芷6克，粳米（或糯米）100克，白糖适量。

【做法】将香附、白芷一起入锅，加适量的清水煎煮后去渣取汁。再将此药汁和洗净的粳米一起入锅，加适量的清水熬粥，米熟后向锅中加入玫瑰花和适量的白糖，再用文火慢煮10分钟左右即成。

【用法】此方可每日吃1剂。

【功效】此方具有疏肝解郁、理气止痛的功效，尤其适合偏头痛发作较频繁的患者使用。

绿茶治头疼

【材料】绿茶1克，谷精草10克，蜂蜜适量。

【做法】将绿茶和谷精草一起入锅，加适量的清水煮5分钟左右后，去渣取汁即成。饮用此药汁前可在其中加入适量的蜂蜜。

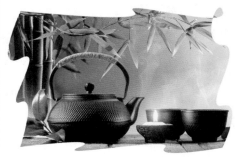

【用法】每日饮1剂，分数次饮用。

【功效】此方具有祛风止痛的功效，适合各种原因引起的偏头痛患者使用。

葱白川芎茶治头疼

【材料】葱白两段，川芎、绿茶各10克。

【做法】将葱白、川芎和绿茶一起放入杯中，用开水冲泡后饮用。

【用法】可每日饮1剂。

【功效】此方具有祛风止痛的功

效，尤其适合有畏寒肢冷、鼻塞流涕等症状的偏头痛患者使用。

菊花白芷饮治头疼

【材料】菊花、白芷各9克。

【做法】将菊花和白芷一起研成细末。并将此药末用开水冲泡后代茶饮用。

【用法】可每日饮1剂，分数次饮用。

【功效】此方具有疏风清热、解痉止痛的功效，适合各种原因引起的偏头痛患者使用。

止痛饮治头疼

【材料】白芷6克，细辛3克，蔓荆子、防风各9克，蜂蜜适量。

【做法】将白芷、细辛、蔓荆子、防风用冷水浸泡半小时后一起入锅，加适量的清水用武火煮沸，水沸后再用文火煎煮10分钟左右，然后去渣加入适量的蜂蜜即成。

【用法】此方可每日饮1剂，分数次饮用。

【功效】此方具有祛风、解痉、止痛的功效，尤其适合有畏寒肢冷、鼻塞流涕等症状的偏头痛患者使用。

桑葚女贞子治血虚头痛

【材料】桑葚30克（鲜品60克），

女贞子20克，冰糖15克。

【做法】将上3味共捣碎，放入杯中，用沸水冲泡，代茶饮用。

【用法】每日1剂。

【功效】养血柔肝，养荣清窍。适用于血虚型头痛，症见头痛如细筋牵引、唇面苍白、心悸易慌、目眩、怔忡等。

玫瑰花治头疼

【材料】玫瑰花4～5朵，蚕豆花9～12克。

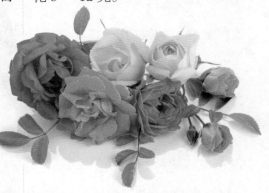

【做法】将上两味混匀，分2～3次放入杯中，用沸水冲泡，代茶饮用。

【用法】每日1剂。

【功效】理气活血，平肝祛风。适用于肝阳上亢型头痛，症见胀痛攻逆、痛在偏侧、经常暴怒、睡眠不宁、眩晕胁痛、面红口苦等。

橘皮山药茶治头痛

【材料】橘皮15克，山药、半夏

各 10 克。

【做法】将上 3 味共制粗末，放入杯中，用沸水冲泡，代茶饮用。

【用法】每日 1 剂。

【功效】化痰运脾，降逆止痛。适用于痰浊型头痛，症见头痛昏蒙、眩晕烦乱、胸脘满闷、呕恶痰涎等。

眩 晕

眩晕即头晕眼花之意，多见于神经官能症、耳源性眩晕、前庭功能紊乱、脑震荡后遗症、颈椎病及高血压等疾患。眩晕多是由于脑部血液供应不足所引起，多由体虚、肝风、痰湿或精神刺激等所致。此病以虚者多见，虚证可见肝肾阴亏，虚阳上亢，或心脾气血不足所致。如肝肾阴亏，可见腰膝酸软、梦遗、耳鸣等症状；心脾两虚，常兼见

心悸失眠、肢倦食少、面色㿠白、唇舌色淡等症状。

车前粳米粥治眩晕

【材料】车前子 15 克，粳米 60 克，玉米粉适量。

【做法】将车前子 15 克（布包）煎水去渣，入粳米 60 克煮粥，玉米粉适量用冷水溶和，调入粥内煮熟吃。

【用法】每日 1 剂，长期服用。

【功效】适用于高血压痰湿壅盛之眩晕。

篱栏药膳治眩晕

【材料】中草药篱栏 25 克，带壳鸡蛋一个，大米 50 克，适量油、盐、味精。

【做法】用以上材料煮成稀粥，可加适量油、盐、味精调味。煮熟后，去篱栏渣和蛋壳。

【用法】一天分 2 次食用药粥和鸡蛋，一般连续食用 3 天，头晕头痛症状即有明显好转。

【功效】此药粥不仅香甜可口，可治疗头晕头痛，还具有辅助降压作用。

黑芝麻米粥治眩晕

【材料】黑芝麻 25 克，大米适量。

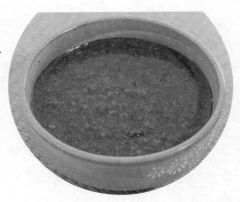

【做法】将黑芝麻捣碎，大米淘洗干净。二者入锅，加水适量煮成粥。

【用法】经常佐餐食用。

【功效】可补肝肾，润五脏。主治老年体衰眩晕。

葱白大枣汤治眩晕

【材料】葱白7根，大枣15枚，白糖50克。

【做法】按常法煮汤服食。

【用法】每日1剂，睡前服下。

【功效】益气养血，祛风安神。主治神经衰弱所致之眩晕、失眠、烦躁不安等。

红枣首乌治眩晕

【材料】红枣12枚，何首乌24兜，鸡蛋2只，红糖适量。

【做法】将何首乌、红枣、鸡蛋洗净，共置锅内，加水同煮，鸡蛋熟后去壳再入锅煮30分钟，拣出红枣、何首乌，调入红糖即可服食。

【用法】每日1剂。

【功效】滋阴，益气，养血。主治气血亏虚型眩晕。

桑葚枸杞粥补益肝肾

【材料】桑葚50克，枸杞子20克，糯米100克。

【做法】按常法煮粥食用。

【用法】每日1剂，分2次食用。

【功效】滋阴养血，补益肝肾。主治阴虚阳亢型眩晕。

菊花粳米粥治眩晕

【材料】干菊花10克，粳米50克，冰糖少许。

【做法】将菊花去蒂，择净，磨成碎末备用。再将粳米加冰糖煮粥，待粥煮好调入菊花末，再稍煮片刻即成。

【用法】每日1剂，分2次服。

【功效】疏风清热，止眩晕。主治外感风热所致的头晕目眩。

桑菊枸杞汤治眩晕

【材料】桑叶、菊花、枸杞子各10克，决明子6克。

【做法】将上药放入保温杯中，用沸水冲

泡即可。

【用法】每日1剂，代茶饮服。

【功效】清热散风，平肝定眩。主治眩晕。

菊钩汤治眩晕

【材料】菊花、钩藤各10克，甘草6克。

【做法】将药物放入砂锅煮半个小时，水煎服。

【用法】每日1剂，日服2次。

【功效】清热平肝。主治眩晕（肝阳上亢型）。

归芎炖鸡活血治眩晕

【材料】母鸡肉250克，当归30克，川芎15克。

【做法】将鸡肉切片，与上药一同置容器内，隔水蒸熟至烂，去药即可。

【用法】每日1剂，吃肉、喝汤。

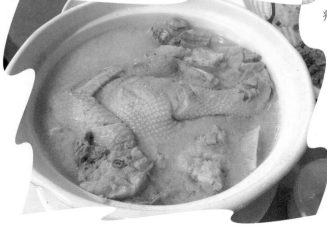

【功效】补虚扶正，活血止眩。主治眩晕。

当归茶治眩晕

【材料】当归6克，黄芪30克。

【做法】将上2味共制粗末，放入杯中，冲入沸水，加盖闷15～20分钟，代茶饮用。

【用法】每日1剂。

【功效】补气益血。主治气血亏虚型眩晕。症见头晕目眩、心悸气短、语气低微、面白食少、唇甲色淡、失血乏力等。

痔 疮

痔疮又称痔，是肛门直肠下端和肛管皮下的静脉丛发生扩张所形成的一个或多个柔软的静脉团的一种慢性疾病，这种静脉团俗称痔核。按其生成部位不同，分为内痔、外痔、混合痔3种，中医一般通称为痔疮。多因湿热内积、久坐久立、饮食辛辣或临产用力、大便秘结等导致浊气瘀血流注肛门而患病。内痔的临床特征以便血为主；外痔则以坠胀疼痛、有异

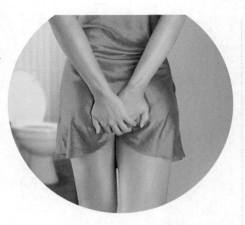

物感为主。在患痔过程中，皆因大便燥结，擦破痔核，或用力排便，或负重屏气，使血液壅注肛门，引起便血或血栓。痔核经常出血，血液日渐亏损，可以导致血虚。如因痔核黏膜破损，感染湿热毒邪，则局部可发生肿痛。痔核日渐增大，堵塞肛门，在排便时可脱于肛外。患痔日久者，因年老体弱，肛门松弛，气虚不能升提，痔核尤易脱出，且不易自行恢复。

香蕉粥治痔疮

【材料】香蕉 250 克，大米 50 克，水适量。

【做法】香蕉扒皮，同大米一同放入锅中，加水适量，煮成粥。

【用法】每日早晚服用。如治便秘，可在粥中加点香油。

【功效】清热，解毒，润肠。适用

于痔疮出血、便秘、发烧等症。

清蒸茄子治痔疮

【材料】茄子 1～2 个，香油、盐各适量。

【做法】将茄子洗净，放入碟内，隔水蒸，熟后取出加香油、盐。

【用法】佐餐食。

【功效】止痛，消肿。适用于内痔发炎肿痛、初期内痔便血、痔疮便秘等症的辅助治疗。

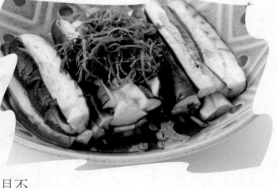

白糖炖鱼肚治痔疮

【材料】白砂糖、鱼肚各 50 克。

【做法】将鱼肚和白砂糖一同放在砂锅内，加水适量，炖熟即可。

【用法】每日 1 次，连续服用有效。

【功效】止血消肿。适用于痔疮。

茄子炭治痔疮

【材料】茄子适量。

【做法】将其切片，烧成炭，研成

细末。

【用法】每日服3次，每次10克，连服10天。

【功效】清热止血。适用于内痔。

煮羊血治痔疮

【材料】羊血200克，食盐、米醋各适量。

【做法】将羊血切成小块放入碗中，倒入米醋，煮熟后用少许食盐调味。

【用法】吃羊血。

【功效】化瘀止血。适用于内痔出血、大便出血。

木耳治痔疮

【材料】黑木耳30克。

【做法】将木耳择去污物，洗净。

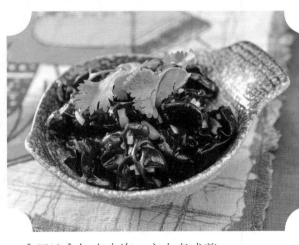

【用法】加水少许，文火煮成羹，服食。

【功效】益气，凉血，止血。适用于内外痔疮患者。

银花大黄芒硝治痔疮

【材料】银花、红花、黄芩各30克，大黄、芒硝各60克。

【做法】将上药加水浸泡10～15分钟，煮沸25分钟，去渣，药液倒入盆中。先熏洗肛门，药液稍冷后坐浴。

【用法】每日1剂，熏洗2次。

【功效】治外痔肿痛，内痔外脱及肛门水肿。

蚯蚓蝌蚪治痔疮

【材料】蚯蚓、蝌蚪各等份。

【做法】用瓦焙干，共为细面。

【用法】每次服1克，每日2次。服药期间，忌鱼、羊肉。

【功效】适用于内痔、痔核。

马钱子治痔疮

【材料】生马钱子数枚，醋适量。

【做法】将生马钱子去皮放在瓦上用醋磨成汁。

【用法】敷于患处，每日1～3次。

【功效】散结消肿，通络止痛。适用于外痔。

第二章 常见病奇方妙治

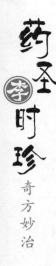

药圣李时珍 奇方妙治

白癜风

白癜风是一种常见的后天性局限性或泛发性皮肤色素脱失病。由于皮肤的黑色素细胞功能消失引起，但机制还不清楚。全身各部位可发生，常见于指背、腕、前臂、颜面、颈项及生殖器周围等。

白癜风是一种由于黑色素细胞明显减少或缺失而引发的皮肤、黏膜和毛发色素脱失性疾病。白癜风的发病原因比较复杂，包括自身免疫学说，黑色素细胞自身破坏学说，遗传因素、微量元素变化及精神因素，情绪、烟酒、药物刺激，机械性刺激，手术、外伤等多种诱因都可以引起白癜风的发病，建议要检查清楚，再对症治疗，才能达到预期的治疗效果。按中医辨

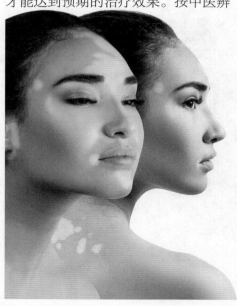

证关系，白癜风主要分为肝肾不足型、气血不和型、血瘀型、肝郁型四种。

无花果叶治白癜风

【材料】鲜无花果数个，无花果叶100克。

【做法】取成熟的鲜无花果，每天空腹吃3个；另取鲜无花果叶水煎，浓缩成30毫升。

【用法】用棉球蘸擦涂白癜风处，同时晒太阳

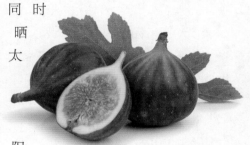

10～20分钟。

【功效】清湿热，解疮毒，消肿止痛，可用于治疗白癜风。

补骨脂酒治白癜风

【材料】补骨脂60克，白酒500毫升。

【做法】将补骨脂泡入白酒中，浸泡5～7天。每天早、晚空腹饮补骨脂酒15毫升。另用补骨脂30克，加入75％的酒精100毫升中，浸泡5～7天，用双层纱布过滤，得暗褐色滤液。

【用法】取滤液煮沸浓缩至30毫升。用浓缩补骨脂酒精搽涂白癜风处,晒太阳10～20分钟,每天1次,连用半个月以上。

【功效】主治脾肾两虚,外用治白癜风。

花生红花饮治白癜风

【材料】花生仁、女贞子各15克,红花1.5克,冰糖30克。

【做法】将女贞子打碎,与花生仁、

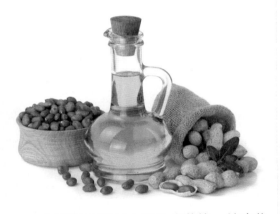

红花及冰糖加水煮汤代茶饮,并吃花生仁。

【用法】每天1剂。

【功效】有活血养血、润肺补脾功效。

白斑补肾汤治白癜风

【材料】黑芝麻、沙苑子、白蒺藜、女贞子各15克,覆盆子、枸杞子、熟地、川芎、白芍

各10克。

【做法】将诸药水煎去渣,取滤液,当饮料饮用。

【用法】每日1剂,连饮3个月。

【功效】本方有补肾促进黑色素生成的作用。

芝麻胡桃仁饮治白癜风

【材料】胡桃仁500克,黑芝麻300克。

【做法】分别放入小石磨中,边倒边磨,磨成泥状,混匀,贮存备用。每次取50克,均匀倒入有400毫升豆浆的锅中,煮沸后加入适量白糖。

【用法】每日早晚各服1碗。

【功效】常服有温补肺肾、补气养血和祛风的功效。

肾结石

肾结石是指某些无机盐物质在肾脏内形成的结晶。多发生于

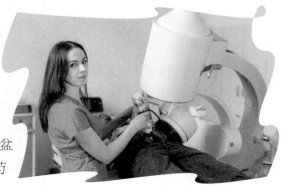

20～40岁的中青年人，结石常是由于机体内胶体和晶体代谢平衡失调所致，与营养代谢紊乱、感染、尿郁积、泌尿系异物以及地理气候等因素有关。结石较少时常无明显的症状表现，只是在X线拍片时才可发现。结石较大时可出现疼痛，为同侧腰痛、肾绞痛、尿内带血等。

玉米芯治肾结石

【材料】玉米芯10个。

【做法】加水适量煎20分钟。

【用法】取汁当茶饮。

【功效】治肾结石。

薏苡仁治肾结石

【材料】薏苡仁120克，猫须草60克。

【做法】以水煎煮。

【用法】每日1剂，分2次服完。

【功效】治肾结石。

野荸荠治肾结石

【材料】野荸荠90克，金钱草、生大黄各30克。

【做法】以水煎煮。

【用法】日服3次。

【功效】治肾结石。

威灵草治肾结石

【材料】威灵仙、金钱草各60克。

【做法】以水煎煮。

【用法】每日1剂，日服2次，连服5天。

【功效】治肾结石。

金血汤治肾结石

【材料】金钱草、大枣各18克，血珀、沉香各3克，锦大黄6克，木通、冬葵子、生地各12克，归尾9克。

【做法】加水1000毫升，煎至300毫升。

【用法】每日1剂，渣复煎1次，分2次服。

【功效】清心凉血，疏肝利胆，治肾结石。

肾茶汤治肾结石

【材料】肾茶20克。

【做法】将鲜品洗净切片，水煎内服。

【用法】每日3次。

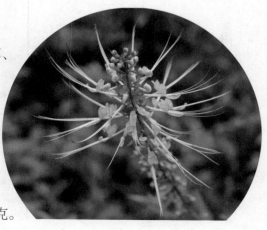

【功效】治肾结石、膀胱结石，泡茶饮有预防作用。

草珊瑚汤治肾结石

【材料】草珊瑚 30 克。

【做法】以水煎煮。

【用法】每日 1 剂，分 2 次服，亦可用酒泡服。

【功效】治肾结石。

二茴汤治肾结石

【材料】大茴香、小茴香各 4.5 克，大黄 6 克，后下金钱草 18 克，萹蓄 30 克。

【做法】将上药以水煎煮，取药汁。

【用法】兼服黄豆卷汤以助药力。

【功效】治肾结石。

扁桃体炎

扁桃体炎为腭扁桃体的非特异性炎症，有急慢性之分。急性扁桃体炎多见于 10 ~ 30 岁之间的青少年和儿童，好发于春秋季节，通常与急性咽炎同时发生，主要由细菌感染而引起，常见致病菌为溶血性链球菌、葡萄球菌和肺炎双球菌。细菌通过空气飞沫、食物或直接接触而传染。慢性扁桃体炎多由扁桃体炎的

急性反复发作或隐窝引流不畅，细菌在隐窝内繁殖而导致，也可继发于某些急性传染病，如猩红热、麻疹、白喉等。扁桃体炎的反复发作，除可引起明显的局部症状外，还可成为身体的一个重要隐患，在某些诱发因素存在的情况下，促使发生各种疾病或原有疾病发生恶化，特别是儿童时期慢性扁桃体炎的反复发作，容易合并风湿病、肾小球肾炎、风湿性心脏病等，应当引起重视。

扁桃体炎中医上称为"乳蛾""喉蛾"，中医认为风热毒邪、熏蒸清道是本病发生的主要原因。《针灸聚英》中记载，"治火热喉痹，即须点刺少商、合谷、丰隆、关冲"等穴。本病急性者多为风火热毒之证，慢性者多属阴亏燥热之候。治疗当以清火、滋阴、润燥为基本法则。

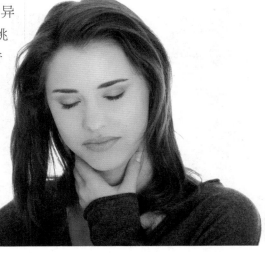

第二章 常见病奇方妙治

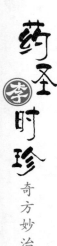

黑木耳治扁桃体炎

【材料】黑木耳10克。

【做法】将木耳焙干，研成细面。

【用法】用小细管向喉内吹木耳末。

【功效】凉血止血，润燥生肌。主治扁桃体炎。

苋菜汁治扁桃体炎

【材料】苋菜150克，白糖50克。

【做法】将苋菜洗净，捣烂取汁，加白糖调匀。

【用法】日服2次。

【功效】清热解毒，消炎利水。主治咽喉痛、扁桃体炎。

蒲公英煎治扁桃体炎

【材料】蒲公英20克，金银花、菊花各10克。

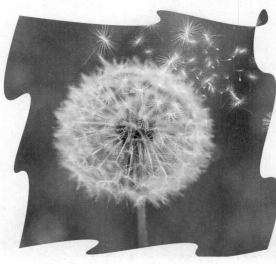

【做法】将上药加水1000毫升，煮沸10分钟，去渣取汁；或新鲜药捣烂，绞汁含漱。

【用法】每日10～15次。

【功效】清热解毒。主治急性咽炎及扁桃体炎初期。

漱口方治扁桃体炎

【材料】金银花、板蓝根、土牛膝各30克，生甘草15克。

【做法】将上药加水500毫升，煎沸5分钟。

【用法】将药液倒入碗内，待微温，不拘时候，频频含漱。

【功效】清热解毒，消肿止痛。主治扁桃体炎。

朱砂珍珠散治扁桃体炎

【材料】珍珠末1克，朱砂、胆矾各10克。

【做法】共研细末，混合均匀。

【用法】吹入喉内，每日数次。

【功效】清热解毒，收敛生肌。主治扁桃体炎、咽喉炎。

板蓝根汤治扁桃体炎

【材料】板蓝根30～60克，山豆根、桔梗各9克，甘草6克。

【做法】将上药以水煎煮，

取药汁。

【用法】一般每日1剂，重者1.5剂，日服2～3次。

【功效】清热利咽，消肿止痛。主治急性扁桃体炎。

金莲花茶治扁桃体炎

【材料】金莲花10克。

【做法】将金莲花放入杯内，用沸水冲泡，代茶饮用。

【用法】每日1～2剂。

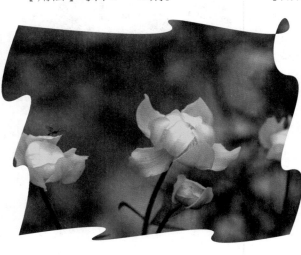

【功效】清热解毒。主治急性扁桃体炎。

梨汁蜂蜜饮治扁桃体炎

【材料】梨3个，蜂蜜50克。

【做法】将梨洗净，去皮、核，捣烂取汁，兑入蜂蜜，加适量冷开水调匀。

【用法】徐徐饮服，每日1剂，连服3～5日。

【功效】清热解毒，润肺利咽。主治急性扁桃体炎。

萝橄茶治扁桃体炎

【材料】白萝卜1个，橄榄100克，冰糖适量。

【做法】将萝卜洗净切片，橄榄洗净捣碎，共置锅内，水煎取汁，调入冰糖令溶，代茶饮用。

【用法】每日1剂。

【功效】清热润肺，利咽消肿。主治急性扁桃体炎。

内金散治扁桃体炎

【材料】鸡内金96克，青黛、冰片各2克。

【做法】将上药共研极细末，贮瓶备用，勿泄气。

【用法】每取蚕豆大小之药粉，分别吹两侧咽喉。每日吹4～6次。

【功效】消食化积，消肿利咽。主治急性扁桃体炎。

银花连翘汤治扁桃体炎

【材料】金银花、连翘各25克，玄参、生石膏各30克，山豆根15克，黄连、牛蒡子、酒大黄、黄芩各9克，桔梗、甘草各10克。

【做法】将上药以水煎煮，取药汁。

【用法】每日1剂，水煎，分3～4次内服。儿童剂量酌减。并耳垂放血数滴，每日1次。

【功效】清热解毒，利咽止痛。主治扁桃体炎。

薄荷治扁桃体炎

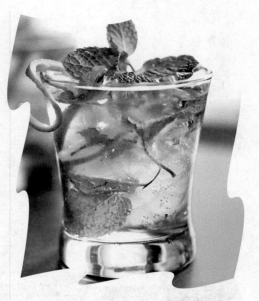

【材料】薄荷5克，半边莲9克。

【做法】捣烂水煎服。

【用法】每日1剂。

【功效】清热解毒，凉血。主治扁桃体周围脓肿。

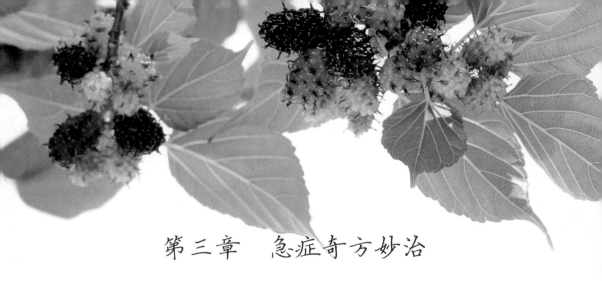

第三章　急症奇方妙治

中　暑

中暑是人体在高温和热辐射的长时间作用下，机体体温调节出现障碍，水、电解质代谢紊乱及神经系统功能损害症状的总称，是热平衡机能紊乱而发生的一种急症。

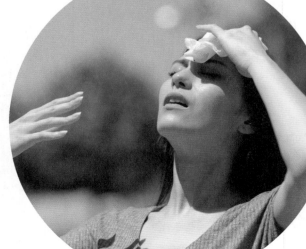

姜汁滴鼻治中暑

【材料】生姜适量。

【做法】将生姜洗净，不要去皮，捣烂，放入洁净的纱布袋中，绞取汁液。

【用法】将汁液滴入鼻中，每侧鼻孔5～7滴，15分钟1次，直至患者苏醒过来为止。

【功效】生姜中含有挥发油和姜辣素，具有健胃、解表、发散的作用。

青竹叶方治中暑

【材料】青竹叶1把，鲜藿香叶30克，茶叶10克，青蒿15克。

【做法】先将竹叶、藿香、青蒿3味加水煎汤，取汁冲沏茶叶，代茶饮用。

【用法】每日1剂。

【功效】治疗中暑高热、汗出、口渴、烦闷、恶心、呕吐等症。

鲜竹叶方治中暑

【材料】鲜竹叶10克，鲜薄荷叶2克，绿茶5克。

【做法】将鲜竹叶、鲜薄荷叶、绿茶开水冲泡，代茶饮用。

【用法】食用量随意。

【功效】提神降气，去热解暑。

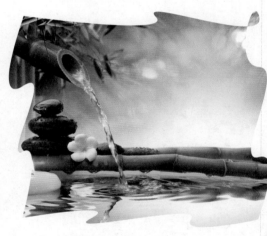

苦瓜茶治中暑

【材料】鲜苦瓜1个，绿茶3克。

【做法】切开苦瓜上端，去瓤，装入绿茶，然后挂于通风处。阴干后，洗净外部，擦干，与茶叶一起切碎，混匀。

【用法】每次取10克，放入杯中或碗中，以沸水冲泡，盖严闷20～30分钟，不拘时代茶饮用。

【功效】苦瓜性寒、味苦，不仅有消暑消热、清凉解渴、解毒养颜等功效，而且还有提神降气、清心明目之功效。

新鲜薄荷方治中暑

【材料】新鲜薄荷30克，大米60克，冰糖20克。

【做法】先将薄荷加水煎汤，待其冷却，再用大米煮粥，快熟时加入冰糖、薄荷汤，再煮一二沸，即可。

【用法】每日两次。

【功效】清凉解渴可用于中暑。

藿香薄荷治中暑

【材料】藿香、薄荷、苏叶各50克，甘草30克，菊花、桔梗各15克，枳壳20克。

【做法】将上药混匀研细末，制成水丸。

【用法】分早、中、晚各服6克。

【功效】本方适用于中暑引起的头晕、呕吐、肠胃不适等症。

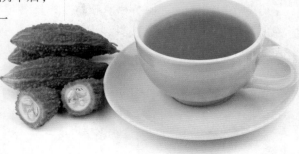

绿豆丝瓜花治中暑

【材料】绿豆60克，鲜丝瓜花8朵。

【做法】用清水一大碗，先煮绿豆至熟，然后捞出绿豆，再加入丝瓜花煮沸。

【用法】温服汤汁。

【功效】清热，解暑。治夏季气温酷热引起的中暑。

红糖绿豆沙治中暑

【材料】绿豆100克，红糖25克。

【做法】将绿豆煮烂，用勺在锅中捣碎如泥，再以文火煮至无汤，加红糖调味即成。

【用法】可随时食之。

【功效】清热解毒。治小儿暑热生疮疖。夏季炎热时小儿常食有解暑清热、除烦解渴之功用。

海带冬瓜豆瓣汤治中暑

【材料】浸发海带、去皮蚕豆瓣各100克，冬瓜500克，香油及盐适量。

【做法】将海带和蚕豆瓣一起下锅，用香油煽炒一下，然后添加500克清水，加盖烧煮，待蚕豆煮熟时，再把冬瓜和盐一并放入，继续烧至冬瓜九成熟，即可停火出锅。

【用法】可代粥饮之。

【功效】消暑利尿。治中暑头昏、头痛、烦渴。

冬瓜汁治中暑

【材料】鲜冬瓜一个。

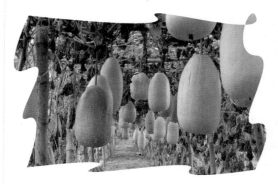

【做法】将冬瓜洗净，切成碎块，打成汁。

【用法】分顿饮服。

【功效】消暑，清热，除烦。治中暑后烦躁不安、口渴、尿黄，有清热利尿之作用。

杨梅酒防中暑

【材料】鲜杨梅500克，白糖80克。

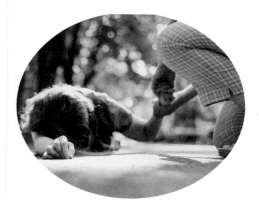

第三章 急症奇方妙治

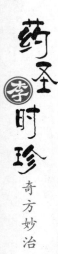
【做法】将杨梅洗净，加白糖共装入瓷罐中捣烂，加盖（不密封，稍留空气），7～10天自然发酵成酒。再用纱布绞汁，即成约12度的杨梅露酒，然后倒入锅内煮沸，待冷装瓶，密封保存，时间越久越佳。

【用法】夏季饮用最宜。

【功效】预防中暑。

🌿 扁荷粥治中暑

【材料】白扁豆50克，冰糖30克，鲜荷叶1小张，大米50克。

【做法】先用清水把大米洗净，浸泡。锅内加水3碗煮白扁豆，水沸后下大米小火煎煮，待扁豆已黏软，放入冰糖及洗净的鲜荷叶，再煮20分钟即成。

【用法】分顿食之。

【功效】消暑解热，和胃厚肠，止泄泻。

昏　厥

昏厥是一种突发性、一过性的意识丧失而昏倒，系因一时性、广泛性脑缺血、缺氧引起，并在短时间内可自然恢复。昏厥的产生可由于心输出量的明显减少，或心脏瞬时停搏。大循环中周围血管阻力下降，或由于局部脑供血不足所致。当人体站立时，心输出量停止1～2秒钟，就会有头昏无力感，3～4秒钟可发生意识丧失。

昏厥的临床表现除突然昏倒，不省人事外，多与其病因密切相关。例如邪毒内陷的昏厥常伴有高热、谵语、烦躁或斑疹吐衄等；痰浊蒙蔽之昏厥，多伴有痰涎壅盛、咳唾喘逆等；阳明积热之昏厥，多以谵语烦躁为主，可伴有日晡潮热，腹满而痛等。

🌿 独参汤治昏厥

【材料】人参、红糖各30克。

【做法】将人参切片放入锅中，加水约100克，煎约30分钟，取汁，加入红糖搅化即可服食。

【用法】早晚各一次服用。

【功效】提神降气，适用于昏厥者。

🌿 糯米葱粥治昏厥

【材料】糯米100克，葱30克。

【做法】将糯米淘洗干净，放入锅中，加水500克，先用大火煮开，改为中火续煮，至粥汁浓稠时改为小火。葱洗净，切碎，待粥近熟时加入锅中，再煮片刻即成。

【用法】早晚各一次服用。

【功效】温中行气，补中益肝，适用于昏厥者。

杨梅酒治昏厥

【材料】杨梅、米酒各适量。

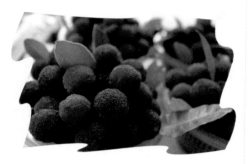

【做法】将杨梅用水冲洗干净，放入洁净的纱布中，绞取汁液，然后加入适量米酒，搅拌均匀，即可。

【用法】每次服用 30 ～ 60 毫升，早晚各一次。

【功效】通气活血，清热解暑，消除疲劳，增进食欲可预防中暑。

姜蒜韭汁饮治昏厥

【材料】生姜、大蒜、韭菜各适量。

【做法】将姜蒜去皮，洗净，韭菜洗净，然后一起捣烂，取汁液。

【用法】灌服。

【功效】姜可止呕去痰，蒜可解毒杀虫，韭菜有安五脏、散瘀导滞的作用，合用可治疗中暑昏厥。

烫　伤

烫伤亦称灼伤，是指高温（包括火焰、蒸气、热水或热固体）、强酸、强碱、电流、化学物质、射线等作用于人体，导致皮肤损伤。轻者以红、肿、热、痛或皮肤起水泡为主要临床表现；重者可深至肌肉、骨骼，严重的会导致休克、感染等全身变化。按损伤深浅分为三度：Ⅰ度烧伤主要表现为皮肤红肿、疼痛。Ⅱ、Ⅲ度烧伤主要表现为皮肤焦黑、干痂似皮革，无疼痛感和水泡，常常产生感染、脱水、休克、血压下降的表现。本病属中医学"火烧伤""烫火伤""火疮"等范畴。

被低温烫伤的人，一般是晚上睡

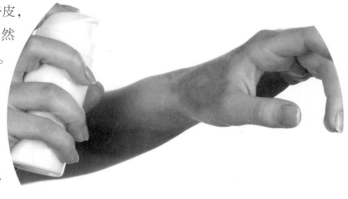

觉不易苏醒的人和感觉迟钝的人，以致发生烫伤还不自觉，不少烫伤到了很严重的程度才发现。

蛋黄油治烫伤

【材料】新鲜鸡蛋数枚。

【做法】将鸡蛋煮熟，剥壳，去蛋白，留下蛋黄，置于小铁勺内，压碎，放在小火上加热干煎，待蛋黄由黄色变成黑色，用小勺挤压，有蛋黄油溢出，除去焦渣，将油贮存于小瓶内，冷却后备用。

【用法】用时将蛋黄油涂于烫伤部位。

【功效】蛋黄油含有丰富的维生素A、维生素D和卵磷脂等，这些物质对人体皮肤的再生和代谢有着重要作用。因此，蛋黄油对治疗水烫伤、火烧伤效果较好。

豆腐白糖糊治烫伤

【材料】新鲜豆腐一块，白糖50克。

【做法】将豆腐洗净，放入一容器中，加入白糖，搅拌成碎末状，备用。

【用法】涂敷在患处。不必包扎，令其自然干燥，将豆腐白糖糊在患处，待表皮上形成一层干薄膜后，可轻轻取下，重新敷上新鲜敷料。重复几次后，患处的痛感大为减轻。

【功效】豆腐营养丰富，是补益清

热养生食品，具有补中益气、清热润燥、生津止渴、清洁肠胃、清热解毒的作用。白糖多用于清热、消炎、降火等症。

土豆皮治烫伤

【材料】新鲜土豆1个。

【做法】将土豆洗净，放入锅中煮25分钟，取出后剥下土豆皮，捣烂。

【用法】将捣烂的土豆皮敷于烫伤处，并用消毒纱布固定，连用7天左右即可见效。

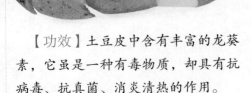

【功效】土豆皮中含有丰富的龙葵素，它虽是一种有毒物质，却具有抗病毒、抗真菌、消炎清热的作用。

虎杖黄柏治烫伤

【材料】虎杖、黄柏各15克，地榆、榆树皮内层各20克。

【做法】粉碎混匀，按每克药粉加入95%酒精2毫升的比例浸泡1周，加压过滤后再加入等量95%酒精，1周后同样过滤，混匀后装入灭菌瓶中备用。

【用法】清理创面后，以医用喷雾器将药液喷洒于创面，每日喷3～9次。

【功效】凉血止血，解毒敛疮。主治烧烫伤。

小米冰片治烫伤

【材料】小米500克，冰片6克。

【做法】取小米500克置于铁锅内，炒成炭，加冰片6克，研为极细末，以香油调成糊状。按一般方法清理创面后，涂敷小米散厚约2毫米，盖上油光纸，然后用5～6层纱布覆盖，绷带包扎固定（亦可采用暴露疗法）。

【用法】开始每日或隔日换药1次，以后2～3日换药1次。

【功效】清热止痛。主治烧烫伤。

草莓外用方治烫伤

【材料】鲜草莓60克。

【做法】将草莓洗净，捣烂后外敷患处。

【用法】每日2次。

【功效】清热，润燥。主治烧烫伤。

大黄米醋治烫伤

【材料】大黄50克，燕子窝泥20克，凉片4.5克，米醋适量。

【做法】将前3味研为细末，用米醋调匀，涂敷患处。

【用法】1日2次。

【功效】清热解毒，散瘀止痛。主治Ⅰ度烫伤、烧伤。

烫伤膏治烫伤

【材料】生地榆18克，乳香粉12克，凡士林120克。

【做法】调匀成膏，涂纱布上外贴，或制成油纱条外用。

【用法】开始每日或隔日换药1次，以后2～3日换药1次。

【功效】解毒止痛，润肤收敛。适宜主治Ⅰ、Ⅱ度烫伤。

香蕉外用方治烫伤

【材料】香蕉适量。

【做法】将香蕉去皮，捣烂取汁，涂搽患处。

【用法】每日2次。

【功效】润燥生肌。主治烧烫伤。

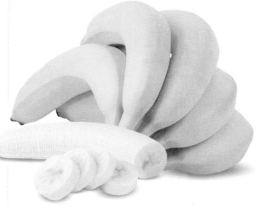

冰寒散治烫伤

【材料】生石膏、寒水石各30克，冰片5克。

【做法】将上药共研极细末，贮瓶密封备用。外用，用香油调成糊状，涂于创面。

【用法】每日1～2次，至愈为止。

【功效】清热消肿，敛疮生肌。主治烧烫伤。

冰片醋治烫伤

【材料】冰片3克，米醋250毫升。

【做法】将冰片放入醋瓶内，使冰片溶化。

【用法】用时摇匀，涂搽患处，每日数次。

【功效】解毒止痛。主治烫伤水疱未破者。

紫草散清热凉血

【材料】紫草800克，大黄、山奈各500克，毛冬青300克。

【做法】将上药共研为极细末，过120目筛后，贮瓶备用。用时先清洁创面，再取本散适量，以蜂蜜、蒸馏水各半调成糊状，涂敷患处，每日或隔日换药1次。

【功效】清热凉血，解毒消肿。主治烧烫伤。

鲜牛奶治烫伤

【材料】鲜牛奶适量。

【做法】将消毒过的纱布浸于牛奶中。

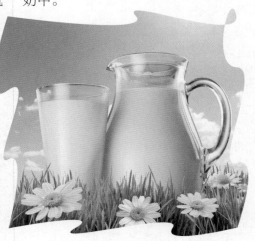

【用法】将纱布敷于伤口。

【功效】生津润燥。主治火灼致伤。

糖醋丝瓜治烫伤

【材料】鲜丝瓜适量，食醋、白糖各等份。

【做法】将鲜丝瓜叶捣成蓉，浸于糖、醋中，取适量敷于伤处。

【用法】每日2次。

【功效】清热解毒。主治烧烫伤。

宿醉

酒是一种保健饮品，少喝能促进血液循环，通经活络，祛除风湿。当人一次大量饮酒或酒精饮品，酒精就会对中枢神经系统产生先兴奋后抑制的作用，这就是醉酒，也被称为酒精中毒。

严重程度常与血酒精浓度呈正相关，但存在个体差异，一般短时间就可完全恢复常态，不留后遗症。醉酒后根据严重程度有两种表现症状，一种是微醉，酒精只会麻醉人的小脑，导致平衡感出现问题，表现为走路不稳；另一种是严重醉酒，酒精会麻醉整个大脑，导致意志不受控制，表现为胡言乱语等行为。酒精中毒是由遗传、身体状况、心理、环境和社会等诸多因素造成的，但就个体而言差异较大，遗传被认为是起关键作用的因素。

喝多酒除了难受不已，身体的内部器官也会跟着受伤害，不仅使肝脏受到损伤，还易使人患上酒精性急性胃炎，引起心跳加速，导致血液中水分与电解质平衡失调等。

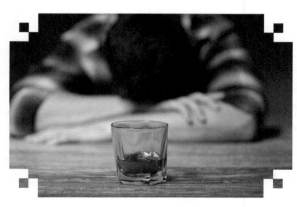

柠檬蜜汁缓解酒后症状

【材料】柠檬半个、蜂蜜2勺。

【做法】将柠檬用清水冲洗一下，表面抹上一层盐，轻轻搓洗表面，除掉上面的蜡，用水冲洗干净；将柠檬切成薄片，放入杯内；加入蜂蜜，倒入适量温开水，搅拌均匀即可。

【用法】酒后频饮。

【功效】柠檬中的果酸能有效地分解人体内的酒精，缓解酒后反胃、头晕的症状；柠檬能促进胃中蛋白分解酶的分泌，增加胃肠蠕动，解酒醒酒。蜂蜜含有一种大多数水果里没有的果糖，它可以促进酒精的分解吸收，因此有利于快速醒酒，并解除饮酒后的头痛感。

醒酒茶治宿醉

【材料】决明子、陈皮、葛根花、菊花适量。

【做法】每次取1袋放入杯中，用开水冲泡，3～10分钟后趁热饮用，可反复冲泡至色淡为止。

【用法】随意饮用。

【功效】清血疏肝，和胃理气，可有效减轻因饮酒导致的头痛、头晕、胃痛、恶心、精神不佳等症状。

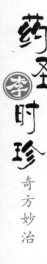

糖醋心里美萝卜治宿醉

【材料】心里美萝卜300克，白糖20克，白醋10克，精盐2克。

【做法】把萝卜洗净去蒂，削去外皮，切为细丝，装入盘中。然后再撒上盐，放入白糖，倒入白醋，拌匀即可。

【用法】饮酒时频食。

【功效】萝卜在我国民间有"小人参"之美称，萝卜中的维生素C

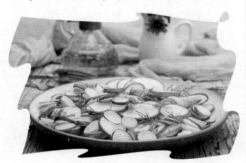

可提高肝脏的功能，促进乙醇的分解；萝卜中的淀粉酶含量很高，能够帮助消化、加快乙醇的排泄；萝卜中含有大量的水分，可以稀释酒精的浓度。萝卜与糖醋同食，解毒醒酒的效果更强。

鸡骨草排骨煲汤治宿醉

【材料】龙骨1块，鸡骨草1卷，赤小豆1小把，薏米1把，红枣2枚，桂圆3颗。

【做法】将龙骨洗净，冷水下锅加姜片煮一下，捞出冲洗一下。鸡骨草

等药材洗净，用水泡一下。所有材料放进砂锅煲两小时以上即可。

【用法】视醉酒程度食用。

【功效】和胃护肝，清热利湿。

二葛解酒饮治宿醉

【材料】葛根20克，枳椇子15克，陈皮5克。

【做法】水煎2次，取汁600～800毫升。

【用法】2小时内分3～5次饮服。

【功效】方中葛根、枳椇子是最为常用的解酒之品。全方合用，有解表发汗、利尿除湿、清热生津的作用，适用于酒醉出现头痛头晕、燥热口渴、胃部不适等的调理。

橘味醒酒羹治宿醉

【材料】糖水橘子、糖水莲子各250克，青梅25克，红枣50克，白糖300克，白醋30毫升，桂花少许。

【做法】将青梅切丁；红枣洗净去核，置小碗中加水蒸熟。糖水橘子、莲子倒入铝锅或不锈钢锅中，再加入青梅、红枣、白糖、白醋、桂花、清水，煮开、凉凉即可。

【用法】随意食用。

【功效】全方甜酸可口、香气怡人，共奏清湿热、解酒毒、降胃气之功，适用于饮酒过多所致嗳气呕逆、胃脘

嘈杂、烦渴燥热等的调理。

冻 疮

冻疮是由于气候寒冷、潮湿导致局部血管痉挛、瘀血而引起的局限性炎症损害，组织坏死，好发于裸露部位和离心脏较远的肢体末端，如手、足、鼻尖、耳边、耳垂和面颊，因为这些部位血液循环较差。冻疮是冬天的常见病，一旦发生，在寒冷季节里常较难快速治愈，要等天气转暖后才会逐渐愈合。如果想减少冻疮的发生，关键在于入冬前就应开始预防。

轻度冻疮是在室温下按摩一段时间，使冻伤部位自然复温，然后再使用血管扩张剂扩张血管，改善微循环，还可以外涂蜂蜜猪油软膏、10%樟脑软膏或辣椒酊，但是绝对不能用火烤或用热水烫。常见症状为起初是局限性

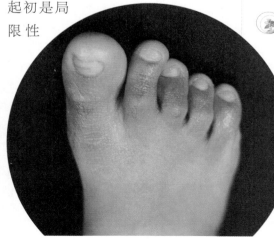

蚕豆至指甲盖大小紫红色肿块或硬结，边缘鲜红，中央青紫，触之冰冷，压之褪色，去压后恢复较慢，自觉局部有胀感、瘙痒，遇热后更甚，严重者可有水疱，破溃后形成溃疡，经久不愈。

一般来说，有四种人容易患冻疮，第一种是长期处于温度低于10℃的环境中的人。第二种是末梢血液循环较差的人，尤其是儿童、年轻女性以及餐饮服务业、与湿冷环境打交道的特殊人群。第三种是女人，冻疮的发生还与性别及体质有关，青年和壮年妇女比同年龄的男子容易生冻疮，因为妇女对寒冷的适应性差，皮肤对寒冷的抵抗力弱。第四种是体质较弱的人，体质强弱以及血液循环状况的好坏与发生冻疮也有一定关系，例如患心脏疾病、血管疾病和末梢血液循环功能差的人，容易得冻疮。

芫花酊活血消肿治冻疮

【材料】芫花6克，红花3克，75%酒精100毫升。

【做法】将二药浸酒精中两周，过滤去渣备用。

【用法】用时以药液外搽患处。

【功效】活血消肿。主治冻疮。

第三章 急症奇方妙治

081

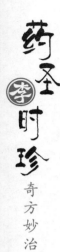

当归红枣汤治冻疮

【材料】当归、山楂各 15 克，红枣 10 克。

【做法】将红枣泡发洗净，与当归、山楂一起置入砂锅中，加水煮沸，改文火煮 1 小时即成。

【用法】喝汤吃枣。

【功效】滋阴养气，养肝补气。主治冻疮。

活蟹治冻疮

【材料】活蟹 1 只，蜂蜜适量。

【做法】活蟹烧存性，研成细末，以蜂蜜调匀。

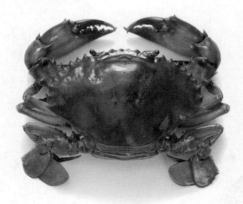

【用法】涂于患处，每日更换 2 次。

【功效】清热解毒，疗疮排脓。主治冻疮溃烂不敛。

热萝卜敷片治轻度冻伤

【材料】萝卜适量。

【做法】将萝卜切片，放入烧热的锅中烤热，趁热贴于患部，温后进行摩擦。

【用法】每日更换 2 次。

【功效】下气化痰，化积宽中。主治轻度冻伤，皮肤未破者有效。

辣椒柿子皮治冻疮

【材料】辣椒干 5 克，柿子皮 50 克。

【做法】将柿子皮烧焦研末，辣椒焙干，研末，混合，用花生油调成糊状，敷患处。

【用法】每日更换 3 次。

【功效】活血消炎，主治冻疮（已破患者）。

牛脂樟脑治冻疮

【材料】牛脂 30 克，樟脑、甘油各 10 克，香料适量。

【做法】将牛脂容器内加温至溶化时，即放入樟脑、甘油、香料，搅拌待冷凝为膏备用。轻症冻伤可直接用药膏涂抹，冻疮欲溃者可微温使药膏待溶后蘸之搽患处。

【用法】每日 2～3 次。

【功效】散寒治瘃。主治Ⅰ度、Ⅱ度冻伤及皲裂。

桂椒汤治冻疮

【材料】桂枝、花椒各 30 克，当归 15 克。

【做法】将上药加水 1500 毫升，煎至 1000 毫升，将药液倒入盆内，凉温浸泡患处（冷则加热）。

【用法】每日 1 剂，早、晚各 1 次，每次浸泡 15 ~ 30 分钟。

【功效】温经散寒，活血通络。主治冻疮。

🌿 丝瓜散猪油治冻疮

【材料】老丝瓜、猪油各适量。

【做法】将老丝瓜烧灰存性，研为细末，用猪油调和，均匀涂于患处。

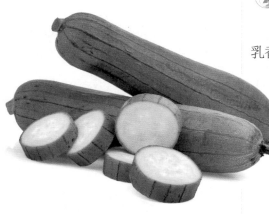

【用法】每日 1 ~ 2 次。

【功效】润燥消肿，通经活络。主治冻疮。

🌿 白及治冻疮

【材料】白及适量。

【做法】将白及磨粉，香油调成糊，敷患处。

【用法】每日 1 次。

【功效】生肌止痛。主治冻疮已溃烂者。

🌿 姜椒酒治冻疮

【材料】鲜生姜、花椒各 100 克，95% 乙醇 300 毫升。

【做法】将生姜切片，与花椒同置于容器中，加入 95% 乙醇，密封，浸泡 3 ~ 5 日后即可取用。

【用法】涂擦患处，每日 2 ~ 3 次。

【功效】温经散寒。主治冻疮。

🌿 桂冰膏治冻疮

【材料】肉桂、冰片、樟脑各 2 克，乳香、没药各 10 克。

【做法】将上药共研极细末，以凡士林适量配制成软膏状，备用。先以萝卜汤或淡盐水清洗溃烂面，再将此膏涂擦患处。

【用法】2 ~ 3 天涂 1 次。

【功效】温经活血，消炎生肌。主治冻疮已溃烂者。

🌿 生姜酒治冻疮

【材料】鲜生姜 240 克，白酒 300 毫升。

【做法】将生姜洗净捣烂，浸入白酒内，密封，每日摇动 1 次，5 日后即可。每日 3 ~ 5 次用药棉蘸取药

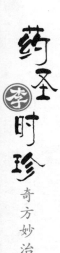

酒涂搽患处。

【用法】同时也可内服，每次10 ~ 15毫升，每日2次。

【功效】温经通络。主治冻疮、斑秃。

赤小豆水煎液治冻疮

【材料】赤小豆50克。

【做法】将赤小豆洗净，放入锅中，

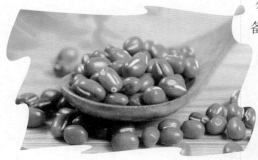

加适量水煎，取煎液，备用。

【用法】用煎液熏泡洗患处，每日2次。

【功效】有利湿消肿、清热退黄、解毒排脓之功效。

当归红花酒治冻疮

【材料】桂枝、当归各30克，红花15克，细辛10克，白酒500毫升。

【做法】将诸药粉碎，用纱布袋装，扎口，置于容器中，白酒浸泡，7日后取出药袋，压榨取液。将榨取液与药酒混合，静置，过滤，即可。

【用法】先用棉签蘸药酒涂搽局部，再用手按摩。

【功效】活血，温经，通脉。主治冻疮、褥疮。

甘桂汤治冻疮

【材料】甘草、麦芽各2份，桂皮、艾叶各1.5份，花椒0.5份，樟脑适量。

【做法】将上药共研粗末，和匀，每袋装入10 ~ 15克，收贮备用。用时每取1袋，冲入沸开水1000 ~ 1500毫升，待药温40℃ ~ 45℃（以平足背，承受为度）。将患处浸泡洗20 ~ 30分钟，并适当按摩局部皮肤。要不时添加温水，保持药液温度。

【用法】每日浸洗2 ~ 3次。

【功效】温经散寒，通经活络。主治冻疮初起未溃者。

闪 腰

闪腰，学名为急性腰扭伤，为腰部软组织包括肌肉、韧带、闪腰筋膜、关节、突关节的急性扭伤。急性腰扭伤多见于青壮年，主要因肢体超限度负重，姿势不正确，动作不协调，突然失足，猛烈提物，活动时没有准备，活动范围过大等。

中医认为"腰者，一身之要，

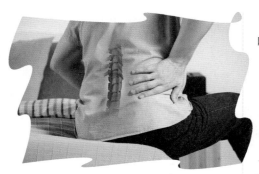

仰俯转侧无不由之。"急性腰扭伤的治疗采用推拿、针灸、理疗、中药内服等方法，能促进血液循环，缓解腰肌痉挛与腰部疼痛症状，恢复腰部功能。急性腰背部扭伤患者男性较女性多见。年龄以青壮年为多，年幼及年老患者均较少。本病患者虽可见于各行各业，但60%以上为重体力劳动者及运动员等活动量较大的人，偶然干重活的脑力劳动者亦易发生。

桃仁杜仲汤治闪腰

【材料】红花、桃仁、羌活、赤芍、续断、木瓜、小茴香、破故纸各9克，炒杜仲15克。

【做法】将药物放入砂锅内加适量水，煮半个小时，饮汤。

【用法】每日1剂，日服2次，以黄酒为引，饭后服用。

【功效】补肾壮腰，理气止痛。

枸杞猪腰汤治闪腰

【材料】猪腰2只，枸杞叶150克。

【做法】将猪腰洗净切块，与枸杞叶加水炖汤，加少许盐调味食之。

【用法】饭后饮用。

【功效】猪腰子，其实就是猪肾，它含有丰富的蛋白质、脂肪、碳水化合物、钙、磷、铁和维生素等，有健肾补腰、和肾理气的功效。枸杞叶味甘、苦，性凉，具有解热、预防动脉硬化的功效。

西瓜皮治闪腰

【材料】西瓜皮500克，白酒、盐各适量。

【做法】将西瓜皮洗净，刮除掉瓜皮内侧的白色部分，只留青色瓜皮。晒干或烘干，研末。每次取20克，加入少许盐，用白酒调服。

【用法】每日3次，连用3天。

【功效】西瓜皮既是清热解暑、生津止渴的佳品，又是治疗闪腰岔气的良药。西瓜皮中含有的黄酮类物质具有活血化瘀、保肝抗炎、抗菌、抗病毒及泻下、解痉，以及改善微循环、防止血栓形成等多种作用，能加速炎症修复，消除局部气血瘀滞状态，从而缓解腰痛症状。

红花炒鸡蛋治闪腰

【材料】红花10克，鸡蛋2个，食用油适量。

第三章 急症奇方妙治

【做法】将鸡蛋打在碗内，放入红花搅拌均匀，置不锈钢炒锅中炒熟（不加盐）食用。

【用法】每日1次，连吃3天。

【功效】红花性温，味辛。具有活血通经、散瘀止痛的功效，适用于经闭、痛经、恶露不行、癥瘕痞块、跌打损伤患者。红花炒鸡蛋可活血通经，祛瘀止痛，适用于急慢性腰扭伤等症。

芋头姜汁糊治闪腰

【材料】芋头2个，生姜1块。

【做法】将芋头削皮捣烂，生姜捣烂搅汁，二者均匀混合后，加少许面粉，同搅为

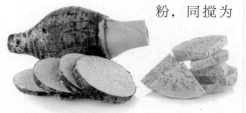

糊状。根据伤处大小，摊于干净的布上敷于患部。

【用法】每日更换1次。一般性扭伤3～5天可愈。

【功效】生姜味辛、性温，有散寒、解毒、杀菌的功效；芋头性温、味甘，有解毒、消肿、益脾胃、调中气的功效，可以起到镇静止痛、活血解毒的作用。二者合用对腰扭伤有很好的效果。

樟脑泡酒治闪腰

【材料】白酒60毫升，樟脑9克，姜汁少许。

【做法】樟脑倒入酒内溶解后，滴入姜汁，摇匀。

【用法】外涂患处，每日3次。

【功效】白酒可平缓地促进血液循环，活血化瘀，起到健胃、止痛、利小便及驱虫的作用，用酒外涂也有杀菌消毒的功效。樟脑能麻痹局部神经系统，起到止痛的作用。因此，这个偏方既能消肿，也能止痛。

癫痫

癫痫是一种发作性神志异常的疾病。发作前有眩晕、胸闷、叹息等先兆。大发作时表现为突然昏倒，不省人事，两目上视，四肢抽搐，口吐涎沫，或有叫吼声，醒后除疲乏外一如常人。小发作时仅有突然呆木

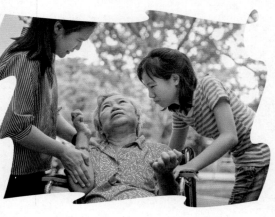

无知，面色苍白或两目凝视，头向前倾，短时间即醒，恢复正常。其发作特点具有突然、短暂、反复3个特点。大部分患者具有家族遗传史，或产伤史，或脑部外伤史。其病机为脏腑受伤，神机受累，元神失控所致，与现代医学所称的癫痫基本相同，无论原发性或某些继发性癫痫均可参考本病治疗。

白矾蝉衣散治癫痫

【材料】雄黄20克，白矾12克，蝉衣30克，蜈蚣20条。

【做法】将上药共研细末，开水冲服。

【用法】成人每次2克，日服2次，开水送服。儿童每次1克，或酌情加减。服药后如有大便稀，或吐痰涎，为正常情况，不需停药。

【功效】清热化痰，祛风利窍，清心镇惊，安神止痛。用治痫病。

生石决明治癫痫

【材料】生石决明12克，天麻、菖蒲、僵蚕各6克，蜈蚣2条，南红花、胆草各5克，广郁金、神曲、桑枝各10克，全蝎3克，朱砂（分冲）1.2克。

【做法】水煎服。

【用法】每日1剂。

【功效】清肝息风，开窍醒神，镇痉止搐。用治惊痫、羊痫。

珍珠母治癫痫

【材料】珍珠母6克，生代赭石9克。

【做法】研细末，每服3克。

【用法】每日2次，开水送。

【功效】治疗癫痫。

白鸽心治癫痫

【材料】白鸽子2只。

【做法】将鸽子宰杀取心。

【用法】发作前生吃顿服，2次可愈。

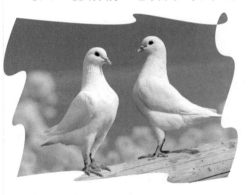

【功效】补虚镇惊。用治羊痫风。

全蝎治癫痫

【材料】全蝎30克。

【做法】先用白酒泡透，再用生甘草炒黄，去甘草，研成细面。

【用法】成人分10次，患儿12岁以下分20次，空腹米汤送下。忌醋。

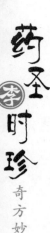

【功效】镇惊息风，通络止痛。治疗癫痫。

附子外敷治癫痫

【材料】熟附子9克。

【做法】将其研细末，用白面粉少许，和面做饼。把饼放在丹田穴上，用艾绒团，灸数次。

【用法】每日2次。

【功效】治疗癫痫。

食甲鱼化滞治癫痫

【材料】甲鱼1只，调料适量。

【做法】将甲鱼宰杀，去甲壳及内脏，洗净斩块。加水炖烂，调味食用。

【用法】每日1剂，连服7剂。未发作时食用。

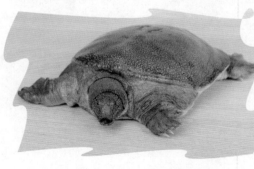

【功效】滋阴养血，益气补虚，通络化滞。用治癫痫。

吴茱萸敷肚脐治癫痫

【材料】吴茱萸适量。

【做法】将吴茱萸研为细末，撒入脐窝内，外用膏药固定。

【用法】7～10天换1次。

【功效】治疗癫痫。

蜈蚣鸡蛋治癫痫

【材料】蜈蚣1条，鸡蛋3个。

【做法】蜈蚣研细末，把鸡蛋打入锅中，倒入白酒，水适中，煮开后加入蜈蚣面，将鸡蛋煮熟。

【用法】分早、中、晚3次将鸡蛋吃完，汤喝尽。

【功效】祛风止痉，通络止痛。治疗癫痫，惊风抽搐。

蛋黄人乳治癫痫

【材料】鸡蛋黄、人乳汁各15克。

【做法】将蛋黄与人乳倒入杯中和匀。

【用法】1次食之。

【功效】养心安神，益气补血。适用于癫痫。

蚯蚓煨黄豆治癫痫

【材料】蚯蚓干60克，黄豆500克，白胡椒30克。

【做法】将上物放入锅内，加清水2000毫升，以文火煨至水干，取出黄豆晒干，存于瓶内。

【用法】每次吃黄豆30粒，日服2次。

【功效】祛风，镇静，止痉。可用于癫痫病的辅助治疗。

🌿 酒精烧鸡蛋治癫痫

【材料】酒精 100 克，鸡蛋 2 个。

【做法】将上两味放入大铁碗内，燃酒烧蛋，不时翻动鸡蛋，使蛋均匀受热，待酒干后去蛋壳。

【用法】每早空腹食用，连吃 50 个。

【功效】补虚损，理气血。用于治癫痫。

🌿 猪心治癫痫

【材料】甘遂 15 克，朱砂 10 克，猪心 1 只。

【做法】将前 2 味放入完整的猪心内，外用泥包，放在火上煨透，将猪心内的药取出，做成 6 粒药丸。

【用法】每日 1 粒，开水送服。

【功效】强心肌营养，增强心肌收缩力，养血安神，用于治疗癫痫。

骨 折

骨折，中医称为折疡、折骨，是一种常见的骨头折伤病症。骨折是指由于外伤而引起的骨与软骨的断裂，破坏了骨的完整性、连续性而言的。

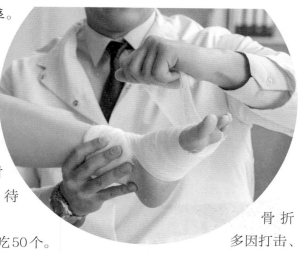

骨折多因打击、压砸、碰撞或跌仆、负重、扭、转等外力作用在躯体上，或是从高处坠落或摔打跌倒所致。根据病变症状，可分为一般性骨折和粉碎性骨折两种。甚者疼痛难忍，骨头有凸状，皮肉组织瘀肿等现象。

骨折患者的典型表现是伤后出现局部变形、肢体等出现异常运动、移动肢体时可听到骨擦音。此外，伤口剧痛，局部肿胀、瘀血，伤后出现运动障碍。治疗骨折的最终目的是使受伤肢体最大限度的恢复功能。因此，在骨折治疗中，其复位、固定、功能锻炼这 3 个基本原则十分重要。

🌿 扁豆山药汤治骨折

【材料】扁豆、山药各 50 克。

【做法】将扁豆洗净，山药洗净，切成小片，同置锅中，加清水 500

毫升,急火煮开3分钟,文火煮20分钟。

【用法】分次食用。

【功效】健脾养血。主治骨折后期,脾胃虚弱,胃纳差者。

🌿 三七蒸鸡治骨折

【材料】鸡肉250克,三七粉15

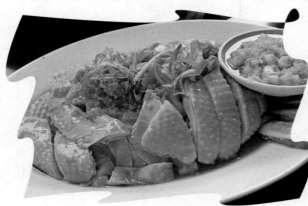

克,冰糖(捣细)适量。

【做法】将三七粉、冰糖与鸡肉片拌匀,隔水密闭蒸熟。

【用法】每日分2次食用,连服3～4周。

【功效】活血化瘀,消肿止血。适用于老年体弱之骨折初期患者食用。

🌿 红花饮治骨折

【材料】红花、苏木、当归各10克,红糖、白酒适量。

【做法】先煎红花、苏木,后加入当归、白酒再煎。去渣,取汁,兑入红糖。

【用法】分3次食前温服,每日2～3次,连服3～4周。

【功效】活血化瘀,通络止痛。适用于骨折血肿疼痛之症。

🌿 羊脊羹治骨折

【材料】白羊脊骨1具,粟米500克,羊肾2个,红糖适量。

【做法】将白羊脊骨捣碎,同粟米加水适量,煮至骨熟,入羊肾,再煮熟。将羊肾取出切片放入锅中,加葱白、盐、酱、花椒、糖适量,再煨成羹凉温食用。

【用法】可分5～6次服食,每日1～2次,连服3～4周。

【功效】补肾强筋壮骨。

🌿 芝麻胡桃散治骨折

【材料】黑芝麻、胡桃肉各500克。

【做法】将黑芝麻炒熟,胡桃肉捣碎,共磨研成细末。

【用法】分次食用。

【功效】强筋骨,益气血。主治骨折后期,伴局部酸痛,大便不畅者。

🌿 杞桂薏仁汤治骨折

【材料】杞子、桂圆肉、炒薏苡仁

各 60 克，红枣 10 枚。

【做法】分别将杞子、桂圆肉、薏苡仁、大枣洗净，同置锅中，加清水 1000 毫升，急火煮开 3 分钟，改文火煮 20 分钟。

【用法】分次食用。

【功效】补益肝肾，健脾化湿。主治骨折后期，脾胃功能差者。

猪骨汤米粥治骨折

【材料】猪骨 500 克，粳米 50 克。

【做法】将猪骨洗净剁碎，置锅中，加清水 500 毫升，煮开去浮沫，再煮 20 分钟，去骨去油，取其汁。将汁置锅中，加清水 500 毫升，加粳米，煮成粥。

【用法】分次食用。

【功效】续筋骨，益脾胃。主治骨折后期，伴腰膝酸痛，纳差，气短者。

猪肾汤治骨折

【材料】猪肾 1 对，黄酒、姜、葱、精盐。

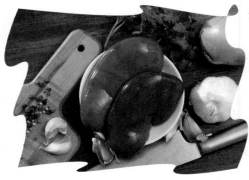

【做法】猪肾剖开，洗净，开水浸泡 1 小时，去浮沫，切成小片，置锅中，加清水 500 毫升，加黄酒、姜、葱、精盐，急火煮开 3 分钟，文火煮 20 分钟。

【用法】分次食用。

【功效】补肾养血。主治骨折后期，伴有腰酸者。

当归羊肉羹治骨折

【材料】当归、黄芪、党参各 25 克，羊肉 500 克，葱、姜、食、盐、料酒、味精各适量。

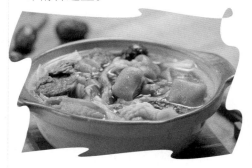

【做法】先将羊肉洗净放铁锅内，另将当归、黄芪、党参装入纱布袋中，扎口，放入锅中，葱、姜、食盐、料酒也加入锅内，再加适量水，用武火煮沸，改文火慢炖。至羊肉烂熟即成，吃肉喝汤。

【用法】可分 2 ～ 3 次用，日服 1 ～ 2 次，连服 2 ～ 3 周。

【功效】补血益气，强筋壮骨。适用于骨折恢复期肝肾亏损患者。

第三章　急症奇方妙治

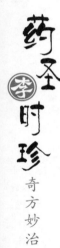
狗腱汤治骨折

【材料】狗腱 250 克，川芎 5 克，当归 6 克，白芍 10 克，熟地 12 克，黄芪 15 克，红枣 3 颗，生姜 3 片。

【做法】将所有材料清洗干净，倒入锅中，加适量清水，炖汤。

【用法】喝汤，每周喝 2 次。

【功效】补气养血，调和营卫，适合骨折中期食用。

凤仙花酒治骨折

【材料】鲜凤仙花 10 克，白酒 30 毫升或黄酒 50 毫升。

【做法】将凤仙花和酒放入碗内，加水等量，隔水炖沸，凉温饮用。

【用法】每日 1～2 剂。

【功效】祛风活血，消肿止痛。适用于骨折疼痛。

茴香桃仁米粥治骨折

【材料】小茴香 10 克，桃仁 20 克，粳米

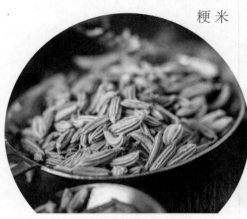

50 克。

【做法】将小茴香、桃仁洗净，炒熟，磨细末，置锅中，加粳米，加清水 100 毫升，急火煮开 3 分钟，文火煮 30 分钟，成粥。

【用法】趁热食用，连服 2 周。

【功效】续筋接骨，调气和胃。主治骨折中期之骨折处肿胀、青紫者。

螃蟹黄酒治骨折

【材料】生螃蟹 250 克，黄酒适量。

【做法】将生螃蟹洗净，捣烂。

【用法】用热黄酒冲服 150 克，所余 100 克蟹渣敷于患处。

【功效】散瘀血，通经络，续筋接骨。适用于骨折筋断。

蛇蜕蜂房治骨折

【材料】蛇蜕 1 条（去头尾，焙黄），露蜂房 1 个（去内衣、子），血余炭（头发灰）9 克。

【做法】将上药共研细末。

【用法】每日 2 次，每次服 2 克，黄酒送下。

【功效】攻毒消肿。适用于骨髓炎。

雪卜一枝蒿治骨折

【材料】雪上一枝蒿粉 5～10克，冬青叶粉 10～20 克，凡士林 10 克，白酒适量。

【做法】将上药调和，加开水适量调成糊状，摊纱布上，贴敷在髌骨骨折局部。

【用法】1～2天换药一次。

【功效】消炎止痛，祛风除湿，接骨生新。主治髌骨骨折。

蒲公英米治骨折

【材料】蒲公英60克，粳米100克。

【做法】将蒲公英洗净切碎，置锅中，加清水500毫升，急火煮开5分钟，文火煮20分钟，滤渣取汁。

【用法】将汁置锅中，加粳米，加清水500毫升，煮成粥，趁热食用。

【功效】消肿散结，清热解毒。主治骨折后期之迟缓愈合，伴局部感染、红肿者。

痱 子

痱子，又叫热疹。一般发生在炎热容易出

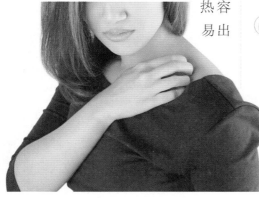

汗的季节，是一种好发于皱襞部位，如颈部、肘窝、胸背、腋下的常见表浅性、炎症性皮肤病，婴幼儿头面部也很容易发生。这是因为在高温闷热环境中，皮肤上的大量汗液不易蒸发而导致汗腺堵塞,造成局部皮肤发红、发炎，形成红色丘疹、小水疱甚至脓疱。发生的部位，以头面、胸、腹、肩颈、肘窝和股部较多，于皮肤汗孔发生密集，而微露于皮肤面的尖状红色小丘疹，能迅速化为小水疱，经过几天后就干燥了，成细小鳞屑，一到天气温度降低，又会自行消退。痱子患者还应注意保持身体的清洁，每天至少洗澡一次，不可用手挤弄，衣服要勤换洗，对刺激性食品要忌口，如茶和咖啡之类。要尽量避免强烈的日光照射，居住处还应保持空气流通。

根据汗腺导管损伤和汗液溢出部位的不同，分为以下几种类型：晶型粟粒疹、红色粟粒疹、脓疱性粟粒疹、深部粟粒疹。

苦瓜内芯治痱子

【材料】苦瓜一根，水3000毫升。

【做法】将苦瓜对半切开，将内部的白瓤连苦瓜籽一起挖出，放入锅中，加入清水。一根苦瓜的白瓤，大约加3000毫升水。大火煮开后，转中火继续煮8分钟

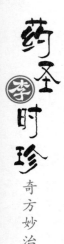

左右。然后自然冷却，水的温度降到不烫手为宜。捞出锅中的苦瓜内芯，将小毛巾放入水中浸湿，拧到半干，轻轻擦拭长痱子的地方即可。

【用法】一日两次擦拭。

【功效】苦瓜具有清热消暑、养血益气、补肾健脾、滋肝明目的作用，对于治疗痱子效果很好。

食盐治痱子

【材料】食盐适量。

【做法】取适量食盐，放入锅内炒至焦黄，再取出冷却至室温。取适量焦食盐置于盆内，加适量温水（盐与水的比例1∶100），使之完全溶解，取一干净毛巾放入盆中蘸湿，然后略拧，敷于患处。

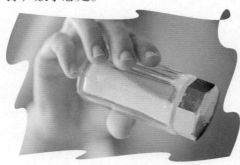

【用法】1日数次，2～3日即愈。

【功效】消污治毒，可用于治痱子。

桃叶浴治痱子

【材料】桃叶50克，水1000毫升。

【做法】将桃叶、水煎煮，熬至剩一半水即可。由于桃叶中含有丹宁成分，可使痱子迅速消散。

【用法】洗澡时，将桃叶熬成的水倒入洗澡水中，或者直接用来擦抹患处，效果更佳。

【功效】解毒消炎、止痛止痒。

双花浴液洗澡治痱子

【材料】金银花和野菊花各30克，水适量。

【做法】先取金银花和野菊花各30克，煎水备用。

【用法】将熬煮的药液倒入浴池，一般洗泡5～10分钟即可。

【功效】清热解毒，防治痱子。

绿豆滑石粉治痱子

【材料】绿豆粉、滑石粉各等份。

【做法】将两味和匀，用时洗净患处，扑撒于痱子上。

【用法】一日涂抹2次。

【功效】清热解毒。用治炎夏长痱子成疮。

金银花藤液治痱子

【材料】带叶子的金银花藤半锅，面粉水一锅。

【做法】用面粉水泡15分钟，去除金银花藤上的灰尘杂质，然后用清水把金银花藤冲洗干净。放入金银花藤后，往锅内放入冷水开始煮。（一定要是砂锅或者不锈钢的锅，不能用铁锅或者铝锅等，因为只有前两种锅才能把金银花叶里面的成分熬出来，后者会影响效果）20分钟后，把煮好的金银花藤水滤出来。然后重新在锅里加水，再煮，最多可以煮3遍。把煮好的水晾到合适的温度，谨记不要在煮好的金银花藤水中加清水。

【用法】水放到一定温度，即可兑水泡澡。

【功效】金银花藤有很好的排毒功效，能有效治疗痱子。

枸杞梗叶治痱子

【材料】枸杞梗带叶适量。

【做法】将枸杞梗及叶洗净，放入盆内加水煮1小时，晾晒。

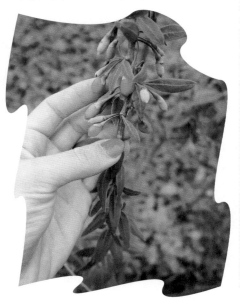

【用法】冲洗身上的痱子，每日2次。

【功效】清血热，止痛痒。用治夏日皮肤长痱子、疮疖。

生姜汁涂抹法治痱子

【材料】生姜一块。

【做法】把姜去皮洗净，刮成姜蓉（越多姜汁越好）。把姜蓉和汁水一起涂在长痱子的地方，2小时后效果明显。

【用法】一天涂一次。

【功效】消炎除痒、去毒，可用于治痱子。

跌打损伤

跌打损伤，泛指外伤疾病，多因刀枪、跌扑、殴打、闪压、刺伤、擦伤及运动等造成。伤处多有疼痛、肿胀、伤筋、破损或出血、骨折、脱臼等情况，也包括一部分内脏损伤疾患。其病理为瘀血阻络，气血不通，治以活血化瘀、舒筋通络等。受伤的机制可有以下4种：

（1）挫伤：是指直接暴力打击或冲撞肢体局部，引起该处皮下组织、肌肉、肌腱等损伤。

（2）扭伤：是指间接暴力导致肢体和关节周围的筋膜、肌肉、韧带

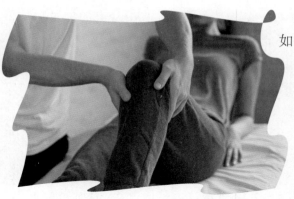

【做法】将生姜、韭菜捣烂如泥，敷在肿痛处用纱布绷带固定好。

【用法】每晚更换1次。

【功效】适用于关节扭伤、外伤肿痛。一般2～3天可消肿。

过度扭曲、牵拉，引起损伤或撕裂，大多发生在关节及关节周围组织。

（3）挤压伤：肌肉遭到重物长时间的挤压所造成。

（4）爆烈伤：由于爆炸产生强烈冲击波造成的损伤。

跌打损伤轻者伤及肌肤，短期内可以痊愈，只需饮食调节即可。重者伤筋动骨，创面污染，或出血过多，致使血虚气衰，甚至伤及内脏，生命垂危，病期较长，则需医治，并以饮食调理辅佐。

🌿 芥末外用治跌打损伤

【材料】芥末50克，醋适量。

【做法】将芥末用少量开水湿润，与醋调成糊状，敷于患处，用布包扎。

【用法】每3～5日换药1次。

【功效】活血散瘀。适用于扭挫伤。

🌿 生姜韭菜治跌打损伤

【材料】生姜、韭菜各适量。

🌿 榕树叶治跌打损伤

【材料】榕树叶、蓖麻叶各适量，生姜3片，75%酒精少许。

【做法】树叶洗净，捣烂，加生姜再捣，然后加入少许酒精调拌。按患部面积大小，酌情增减药量。

【用法】外敷患处，每日1次，3～5次即愈。

【功效】活血散瘀，消肿止痛。适用于急性关节扭伤和肢体软组织挫伤。

🌿 红糖核桃仁治跌打损伤

【材料】核桃仁7个，红糖30克。

【做法】将核桃仁烧焦后，捣碎，红糖为引。

【用法】分2次冲服。

【功效】适用于急性扭伤腰痛。

🌿 月季花治跌打损伤

【材料】鲜月季花适量。

【做法】将月季花洗净，捣烂如泥，外敷患处。

【用法】每日1次，连用3～5日。

【功效】活血化瘀。适用于关节扭伤、挫伤。

土鳖虫散治跌打损伤

【材料】土鳖虫3～6克，白酒适量。

【做法】将土鳖虫研为细末，用白酒送服。

【用法】每日2剂。

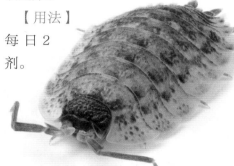

【功效】活血散瘀，通经止痛。适用于急性扭伤腰痛。

敷牛奶治跌打损伤

【材料】牛奶适量。

【做法】将一块纱布折成4～6层，放到热牛奶中浸透，捞出拧干后敷在扭伤处，再缠上一层保温绷带。

【用法】纱布冷后再换。

【功效】适用于腿肌扭伤。

敷三七叶治跌打损伤

【材料】三七鲜叶适量。

【做法】将叶洗净，捣烂。将捣烂叶泥敷于创面，再用大片三七鲜叶盖在上面，用绷带包扎固定。

【用法】每日换药1次。

【功效】化瘀，消肿，止痛。适用于急性扭挫伤。

地鳖酒治跌打损伤

【材料】地鳖（又名土元）30只，白酒300毫升。

【做法】将地鳖焙干，浸于酒内。24小时后，分3次服完。

【用法】酒量小者可分多次服用。

【功效】适用于腰闪挫扭疼痛。

葱涕治跌打损伤

【材料】葱涕（即葱叶内带黏性的汁液）。

【做法】将葱叶撕下，叶内灌糖，放入灶灰内余火煨热，趁热剥开，取葱汁黏液滴抹并用热葱皮覆盖伤处，可立止疼痛。

【用法】每日涂抹1次。

【功效】活血理伤，祛瘀消肿。适用于跌打损伤。

韭菜治跌打损伤

【材料】鲜韭菜或根适量。

【做法】将韭菜（或根）洗净后捣烂，外敷伤处。

【用法】每日2次。

【功效】适用于跌打损伤，瘀血肿痛，或外伤出血不止。

动脉硬化

动脉粥样硬化即指动脉血管壁增厚，失去弹性而变僵硬，胆固醇与其他脂肪物质沉积在动脉管壁上，使动脉腔变得狭小，组织器官缺血，血管壁变硬，发脆易破裂出血。较易发生的部位是主动脉、脑动脉和心脏的冠状动脉。中年以后最易发生动脉粥样硬化，早期病理变化是胆固醇和脂质沉积于动脉内膜中层，并可由主动脉累及心脏的冠状动脉及脑动脉、肾动脉，从而引起管腔狭窄、血栓形成甚至闭塞，导致有关器官的血液供应发生障碍。其主要致病因素是脂肪代谢紊乱和神经血管功能失调。治疗方法主要在于调整脂肪代谢和神经血管功能。适当的体力活动、少吃动物性脂肪和不吸烟为重要防治措施。此外，

该病还有动脉中层硬化和小动脉硬化等形式。

根据病理变化的不同，可分为3种类型：动脉粥样硬化、动脉中层硬化和小动脉硬化。小动脉硬化是小动脉病变，主要发生在高血压患者。动脉中层硬化是中型动脉病变，不产生明显症状，对人们危害性不大。本病的发生早期多无症状，但随着病情的发展，可表现为体力与脑力的衰退，并可呈现出胸闷、心悸及心前区闷痛，脑动脉粥样硬化者可出现头痛头晕、记忆力减退等症状。通过合理的偏方调理，对预防本病及缓解症状有重要作用。

🌿 海带豆腐汤治动脉硬化

【材料】水发海带 200 克，豆腐 150 克，调料适量。

【做法】按常法煮汤服食。

【用法】每日1剂，连服1~2个月。

【功效】滋阴润燥，软坚利水，降压降脂。适用于动脉硬化、冠心病、糖尿病等。

🌿 紫菜兔肉汤治动脉硬化

【材料】紫菜 30 克，兔肉 100 克，调料适量。

【做法】按常法煮汤服食。

【用法】每日 1~2 剂，连

服 15 日。

【功效】清热利水，凉血益气。适用于动脉硬化、冠心病、高血压等。

蜂蜜治动脉硬化

【材料】蜂蜜 2 ~ 3 匙。

【用法】将蜂蜜温开水冲服。

【用法】每日 2 ~ 3 剂。

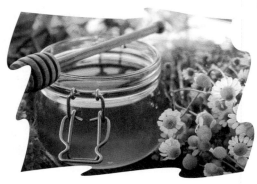

【功效】清热润燥，强心安神。适用于动脉硬化。

洋葱炒肉丝治动脉硬化

【材料】洋葱 150 克，瘦猪肉 60 克，调料适量。

【做法】按常法烹制食用。

【用法】每日 1 剂。

【功效】滋阴养血，扩张血管。适用于动脉硬化、高血压、糖尿病等。

鳖甲牡蛎治动脉硬化

【材料】鳖甲、牡蛎各 60

克，生地黄、熟地黄、女贞子、甘蔗各 20 克。

【做法】加水煮沸 20 分钟，滤出药液，再加水煎 20 分钟。去渣，2 煎此汤药液兑和，分服。

【用法】每日 1 剂。

【功效】治动脉硬化。

丝瓜鸽血治动脉硬化

【材料】干丝瓜 1 个，鸽子血适量。

【做法】将其研细末，用鸽子血调和成饼，晒干，再研末。

【用法】每服 6 克，空腹用酒送服。

【功效】适用于动脉粥样硬化。

泽泻白术治动脉硬化

【材料】泽泻 30 克，白术、天麻、半夏、牛膝、杏仁、丹皮各 12 克，决明子 20 克，沙苑子、刺蒺藜、桑寄生各 18 克，钩藤 25 克，胆南星 6 克，全蝎 5 克。

【做法】将药物放砂锅内煎煮半小

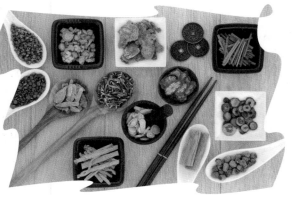

时，水煎服。

【用法】每日两次。

【功效】治脑动脉硬化，以及眩晕、耳鸣、记忆力减退、舌红、苔黄等。本方有平肝潜阳、化痰通络的功效，并可降血压和胆固醇。

红参郁金汤治动脉硬化

【材料】红参、首乌、郁金各10克，枳实6克。

【做法】将药物放砂锅加适量水煎煮半小时。

【用法】每日1剂，水煎，分2次服。

【功效】活血通脉。主治动脉粥样硬化。

苹果芹菜粥治动脉硬化

【材料】粳米100克，芹菜300克，苹果400克。

【做法】将芹菜、苹果洗净切碎，入锅加水煎煮成汁，去渣留汁，再将粳米100克煮至将成粥时兑入芹菜、苹果汁，早餐食用。

【用法】最好早晨空腹饮食。

【功效】活血化瘀。主治动脉硬化。

瓜苓汤沐浴治动脉硬化

【材料】冬瓜皮500克，茯苓300克，木瓜100克。

【做法】水煎，去渣后沐浴。

【用法】每日1次，20～30天为1个疗程。

【功效】清热通络，宁心安神。主治动脉硬化引起的肥胖病。

山楂红糖饮治动脉硬化

【材料】鲜山楂10个，红糖30克。

【做法】山楂打碎，加入红糖、水煎煮。

【用法】每日服1～2次。

【功效】化瘀通络。主治动脉硬化。

槐花治动脉硬化

【材料】槐花、山楂、丹参、木贼各25克，赤芍、黄精、川芎、徐长卿、牛膝、虎杖、何首乌各15克。

【做法】加水煮沸20分钟，滤出药液，再加水煎20分钟。去渣，2煎此汤药液兑和，分服。

【用法】每日1剂。

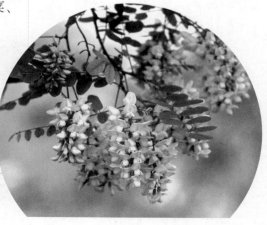

【功效】治动脉硬化。

川芎荆芥治动脉硬化

【材料】川芎、菊花、赤芍各15克，荆芥、防风、香附子、薄荷、羌活、白芷、元胡各10克，细辛3克，龙胆草12克。

【做法】将药物放入砂锅，煎煮半个小时。

【用法】以茶叶为引，水煎服。

【功效】治脑动脉硬化、偏正头痛或巅顶作痛、目眩。本方具有疏散风邪、活血散瘀、通脑活络的作用。

山楂龙眼治动脉硬化

【材料】山茱萸肉、山楂肉、龙眼肉各20克，石决明、决明子、菊花、何首乌各15克，生地黄、金银花、蒲公英、赤芍、甘草各10克。

【做法】加水煮沸20分钟，滤出药液，再加水煎20分钟。去渣，2煎此汤药液兑和，分服。

【用法】每日1剂。

【功效】治脑动脉硬化症，失眠，多梦。

牙痛

俗话说："牙痛不是病，痛起来能要命。"可见牙痛给人造成的痛苦之大。牙痛大多由牙龈炎和牙周炎、龋齿(蛀牙)或折裂牙而导致牙髓(牙神经)感染所引起的。中医认为，牙痛是由于外感风邪、胃火炽盛、肾虚火旺、冲蚀牙齿等原因所致。常见牙痛是由于不注意口腔卫生，牙齿受到牙齿周围食物残渣、细菌等物结成的软质的牙垢和硬质的牙石所致的长期刺激，及不正确的刷牙习惯，维生素缺乏等原因所造成。

牙痛是多种牙齿疾病和牙周疾病常见症状之一，其特点表现为以牙痛为主，牙龈肿胀，咀嚼困难，口渴口臭，或时痛时止，遇冷热刺激痛、

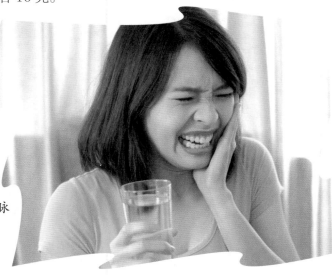

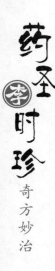

面颊部肿胀等。牙龈鲜红或紫红、肿胀、松软，有时龈缘有糜烂或肉芽组织增生外翻，刷牙或吃东西时牙龈易出血，但一般无自发性出血，患者无明显的自觉症状，有时可有发痒或发胀感

🥢 黑豆煮酒治牙痛

【材料】黑豆60克，黄酒200毫升。

【做法】将黑豆洗净后晾干，浸入黄酒内，12小时后一同置于砂锅，文火煮至豆烂，取汁频频漱口。

【用法】每日3次。

【功效】消肿止痛。主治实火牙痛，症见牙龈红肿、疼痛、得冷痛减、口渴喜饮、口臭、便秘及牙龈出血等。

🥢 白菜根疙瘩治牙痛

【材料】白菜根疙瘩1个。

【做法】将白菜疙瘩洗净，捣烂后用纱布挤汁。

【用法】左牙痛滴汁入左耳，右牙痛滴汁入右耳。

【功效】清热，散风。主治风火牙痛。

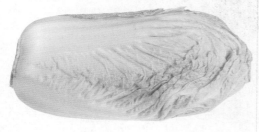

🥢 冰糖水治牙痛

【材料】冰糖100克。

【做法】清水1碗放入锅内，下冰糖煮溶，至只剩半碗水即成。

【用法】1次饮完，每日2次。

【功效】清热，润肺。主治虚火上升引起的牙痛。

🥢 丝瓜生姜汤治牙痛

【材料】丝瓜500克，生姜100克。

【做法】将丝瓜洗净切段；鲜生姜洗净切片。2味加水共煎煮2～3小时。

【用法】每日饮汤2次。

【功效】清热解毒。主治牙齿肿痛。

🥢 胡椒绿豆治牙痛

【材料】胡椒、绿豆各10粒。

【做法】将胡椒、绿豆用布包扎，砸碎，以纱布包做一小球，痛牙咬定，涎水吐出。

【用法】每日3次。

【功效】清热，止痛。主治因炎症和龋齿所引起的牙痛。

🥢 韭菜根花椒治牙痛

【材料】韭菜根10根，花椒20粒，香油少许。

【做法】洗净，共捣如泥状，敷病牙侧面颊上。

【用法】每日涂抹2次。

【功效】温中散寒，除湿止痛。主治由龋齿所引起的牙痛。

生地防风汤治牙痛

【材料】生地30克，防风15克，白芷9克。

【做法】将药物用水煎煮，喝汤。

【用法】每日1剂。

【功效】止痛。用治牙痛。

独头蒜煨熟治牙痛

【材料】独头蒜2～3头。

【做法】将蒜去皮，放火炉上煨熟。趁热切开熨烫痛处，蒜凉再换，连续多次。

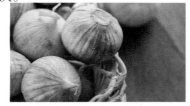

【用法】每日3次。

【功效】消炎杀菌，解毒。用治风虫牙痛。

薄荷蜂房治牙痛

【材料】薄荷、白蒺藜、露蜂房各15克。

【做法】将药物水煎，喝汤。

【用法】每日1剂，分2次口服。

【功效】祛风止痛。适用于风热牙痛。

茄子头治牙痛

【材料】带蒂的茄子适量。

【做法】将带蒂的茄子头放入烤箱中烤，烤时火小一点，不要烤糊，糊了就失效。烤干后碾成粉末，装在密闭的器皿中。牙痛时，用制好的粉末撒一点在牙齿周围，一般10分钟就能止痛。

【用法】每日换3次。

【功效】消炎，祛风、适用于牙痛。

痢 疾

痢疾是由痢疾杆菌或溶组织阿米巴所引起的肠道传染病的总称。它分细菌性痢疾和阿米巴痢疾两类，前一类最为常见。中医称为肠澼、滞下，因症状不同分为赤痢、白痢、赤白痢、噤口痢、休息痢等。初起时多

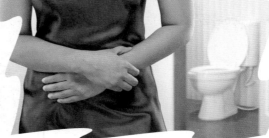

属湿热积滞，久痢多属虚寒。细菌从口中进入，在肠中发展引起结肠溃疡和出血等。

本病主要病因是外感时邪疫毒，内伤饮食不洁。病位在肠，与脾胃有密切关系。病机为湿热、疫毒、寒湿结于肠腑，气血壅滞，脂膜血络受损，化为脓血，大肠传导失司，发为痢疾。中医认为，气分而腐化成汁，下泻为白痢；血分热而下溃则为赤痢；肠胃热灼，津液不升，舌干咽涩，不能进口就成噤口痢；肝气大盛就成为暴注；瘀热留于腹膜内成休息痢。

木棉煎治痢疾

【材料】木棉花、金银花各15克。

【做法】以上药物均取干品，水煎后内服。

【用法】每日1剂，分3次服，连服7～10天。

【功效】该方有清热、止痢、解毒的功效，可用来治疗细菌性痢疾所致的脓血便，里急后重，腹痛等。

傣族偏方治痢疾

【材料】大蒜5克，阿魏1克。

【做法】大蒜去皮后与阿魏共捣烂，用温开水送服。

【用法】每日服用2～3次，连用1周左右。

【功效】具有解毒止痢、消胀除满的功效。傣族民间医生多用本方治疗因饮食不洁所致的痢疾，无论急性或慢性痢疾均可运用。

阿昌族偏方治痢疾

【材料】麻猛树皮（芒果树皮）30克，石榴果皮1个。

【做法】取上两味洗净后，水煎饮。

【用法】每日1剂，分3次服，连服3～7天左右。

【功效】具有一定的杀菌和收敛作用。阿昌族民间医生擅用此方治疗痢疾、腹痛等症。

炒荞麦粉治痢疾

【材料】荞麦粉、红糖各适量。

【做法】将荞麦粉入锅中炒到微黄，待其冷却后，加红糖拌匀。

【用法】每次服15克，每日3次，

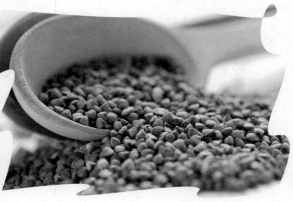

用开水送服。

【功效】适用于痢疾。轻者1日恢复，重者1周可愈。

陈醋杨梅治痢疾

【材料】杨梅250克，陈醋500毫升。

【做法】将杨梅洗净，浸陈醋500毫升，密封10天。

【用法】每日服3次，每次2~3枚。

【功效】消炎收敛。适用于痢疾。

川黄连末治痢疾

【材料】川黄连末40克。

【做法】将药装入胶囊温开水冲服。

【用法】1次4粒，每日3次。症状减轻改为1次2粒，每日3次。小儿酌减。

【功效】适用于细菌性痢疾。

绿茶丸治痢疾

【材料】优质绿茶适量。

【做法】将绿茶研为细末，水泛为丸。

【用法】每服6克，每日2次，连服7日为1个疗程。

【功效】清热解毒，利尿消肿。适用于细菌性痢疾。

西红柿茎枝叶治痢疾

【材料】西红柿茎、枝、叶共500克。

【做法】每500克茎枝叶加水1倍，煮3～4小时，纱布过滤，压出汁液。

【用法】成人每日服10次，日夜连服，每次80毫升。

【功效】消炎杀菌。适用于细菌性痢疾。

神经衰弱

神经衰弱涉及传统医学的"不寐""心悸""郁证""虚损"等病症，是大脑皮质兴奋与抑制平衡失调引起的一种功能性疾病。神经衰弱是神经官能症中的病症之一，多因长期情绪失调，用脑过度或病后体弱所引起。神经衰弱的临床表现较为广泛，涉及人体大部分器官和系统，但与血管、神经系统的关系最为密切。主要表现为容易疲劳、易激动、注意力不

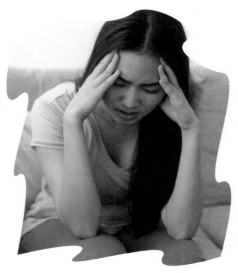

集中、记忆力减退、头昏、头痛、失眠、乏力、烦躁、多疑、忧郁、焦虑等。一般病程较长，常反复波动。治疗主要是提高患者对疾病的认识，解除顾虑，树立战胜疾病的信心，进行适当的体育锻炼，给予必要的药物治疗。

枸杞粥治神经衰弱

【材料】枸杞子60克，大米120克。

【做法】将枸杞子洗净，择去杂质备用。将大米淘洗干净，下锅煮至半熟，倒入枸杞子一同煮熟即可。其特点是红白相映，稠糯微甜。

【用法】佐餐食用。

【功效】有补肾明目聪耳之功，对头昏眼花耳鸣有效。

玫瑰花烤羊心治神经衰弱

【材料】鲜玫瑰花（干品15克），盐各50克，羊心500克。

【做法】先将玫瑰花放在小铝锅中，加入食盐和适量水煎煮10分钟，待冷备用。羊心洗净，切成块，用竹签串在一起后，蘸玫瑰盐水反复在火上烤，嫩熟即可。

【用法】趁热食用。

【功效】养血安神。用治心血亏损所致惊悸失眠。

柏子仁粥治神经衰弱

【材料】柏子仁10～15克，蜂蜜适量和粳米50～100克。

【做法】煮成稀粥。

【用法】早晚各1次，佐餐食用。

【功效】有润肠通便、养心安神之功。适用于心悸失眠、健忘和慢性便秘患者。

小麦粥治神经衰弱

【材料】小麦、粳米各100克，大枣6枚。

【做法】取小麦，洗净，放入适量水中，煮沸20～30分钟后将小麦捞出，加入淘净粳米、去核大枣6枚，煮熟后食用。

【用法】每日1～2次，连服5～6天。

【功效】安神，可用于神经衰弱。

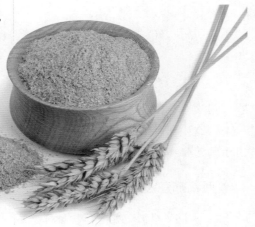

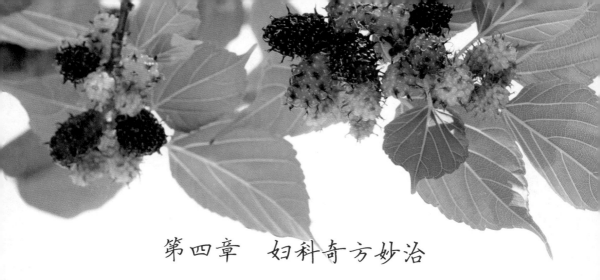

第四章　妇科奇方妙治

不孕症

凡生育年龄的妇女，婚后夫妇同居两年以上，配偶生殖功能正常，未避孕而未受孕者为不孕症。从未怀孕者为原发性不孕症，曾有生育或流产后无避孕而两年以上不孕者为继发性不孕症。其发病率为 5% ~ 10%，为妇科常见难治病之一。引起不孕的原因有很多，比如女方排卵障碍或不排卵、输卵管不通、功能不良、炎症、结核或子宫内膜异位症、免疫因素等都会导致不孕。

石英毓麟汤治不孕症

【材料】紫石英 15 ~ 30 克，川椒 1.5 克，川芎、桂心各 6 克，川续断、川牛膝、淫羊藿、当归各 12 ~ 15 克，菟丝子、枸杞子、香附、赤白芍、丹皮各 9 克。

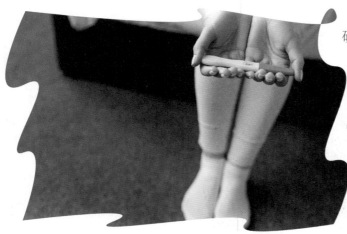

【做法】将药物放砂锅水煎。

【用法】食用每日 1 次，每次 1 份。

【功效】具有温肾养肝、调经助孕的功效。对肾虚不孕者有效。

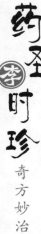

雄鸡汤治不孕症

【材料】大雄鸡 1 只，黄芪、当归各 15 克，红花、广白椒、小茴香各 10 克，女贞子 150 克，葱白 150 克。

【做法】杀鸡去杂，心肾留用，用纱布包诸药，放入鸡腹内，置砂锅中加水 6 斤，放盐，炖熟。

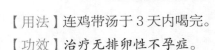

【用法】连鸡带汤于 3 天内喝完。

【功效】治疗无排卵性不孕症。

米酒炒海虾治不孕症

【材料】鲜海虾 400 克，米酒 250 克，菜油、葱花、姜末各适量。

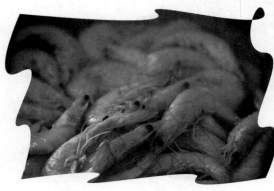

【做法】把海虾洗净去壳，放入米酒，浸泡 10 分钟。将菜油放入热锅内烧沸，再入葱花爆锅，加入虾、盐、姜连续翻炒至熟即成。

【用法】每日 1 次，每次 50～100 克。

【功效】治疗肾阳不足，形寒肢冷，性欲冷漠者。

红杞活血汤治不孕症

【材料】枸杞子 15 克，活鲫鱼 3 条，芫荽、葱、香油、绍酒、胡椒粉、姜末、盐、味精适量，猪油 50 克，醋 75 克，奶汤 250 毫升，清汤 750 毫升。

【做法】将活鲫鱼整理干净，去内脏，用沸水略烫一下，用凉水洗净，在鱼身的一面每隔 1.5 厘米宽切直刀。芫荽洗净切节，葱切细丝和花，将猪油放勺里，置武火上烧沸，依次放入胡椒粉，葱花，姜末，随后放入清汤、奶汤、姜汁、绍酒、味精、盐，同时将鱼肉放入沸水锅烫 4 分钟，取出放入盛汤的锅里，枸杞子用清水洗净下锅，置武火烧沸后，改文火炖 20 分钟，加入葱丝、芫荽段、醋、香油即成。

【用法】本品可供佐餐，每日 1 次，宜常吃。

【功效】枸杞子多糖还具有

保护生殖系统、保肾保肝，适用于不孕症属肾阴虚者。

红糖生姜水治不孕症

【材料】红糖250克，生姜150克、

【做法】用红糖加生姜加水，生姜剁碎，隔水蒸30分钟，分成7份。

【用法】从月经干净后的第二天开始连服7天，最好早上空腹吃。

【功效】暖子宫，宫寒者服用。

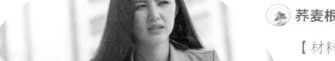

痛　经

痛经是指妇女在经期前后或是在行经期间出现的一系列身体不适状况，常以腹痛为主要表现。严重的将会影响工作，甚至给生活带来烦恼。

痛经有两种情况，一种是指生殖器官无明

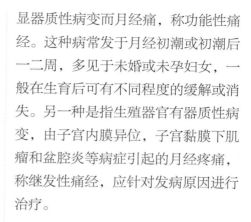

显器质性病变而月经痛，称功能性痛经。这种病常发于月经初潮或初潮后一二周，多见于未婚或未孕妇女，一般在生育后可有不同程度的缓解或消失。另一种是指生殖器官有器质性病变，由子宫内膜异位，子宫黏膜下肌瘤和盆腔炎等病症引起的月经疼痛，称继发性痛经，应针对发病原因进行治疗。

山楂当归治痛经

【材料】山楂30克，当归片15克，红糖适量。

【做法】水煎2次，每次用水300毫升，煎半小时，2液混合，去渣，下红糖，继续煎至糖溶。

【用法】分2次，连服7天。

【功效】活血行气。主治气滞血瘀、寒湿凝滞型痛经。症见月经量少，色暗紫，或有瘀块。

荞麦根治痛经

【材料】用全荞麦根50克（鲜品用70克）。

【做法】于月经来潮前日1剂水煎。

【用法】连服2日。2个月经周期为1个疗程。

【功效】理气消积，

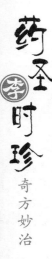

温经止痛。主治痛经。

盐姜葱治痛经

【材料】食盐 500 克（研细），生姜 120 克（切碎），葱头 1 握（洗净）。

【做法】将药物炒热。

【用法】熨痛处。

【功效】散寒通经，止痛，治痛经。

炒醋盐治痛经

【材料】粗盐（或粗砂）250 克，陈醋 50 毫升。

【做法】将粗盐（或粗砂）爆炒，再将陈醋慢慢地洒入，边洒边炒，洒完后再炒片刻，装入布袋。

【用法】热熨腰和腰骶部。

【功效】温经，理气止痛。主治经期小腹痛和腰痛者。

干芹菜大戟汤治痛经

【材料】干芹菜 30 克，大戟 15 兜。

【做法】用水 2 碗共煎至 1 碗，温服。

【用法】月经来前 4～5 日服，约 5 次可愈。

【功效】祛风利湿，消肿散结。主治经前腹痛。

楂姜汤治痛经

【材料】山楂 50 克，生姜、大枣

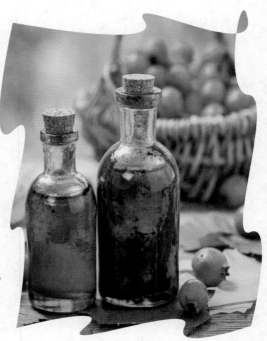

各 15 克。

【做法】将药物放砂锅用水煎煮半小时。

【用法】每日 1 剂，日服 2 次。

【功效】活血化瘀，温经止痛，行气导滞。主治痛经。

姜枣饮治痛经

【材料】生姜 24 克，大枣 30 克，花椒 9 克。

【做法】将生姜去皮洗净切片，大枣洗净去核，与花椒一起装入瓦煲中，加水 1 碗半，用文火煎剩大半碗，去渣留汤。

【用法】每日 1 剂，日服 2 次，

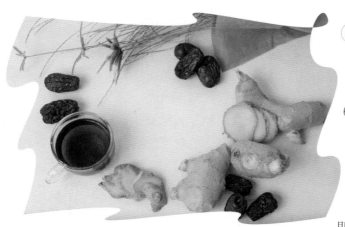

趁热服之。

【功效】温中止痛。主治寒性痛经。

荔枝核泡酒治痛经

【材料】荔枝核 200 克，小茴香 10 克，苏木 100 克，白酒 1 瓶。

【做法】将荔枝核砸碎，连同核壳与小茴香、苏木泡入酒中，200 天后可用。

【用法】每次饮 1 盅。

【功效】散寒理气，行血祛瘀，调经止痛。主治经期腰痛、下腹胀痛。

丹参酒通血脉治痛经

【材料】丹参 100 克，烧酒 500 毫升。

【做法】将丹参浸泡于酒内，20 天后即可服用。

【用法】在月经来潮前适量饮服。

【功效】活血祛瘀。主治行经腹痛。

山楂酒治痛经

【材料】山楂（切片晒干去核）100 克，60 度白酒 300 毫升。

【做法】将山楂片置于容器中，加入 60 度白酒 300 毫升，密封。放置 7 日后，即可取用。

【用法】每次服 5 ~ 10 毫升，每日服 2 ~ 3 次。

【功效】健脾活血，消除疲劳。主治女性痛经、身体疼痛等。

苁蓉粥治痛经

【材料】肉苁蓉 20 克，鹿角胶 5 克，粳米 100 克，桂皮 10 克。

【做法】将肉苁蓉、桂皮煎沸 20 分钟，去渣留汁，放入粳米煮粥，临熟加入鹿角胶烊化，搅匀即可食之。

【用法】每日两次。

【功效】温经散寒，活血化瘀。主治寒湿凝滞型痛经。

凤仙酒治痛经

【材料】白凤仙花 120 克，黑豆 60 克，50 度白酒 500 毫升。

【做法】将黑豆炒香，与凤仙花一同置于容器中，加入 50 度白酒 500 毫升，密封。放置 7 日后，过滤，去渣，

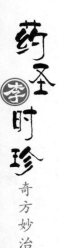
贮瓶备用。

【用法】于月经来潮前 7 日开始服用，每次服 20 毫升，每日早、晚各服 1 次。

【功效】和血调经。主治痛经、月经不调等。

韭汁红糖饮治痛经

【材料】鲜韭菜 300 克，红糖 100 克。

【做法】将鲜韭菜洗净，沥干水分，切碎后捣烂取汁备用。红糖放铝锅内，加清水少许煮沸，至糖溶后兑入韭汁内，即可饮用。

【用法】每次服 20 毫升，每日早、晚各服 1 次。

【功效】温经，补气。主治痛经，属气血两虚型。症见小腹隐痛、空坠感、喜揉按、经量少色淡、神疲乏力、舌淡，脉细弱。

阴道炎

阴道炎是妇科临床的常见病、多发病。常见的有滴虫性阴道炎、霉菌性阴道炎及老年性阴道炎。本病主要属于中医的"带下""阴痒"的范畴。是阴道黏膜及黏膜下结缔组织的炎症。正常健康妇女，由于解剖学及生物化学特点，阴道对病原体的侵入有自然防御功能。当阴道的自然防御功能遭到破坏，则病原体易于侵入，导致阴道炎症。幼女及绝经后妇女由于雌激素缺乏，阴道上皮菲薄，细胞内糖原含量减少，阴道 pH 高达 7 左右，故阴道抵抗力低下，比青春期及育龄妇女易受感染。阴道炎临床上以白带的性状改变以及外阴瘙痒灼痛为主要临床特点，性交痛也常见，感染累及尿道时，可有尿痛、尿急等症状。

桃仁豆腐汤治阴道炎

【材料】桃仁（去皮、尖）10 克，豆腐 200 克，调料适量。

【做法】按常法煮汤服食。

【用法】每日 1 剂。

【功效】清热解毒，润燥行瘀。适用于滴虫性阴道炎。

芦荟治阴道炎

【材料】芦荟 6 克，蛇床子、黄柏各 15 克。

【做法】将以上 3 味煎水。

【用法】用时先用棉花洗净阴部，后用线扎棉球蘸药水塞入阴道内，患者仰卧，连用 3 晚，每晚 1 次。

【功效】消炎，杀菌，杀虫治阴道炎。

百部汤治阴道炎

【材料】马齿苋 15 克，百部 9 克。

【做法】将药物加水煎煮。

【用法】每日 1 剂，连服 3 日。

【功效】清热祛湿，杀虫。适用于滴虫性阴道炎。

🌿 蛇床子外用治阴道炎

【材料】蛇床子 30 克，花椒、明矾各 9 克。

【做法】将上 3 味加水煎汤，去渣，凉温。

【用法】冲洗阴道，每日 1 次。

【功效】祛湿，杀虫。适用于滴虫性阴道炎。

🌿 蛇床子地肤子治阴道炎

【材料】蛇床子、百部各 15 克，地肤子 30 克，白芷 9 克。

【做法】将药物煎汤。

【用法】洗阴道，分 2 次洗。

【功效】适用于阴道炎。

🌿 萝卜汁醋治阴道炎

【材料】白萝卜汁、醋各适量。

【做法】用醋冲洗阴道，再用白萝卜汁擦洗及填塞阴道。

【用法】一般 10 次为 1 个疗程。

【功效】清热解毒，杀虫。适用于滴虫性阴道炎。

🌿 洋葱汁治阴道炎

【材料】新鲜洋葱适量。

【做法】将洋葱洗净，捣烂取汁，外洗患处。

【用法】每日 1 ~ 2 次。

【功效】化湿下气，解毒杀虫。适用于滴虫性阴道炎，症见带下量多、色白质稀有泡沫、腥臭、外阴瘙痒、口中黏腻等。

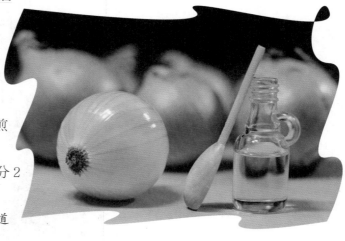

习惯性流产

习惯性流产为自然流产连续 3 次以上者，每次流产往往发生在同一妊娠月份。一般在妊娠 3 个月以内，胎儿尚未成形而下者，称为"堕胎"；妊娠超过 3 ～ 7 个月，胎儿已成形而下者，称为"小产"。中医称本病为"滑胎"或"数堕胎""屡孕屡堕"。其发生的主要原因是脾肾两虚，气血虚弱，胎失所养；或阴虚血热，宿有症疾，有碍胎元而致。根据其临床症状可分为脾肾两虚、气血虚弱、阴虚血热等 3 种类型。故食疗药膳方面要给予补益脾肾，养血清热之品，不宜食用活血散瘀、辛辣刺激的食疗方剂。

🌿 菟丝子粥治习惯性流产

【材料】菟丝子 60 克，粳米 100 克，白糖适量。

【做法】将菟丝子捣碎，加水煎煮后去渣取汁，将粳米放入该药汁中煮成粥。

【用法】粥熟时加入白糖即可食用。（不喜欢甜食者可改为加入少量的食盐）

【功效】菟丝子味甘辛，可补阳益阴，久服具有明目、轻身延年之功效。粳米味甘性平，可补脾胃、养五脏、益气血。两物合煮为粥，具有补虚损、益脾胃、滋肝肾、安胎之功效。

🌿 苎麻根糯米粥治习惯性流产

【材料】苎麻根 60 克，红枣 10 枚，糯米 100 克。

【做法】将苎麻根加水 1000 毫升，煎至 500 毫升，然后去渣取汁，在煎汁中加入糯米、红枣，煮成粥。

【用法】粥熟后即可服用。

【功效】苎麻根为苎麻的干燥根及根茎，其味甘性寒、无毒，具有清热、止血、安胎之功效；大枣味甘性平，具有补中益气、养血安胎之效；糯米味甘性微温，具有补脾胃、益气血的作用。上药合用具有清热补虚、止血安胎之功效。

🌿 杜仲鸡治习惯性流产

【材料】约重 500 克的乌骨鸡 1 只，炒杜仲、桑寄生各 30 克。

【做法】先将乌骨鸡闷杀（不用刀杀），去除毛和内脏，用纱布将杜仲和桑寄生包好放入鸡腹内，然后加水将鸡煮至烂熟。之后将鸡腹内的

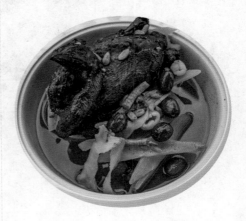

杜仲和桑寄生丢弃，加入调料，即可食用。

【用法】可饮汤食鸡，分 2 ～ 3 次服完。

【功效】乌骨鸡味甘性平偏温，可益五脏、补虚损，具有强筋骨、调月经、止白带的功效，是补虚之佳品；杜仲味甘微辛性温，可补肝肾、壮筋骨，为安胎之良药；桑寄生味微苦性平，可补肝肾、强筋骨，也是安胎之良药。上药合用具有补益肝肾、强筋壮骨、止漏安胎之功效。

🌿 阿胶鸡蛋汤治习惯性流产

【材料】阿胶 10 克，鸡蛋 1 个，食盐适量。

【做法】将阿胶用水 1 碗烊化，鸡蛋调匀后加入阿胶水中煮成蛋花即成。

【用法】每日 1 ～ 2 次，食盐调味服。

【功效】补血，滋阴，安胎。适用于阴血不足所致的胎动不安、烦躁等。

🌿 安胎鲤鱼粥治习惯性流产

【材料】活鲤鱼 500 克，苎麻根 20 ～ 30 克，糯米 50 克，葱、姜、油、盐各适量。

【做法】鲤鱼去鳞及肠杂，洗净切片煎汤。再取苎麻根加水 200 克，煎至 100 克，去渣留汁，加入鲤鱼汤中，并加糯米和葱、姜、油、盐各适量，煮成稀粥。

【用法】每日早晚趁热食，3 ～ 5 天为一疗程。

【功效】安胎，止血，消肿。适用于胎动不安、胎漏下血、妊娠浮肿。

🌿 艾叶鸡蛋汤治习惯性流产

【材料】艾叶 50 克，鸡蛋 2 个，白糖适量。

【做法】将艾叶加水适量煮汤，打入鸡蛋煮熟，放白糖溶化即成。

【用法】每晚睡前服。

【功效】温肾安胎。适用于习惯性流产。

🌿 黄酒蛋黄羹治习惯性流产

【材料】鸡蛋黄 5 个，黄酒 50 克，食盐少许。

【做法】将鸡蛋黄、黄酒加水适量调匀，可酌加食盐少许，以锅蒸炖 1 小时即可。

【用法】一顿或分顿食用。

【功效】温补肝肾，安胎。适用于先兆流产。

🌿 母鸡黄米粥治习惯性流产

【材料】老母鸡（4 ～ 5 年以上者）1 只，红壳小黄米 250 克。

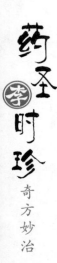
【做法】将鸡宰杀去毛及内脏，煮汤，用鸡汤煮粥。

【用法】连续服用。

【功效】适用于习惯性流产。

妊娠呕吐

约有半数以上妇女在怀孕早期会出现早孕反应，包括头晕、疲乏、嗜睡、食欲不振、偏食、厌恶油腻、恶心、呕吐等。症状的严重程度和持续时间因人而异，多数在孕6周前后出现，8～10周达到高峰，孕12周左右自行消失，多见于年轻初孕妇。一般停经40日左右出现早孕反应，逐渐加重，直至频繁呕吐，不能进食。

呕吐物中有胆汁或咖啡样物质。严重呕吐可引起失水及电解质紊乱，并动用体内脂

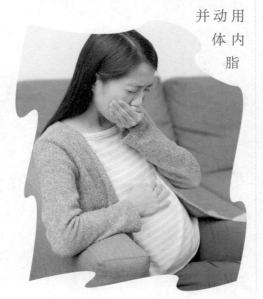

肪，使其中间产物丙酮聚积，引起代谢性酸中毒。患者体重明显减轻、面色苍白、皮肤干燥、脉搏弱、尿量减少，严重时出现血压下降，引起肾前性急性肾衰竭。

生姜甘蔗汁治妊娠呕吐

【材料】甘蔗1条，姜1片。

【做法】将甘蔗去皮，洗净抹干水，切成小条，放入榨汁机内榨出蔗汁1杯。姜刮去皮，洗净抹干水，磨成蓉，揸出姜汁半汤匙至1汤匙。蔗汁、姜汁同放入碗中炖半小时，炖热便可饮用。

【用法】趁热饮用。

【功效】健胃、下气、止呕，这是民间用以治疗孕妇呕吐的传统药方，轻度的呕吐可参考此方，功效不错，严重的最好请教医生。

姜丝煎蛋治妊娠呕吐

【材料】鸡蛋2只，姜丝适量，盐少许。

【做法】下油1汤匙，放下姜丝炒香铲起。烧热锅、下油1汤匙，将一只鸡蛋放入锅中，慢火煎至半凝固时，放下半份姜丝，洒下少许盐，招折呈半月形，煎至两面黄色铲起上碟。另一只做法相同。

【用法】趁热饮用，每日两次。

【功效】祛风暖胃，含有蛋白质，食后可达进补目的。姜有益脾胃、散风寒的功效；鸡蛋有滋阴、润燥、养血的功能。

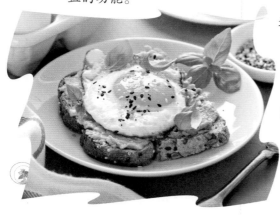

老姜鸡汤治妊娠呕吐

【材料】草鸡1只（重约750克），老姜75克或适量，酒1汤匙。

【做法】姜刮去皮，洗净切片拍松。将鸡洗净抹干水，怕油腻的可将鸡皮撕去。把鸡斩开成块状，肫、肝也切块。烧热锅，下油1汤匙，放下姜炒香，下鸡炒透，喷料酒，铲起放入砂锅内，加入水适量烧滚，用中火炖约1小时，除去汤面上的油，下盐调味。

【用法】吃鸡喝汤。

【功效】此汤祛风滋补。姜有益脾胃、散风寒的功能。鸡具有温中、益气功能。

黄连苏叶茶治妊娠呕吐

【材料】黄连1.5克，苏叶3克。

【做法】将上两味放入杯中，用沸水冲泡，代茶饮用。

【用法】每日2剂。

【功效】清热燥湿，理气止呕。适用于妊娠呕吐。

韭菜鲜姜汁治妊娠呕吐

【材料】韭菜、鲜姜各200克，白糖适量。

【做法】将韭菜、生姜切碎，捣烂取汁，用白糖调匀。

【用法】每日1次，饮汁。

【功效】温中止呕，行气和中。适用于怀孕后恶心呕吐、不思饮食。

萝卜子柚皮汤治妊娠呕吐

【材料】萝卜子、鲜姜、柚皮各15克。

【做法】将上3味加水一碗，煮成半碗后服。

【用法】每日1次。

【功效】温中，止呕。适用于妊娠呕吐。

丁香梨治妊娠呕吐

【材料】大雪梨1个，丁香15粒。

【做法】将雪梨去外皮，挖出核仁，酿入丁香，复合，装于碗中，隔水蒸熟。

【用法】每天食梨1个，连食3～4

第四章　妇科奇方妙治

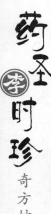

天。

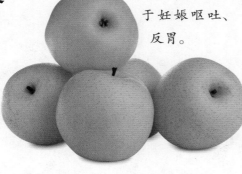

【功效】适用于妊娠呕吐、反胃。

🌿 白蔻仁治妊娠呕吐

【材料】白蔻仁适量。

【做法】去壳频频细嚼吞服。

【用法】每日5～10粒。

【功效】行气化湿，健脾止呕。适用于妊娠呕吐。

🌿 糯米汤治妊娠呕吐

【材料】糯米30克（1次量）。

【做法】按常法熬汤。

【用法】每日饮4次，禁食硬、冷食物。

【功效】益气，和中。适用于怀孕2个月后发生的呕吐，服药不见效者。

外阴瘙痒

外阴瘙痒是妇科疾病中很常见的一种症状，外阴是特别敏感的部位，妇科多种病变及外来刺激均可引起瘙痒，使人寝食难安、坐卧不宁。外阴瘙痒多发生于阴蒂、小阴唇，也可波及大阴唇、会阴和肛周。

外阴瘙痒常表现为阵发性，也有一些为持续性，但也可发生于外阴完全正常者，一般多见于中年妇女，当瘙痒严重时，患者多坐卧不安，以致影响睡眠、生活和劳动。日常生活中保持私处干爽，瘙痒期间尽量避免同房，以免更加严重。

🌿 海带绿豆粥治外阴瘙痒

【材料】海带、绿豆各30克，白糖适量，粳米100克。

【做法】先将海带洗净切碎，绿豆浸泡半天，粳米淘洗干净，共煮为粥。将熟时加入白糖调味即成。

【用法】每日早晚服用，宜连续食用7～10天。

【功效】清热解毒，利水泻热。适用于阴部瘙痒。

🌿 薏仁红枣粥治外阴瘙痒

【材料】薏仁30克，红枣10枚，大米50克。

【做法】洗净，共煮粥食用。

【用法】每日早晚服用，可随饭食用。

【功效】清热健脾。治外阴瘙痒。

首乌桑葚芝麻粥治外阴瘙痒

【材料】何首乌 30 克，桑葚果、黑芝麻各 10 克，大米 50 克。

【做法】将上述材料洗净，共煮粥食用。

【用法】每日早晚服用，可随饭食用。

【功效】有养血滋阴止痒之功。

蒸猪肝治外阴瘙痒

【材料】猪肝 60 克，马鞭草 30 克。

【做法】将猪肝与马鞭草切成小块拌匀，装在有盖的碗中，放在蒸锅内蒸 30 分钟即可。

【用法】1 次顿服。

【功效】清热祛湿。适用于阴部瘙痒。

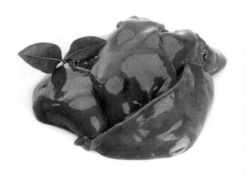

牛奶荷包蛋治外阴瘙痒

【材料】鸡蛋 2 个，苹果半个，白糖 20 克，牛奶 150 毫升。

【做法】将鸡蛋液磕入沸水锅内煮熟，捞出放置碗内。将苹果去皮、核，切成小丁，与白糖、牛奶同放入锅中煮沸，倒入盛有荷包蛋的碗中即成。

【用法】每日早晚各服用 1 次。

【功效】对防治外阴瘙痒有益。

芒硝等治外阴瘙痒

【材料】芒硝、苦参、蛇床子、黄柏、川楝子各 15 克。

【做法】将上药加水 1500 毫升，煎至约 1000 毫升，去渣，倒入盆内，至温热适度，坐浴。

【用法】浸洗 15 ~ 20 分钟左右，每日 1 ~ 2 次。

【功效】治外阴瘙痒。

蛇床子治外阴瘙痒

【材料】蛇床子、白鲜皮、黄柏各 50 克，荆芥、防风、苦参、龙胆草各 15 克，薄荷 1 克（后入）。若带下多而黄者，黄柏加倍；有滴虫者，苦参加倍；霉菌感染者，龙胆草加倍。

【做法】将上药水煎，外用熏洗，每日 2 次。如阴道内瘙痒可熏洗阴道。

【用法】10 ~ 15 天为 1 个疗程，一般 1 个疗程后即明显好转或治愈。

【功效】用于治疗外阴瘙痒。

檞树皮白矾汤治外阴瘙痒

【材料】檞树皮 100 克，白矾 60 克，

第四章 妇科奇方妙治

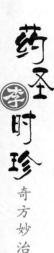
食醋 250 毫升。

【做法】先将樗树皮水煎 20 ~ 30 分钟，滤去药渣加白矾、食醋，再煮沸 2 ~ 3 分钟。

【用法】趁热熏洗、坐浴，每日 2 次。

【功效】用于治疗外阴瘙痒。

地肤子治外阴瘙痒

【材料】地肤子、黄柏各 20 克，紫花地丁、白鲜皮各 30 克，白矾 10 克。

【做法】将药物水煎，温洗患处。

【用法】早、晚各 1 次。

【功效】用于治疗外阴瘙痒。

盆腔炎

盆腔炎是指女性盆腔生殖器官炎症及周围结缔组织和盆腔腹膜发生炎症反应的统称，包括子宫体炎、

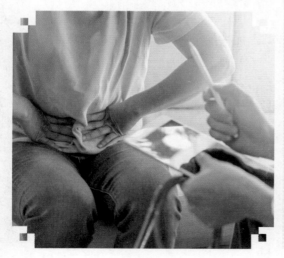

输卵管卵巢炎、盆腔结缔组织炎及盆腔膜炎等，为妇科常见病之一。盆腔炎常见发病原因为分娩及流产后的感染，不卫生习惯、不洁性生活、经期性交等均可导致病原体的侵入而引起炎症。并不是所有的女性都会患上盆腔炎，发病只是少数。这是因为女性生殖系统有自然的防御功能，在正常情况下，能抵御细菌的入侵，只有当机体的抵抗力下降，或由于其他原因使女性的自然防御功能遭到破坏时，才会导致盆腔炎的发生。

盆腔炎大致分为 3 类：输卵管积水与输卵管卵巢囊肿、输卵管炎、慢性盆腔结缔组织炎。

荔枝核蜜饮治盆腔炎

【材料】荔枝核 30 克，蜂蜜 20 克。

【做法】将荔枝核敲碎后放入砂锅，加水浸泡片刻，煎煮 30 分钟，去渣取汁，趁温热调入蜂蜜，拌和均匀即可。

【用法】早、晚 2 次分服。

【功效】理气，利湿，止痛。主治各类慢性盆腔炎。症见下腹及小腹两侧疼痛、不舒、心情抑郁、带下量多。

瓜汁饮治盆腔炎

【材料】西瓜（连皮）、冬瓜（连皮）各 500 克。

【做法】将上两味洗净，捣烂取汁，混匀后饮服。

【用法】每日1剂。

【功效】清热解毒，利尿消肿。主治湿热下注型及湿热郁毒型盆腔炎等症。

毛茛鲜草治盆腔炎

【材料】毛茛鲜草适量。

【做法】将其捣烂外敷。

【用法】每日1次。局部起泡即取去，外涂龙胆紫，勿用针刺破。

【功效】清热消肿。主治盆腔炎。

大青盐治盆腔炎

【材料】大青盐、坎离砂各500克，醋适量。

【做法】炒大青盐或醋拌坎离砂。

【用法】布包敷于下腹部。每日两次。

【功效】清热解毒。主治盆腔炎。

地杷汤治盆腔炎

【材料】米口袋20克，地龙10克，土枇杷25克。

【做法】用鲜品或干品，水煎服。

【用法】每天煎1剂，服3次。

【功效】清热解毒。主治盆

腔炎或尿道炎等症。

盆腔炎汤治盆腔炎

【材料】败酱草50克，连翘、公英各25克，地丁、赤芍各15克，鸡血藤35克。

【做法】将药物放砂锅用水煎煮。

【用法】每日1剂，分2次服。

【功效】清热解毒，活血化瘀。主治盆腔炎。

地蚤汤治盆腔炎

【材料】蚤休、地丁草各15克，川芎5克，当归、金铃子、玄胡索各10克。

【做法】将药物放砂锅用水煎煮。

【用法】每日1剂，分2次服。

【功效】疏肝理气，活血化瘀，清利湿热。主治盆腔炎，中医辨证属肝失疏泄，湿

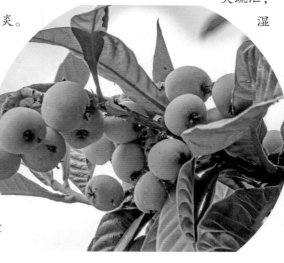

121

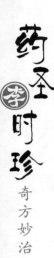

热下注，气血瘀滞。

皂刺大枣治盆腔炎

【材料】皂刺 30 克，大枣 10 枚。

【做法】同煎半小时以上，弃渣取汤 300 ～ 400 毫升，再加粳米 30 克煮成粥状。

【用法】每日 1 剂，分 2 次服。

【功效】清热化瘀。主治亚急性盆腔炎。

产后缺乳

产妇在哺乳时乳汁甚少或全无，不足够甚至不能喂养婴儿者，称为产后缺乳。缺乳的程度和情况各不相同：有的开始哺乳时缺乏，以后稍多但仍不充足；有的全无乳汁，完全不能喂乳；有的正常哺乳，突然高热或七情过极后，乳汁骤少，不足以喂养婴儿。

乳汁来源于脏腑、血气、冲任，《胎产心法》云："产妇冲任血旺、脾胃气旺则乳足"。薛立斋云："血者，水谷之清气也，和调五脏，洒陈六腑，在男子则化为精；在妇人上为乳汁，下为血海"，说明产妇的乳汁是否充足与脾胃血气强健有密切关系。

乳汁由气血化生，全赖肝气疏泄与调节，故缺乳多因气血虚弱、肝郁气滞所致，也有因痰气壅滞导致乳汁不行者。缺乳首辨虚实。

猪蹄黄豆汤治产后缺乳

【材料】猪蹄 1 只，黄豆 60 克，黄花菜 30 克。

【做法】将猪蹄洗净剁成碎块，与黄豆、黄花菜共煮烂，入油、盐等调味，分数次吃完。

【用法】2 ～ 3 日 1 剂，连服 3 剂。

【功效】滋补阴血，化生乳汁。

乌鸡白凤尾菇汤治产后缺乳

【材料】乌鸡 500 克，白凤尾菇 50 克，料酒、大葱、食盐、生姜片各适量。

【做法】将乌鸡宰杀后，去毛，去内脏及爪，洗净。砂锅添入清水，加生姜片煮沸，放入已剔好的乌鸡，加

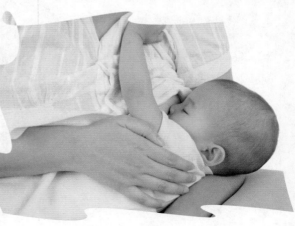

料酒、大葱，用文火炖煮至酥，放入白凤尾菇，加食盐调味后煮沸3分钟即可起锅。

【用法】吃肉喝汤，趁热食用，每日3次。

【功效】补益肝肾，生精养血，养益精髓，下乳。适用于产后缺乳、无乳或女子乳房偏小不丰、发育不良等。

🌿 归芪鲫鱼汤治产后缺乳

【材料】鲫鱼1尾（半斤），当归10克，黄芪15克。

【做法】将鲫鱼洗净，去内脏和鱼鳞，与当归、黄芪同煮至熟即可。

【用法】饮汤食鱼，每日服1剂。

【功效】产后气血不足，食欲不振，乳汁量少。

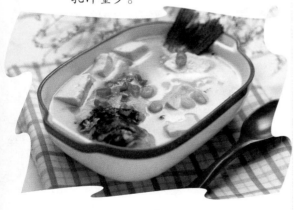

🌿 猪骨西红柿粥治产后缺乳

【材料】西红柿3个（重约300克）或山楂50克，猪骨头500克，粳米200克，精盐适量。

【做法】将猪骨头砸碎，用开水焯一下捞出，与西红柿（或山楂）一起放入锅内，倒入适量清水，置旺火上熬煮，沸后转小火继续熬半小时至1小时，端锅离火，把汤滗出备用。粳米洗净，放入砂锅内，倒入西红柿骨头汤，置旺火上，沸后转小火，煮至米烂汤稠，放适量精盐，调好味，离火即成。

【用法】食肉喝汤，早晚各1次。

【功效】有通利行乳、散结止痛、清热除瘀的作用。

🌿 蒸酿豆腐角治产后缺乳

【材料】豆腐、虾肉、鸡蛋、盐、糖、生粉、葱姜等调味料。

【做法】先将豆腐切1～2厘米厚的片，炸熟后剖开一侧，挖出少许瓤，做成酿豆腐；虾肉切碎，用蛋清、生粉、盐、糖等调制后塞入豆腐中；将酿豆腐蒸10分钟，而后勾芡汁淋在上面。

【用法】分3次食完。

【功效】虾肉具有通乳功效，是因为它和豆腐一样含有大量的蛋白质和钙。蒸酿豆腐角口味软嫩、鲜香，还含有适量脂肪，非常适合妈咪产后补养的需要。

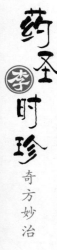

🌿 猪蹄茭白汤治产后缺乳

【材料】猪蹄250克，白茭（切片）100克，生姜2片，料酒、大葱、食盐各适量。

【做法】猪蹄于沸水烫后刮去浮皮，拔去毛，洗净，放净锅内，加清水、料酒、生姜片及大葱，旺火煮沸，撇去浮沫，改用小火炖至猪蹄酥烂，最后投入茭白片，再煮5分钟，加入食盐即可。

【用法】食肉喝汤，每日3次。

【功效】益髓健骨，强筋养体，生精养血，催乳。可有效地增强乳汁的分泌，促进乳房发育。适用于妇女产后乳汁不足或无乳等。

🌿 莲藕红枣汤治产后缺乳

【材料】莲藕250克，花生100克，红枣10克。

【做法】将莲藕洗净切成小块，花生去壳，红枣洗净。把全部用料放入砂锅内，加清水适量，武火煮沸后，文火煮3小时。加入适量调料即可。

【用法】每日3次，趁热食用。

【功效】生津养血，用治乳汁量少。

更年期综合征

女性更年期综合征是女性卵巢功能逐渐衰退至完全消失的过渡时期，女性更年期综合征多发生于40～60岁之间，由于生理和心理改变而出现的一系列症状，常见有烘热汗出、烦躁易怒、心悸失眠或忧郁健忘等。

本病属于中医学的"绝经前后诸证"的范畴。本病的发生是妇女在绝经前后，肾气逐渐衰竭，冲任亏虚，精血不足，天癸渐绝，月经将断而至绝经所出现的生理变化，但有些女性由于体质或精神因素以及其他因素的影响，一时不能适应这些生理变化，使阴阳失去平衡，脏腑气血功能失调而出现的一系列脏腑功能紊乱的症候。

🌿 枸杞肉丝冬笋治更年期综合征

【材料】枸杞、冬笋各30克，瘦猪肉100克，猪油、食盐、味精、酱油、淀粉各适量。

【做法】将炒锅放入猪油烧热，投入肉丝和笋丝炒至熟，放入其他佐料即成。

【用法】每日1次。

【功效】适用于头目昏眩、心烦易怒、经血量多、面色晦暗、手足心热等症。

🌿 附片鲤鱼汤治更年期综合征

【材料】制附片15克，鲤鱼1尾（重约500克）。

【做法】先用清水煎煮附片2小时，将鲤鱼收拾干净再将药汁煮鲤鱼，食时入姜末、葱花、盐、味精等。

【用法】吃鱼喝汤，分3次吃完。

【功效】适用于更年期有头目眩晕，耳鸣腰酸或下肢水肿、喜温恶寒，或白带清冷，小腹冷痛及面色无华等症者。

益智仁粥治更年期综合征

【材料】益智仁5克，糯米50克，精盐少许。

【做法】先将益智仁研为细末，糯米煮粥，调入益智仁末，加细盐少许，稍煮即可。

【用法】每日早晚餐温热食用。

【功效】适用于妇女更年期综合征，以及老年人脾肾阳虚、腹中冷痛，面色晦暗、尿频、遗尿等。

甘麦大枣粥治更年期综合征

【材料】大麦、粳米各50克，大枣10枚，甘草15克。

【做法】先煎甘草，去渣，后入粳米、大麦及大枣同煮为粥。

【用法】每日2次，空腹食用。

【功效】具有益气安神，宁心美肤功效。适用于妇女更年期精神恍惚、时常悲伤欲哭、不能自持或失眠盗汗、舌红少苔、脉细而数者。

合欢花粥治更年期综合征

【材料】合欢花（干品）30克，或鲜品、粳米各50克，红糖适量。

【做法】将合欢花、粳米、红糖同放锅内加水500毫升，用文火煮至粥熟即可。

【用法】每晚睡前1小时空腹温热食用。

【功效】具有安神解郁、活血悦颜、利水消肿等功效。适用于更年期易怒忧郁、虚烦不安、健

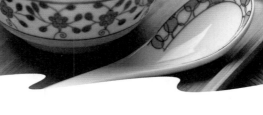

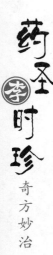
忘失眠等症。

小米百合粥治更年期综合征

【材料】小米、百合各50克。

【做法】先将小米淘净，注入清水800毫升，烧开后，再将百合洗净放入，慢熬成粥。

【用法】分1～2次空腹调蜂蜜服。

【功效】健脾和中，清心安神。主治妇女更年期情绪急躁、夜卧不宁。

金橘茶治更年期综合征

【材料】金橘茶、枸杞各30克，菊花15克。

【做法】将以上药物分别洗净沥干水煎，每次用水300毫升，煎20分钟，2次混合，去渣，当茶饮。

【用法】可随时服用。

【功效】清热润燥，养心安神。适用于妇女更年期烦躁易怒、情绪不宁、坐卧不安、头晕等症。

山楂荷叶茶治更年期综合征

【材料】山楂20克，荷叶15克。

【做法】将上2味水煎取汁，代茶饮用。

【用法】每日2剂。

【功效】活血散瘀，清热安神。主治更年期综合征之头胀、心悸、失眠等。

小麦山药粥治更年期综合征

【材料】干山药片30克，小麦、糯米各50克。

【做法】将山药、小麦、糯米加适量砂糖同煮为稀粥。

【用法】早、晚餐食用，温热服。

【功效】补脾胃，安心神，补肾固精。主治更年期综合征。症见脾肾不足，精神不振，失眠多梦，食少便溏，腰酸痛等。

乳腺炎

乳腺炎是指乳腺的急性化脓性感染，多见于妇女哺乳期，尤其是初产妇。乳腺炎的危害较大，初起时乳房肿胀、疼痛，肿块压痛，表面红肿，发热；如继续发展，则症状加重，乳房搏动性疼痛。严重乳腺炎患者可伴有高烧、寒战，乳房肿痛明显，局部皮肤红肿，有硬结、压痛，患侧腋下淋巴结肿大，压痛。

乳腺炎是指乳房部位发生的一种急性化脓性疾病。多发生于产后3～4周的妇女，尤其是初产妇多见。其发病原因多由细菌，如葡萄球菌及链球菌从裂开的乳头侵入，或乳汁瘀积，阻塞不通，细菌迅速繁殖而引起。中医称为"乳痈""奶痈"，中医认为

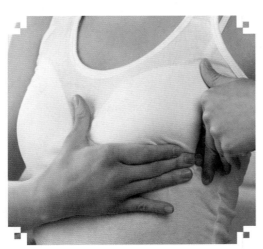

本病的发生多因乳头破裂，不能吸尽乳汁；或乳头内陷，影响哺乳，乳汁瘀滞；或产后情志不舒，肝气郁结，乳络不通，郁而化热，热盛肉腐；或产后乳络阻塞，外流不畅，瘀而成痈。

黄花菜炖猪蹄治乳腺炎

【材料】干黄花菜50克，猪蹄200克，清汤、料酒、精盐、味精、姜片、葱段各适量。

【做法】先将泡好的干黄花菜去根，洗净，切段；再将猪蹄去毛

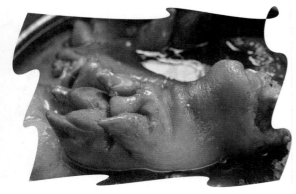

洗净，放入沸水锅中煮5分钟，捞出；起火上锅，放入猪蹄、清汤、料酒、精盐、姜片、葱段，用大火烧沸后，改用小火煨炖，大约1小时后，放入黄花菜段，烧至肉烂时，放入味精，即可出锅。

【用法】每日3次食用。

【功效】黄花菜性平味甘，含有多种维生素、蛋白质、铁、钙等营养成分，猪蹄有胶原蛋白质。适用于乳腺炎初期。

乳香没药膏治乳腺炎

【材料】乳香、没药、大黄、蜂房各10克，蜂蜜适量。

【做法】将前4味药混合研细末，再加蜂蜜调成膏状，敷盖于乳房结块处，用布覆盖，胶布固定。

【用法】每天换药1次。

【功效】止痛。适用于乳腺炎。

仙人掌白矾敷贴法治乳腺炎

【材料】鲜仙人掌60～100克，白矾5～10克。

【做法】将仙人掌用火炭烙去毛刺，捣碎，与白矾细末混匀，加入适量清水调呈泥状，敷贴患处，用纱布包好固定。

【用法】每日更换1次。

【功效】用于治疗乳腺炎。适用于

急性乳腺炎。

黄菊花蚤休金银花治乳腺炎

【材料】黄菊花、蚤休、金银花、醋各适量。

【做法】将上药共研末，用醋调匀，外敷患处，用纱布覆盖并固定。

【用法】每日3次。

【功效】清热解毒，消痛。适用于乳腺炎、腮腺炎。

葡萄叶外敷法治乳腺炎

【材料】葡萄叶适量。

【做法】将葡萄叶洗净，捣烂为泥。敷于乳房周围，用纱布包好。

【用　　法】每

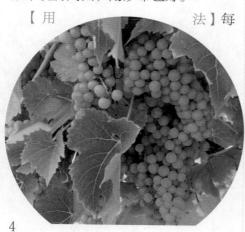

4

小时换　　药1次，数次可愈。

【功效】止痛，止血。适用于乳腺炎初期。

五倍子糊治乳腺炎

【材料】五倍子30克，食醋适量。

【做法】将其研成细末，加食醋适量，调成糊状，敷患侧乳房上，外用纱布固定。

【用法】每日1次。

【功效】适用于急性乳腺炎。

剥皮鱼散治乳腺炎

【材料】剥皮鱼（绿鳍马面鲀）适量，黄酒1盅。

【做法】将剥皮鱼（黄色的）焙干研细末。

【用法】每次6～9克，每日2次，黄酒冲服。

【功效】镇痛消肿。适用于乳腺炎。

赤魟鱼尾刺治乳腺炎

【材料】赤魟鱼尾刺适量，黄酒或米醋1盅。

【做法】将赤魟鱼尾刺焙干研末。

【用法】每次服1克，黄酒或米醋冲服，每日服2次。

【功效】清热解毒，化结除结。适用于急性乳腺炎。

茄子末治乳腺炎

【材料】茄子、凡士林各适量。

【做法】将茄子晒干，研成细末。

【用法】在纱布上抹上凡士林，再

撒上茄子细末，敷于患处。

【功效】散血瘀，消肿痛。适用于乳腺炎、疔疮痛疽等症。

月经不调

月经不调是一种常见的妇科常见病，是指月经周期或出血量的异常。依据个人生理周期来算，不管是28天周期还是30天周期，早来或晚来7天以上，就是生理不和，身体与精神有了不平衡的现象。月经不调表现为月经过多，月经量少，持续时间过长、超过7天；月经频发即月经间隔少于21天；月经周期延长及月经周期间隔长于35天。许多全身性疾病如血液病、高血压、肝病、内分泌病、流产、异位妊娠、葡萄胎、生殖道感染、肿瘤（如卵巢肿瘤、子宫肌瘤）

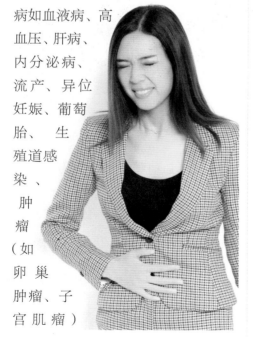

等均可引起月经失调。另外，劳累过度、生活不规律、饮食改变、环境改变、寒冷刺激、精神因素、使用激素等，也可能会引起月经失调。

月经不调对女性的危害较大，要引起足够重视。月经不调会导致头疼、心悸，产生色斑、暗疮等，严重的还可能导致子宫内膜异位、宫颈炎等，更可怕的是会导致不孕。

🌿 党参黑豆汤治月经不调

【材料】黑豆、红糖各30克，党参9克。

【做法】将3味一起煎汤，饮服。

【用法】每日3次服用。

【功效】补气养血。主治脾气虚弱之月经先期。

🌿 鸡蛋红糖治月经不调

【材料】鸡蛋2个，红糖100克。

【做法】红糖加水少许，水开后打入鸡蛋煮至半熟即成。

【用法】应在月经干净后服用，连用2～3次，每天1次。

【功效】滋阴养血，调经止痛。主治妇女月经不调、血虚。

🌿 黑豆红枣煎治月经不调

【材料】黑豆50克，红枣5枚，生姜3片。

第四章 妇科奇方妙治

【材料】将上3味共煎至豆熟烂，食豆、大枣，饮汤。

【做法】每日1剂，月经前3天开始服。

【功效】补血调经。主治月经不调，属月经延后，量多，色淡，头昏面白。

大枣益母汤治月经不调

【材料】大枣20枚，益母草、红糖各10克。

【做法】加水共炖。饮汤。

【用法】每日早、晚各1次。

【功效】温经养血，祛瘀止痛。主治经期受寒或贫血等造成的月经不调，疼痛，腰酸。

黑豆苏木汤治月经不调

【材料】黑豆50克，苏木20克，红糖少许。

【做法】将黑豆炒熟研末，与苏木加水共煎。

【用法】加红糖调服。

【功效】行血祛瘀，利水消肿。主治月经不调。

米醋豆腐治月经不调

【材料】米醋200克，豆腐250克。

【做法】将豆腐切成小块用醋煮，以文火煨炖为好，煮熟。

【用法】饭前吃，一次吃完。

【功效】活血调经。主治身体尚壮妇女的月经不调，如经期过短、血色深红、量多。

山楂红糖水治月经不调

【材料】生山楂肉50克，红糖40克。

【做法】将山楂水煎去渣，冲入红糖，热饮。

【用法】非妊娠者多服几次，经血亦可自下。

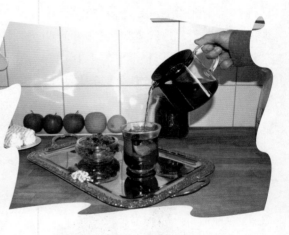

【功效】活血调经。主治月经错后。

二花益母煎治月经不调

【材料】月季花、玫瑰花各15克，益母草、丹参各25克。

【做法】将药物放砂锅用水煎煮。

【用法】每日1剂，日服2次。

【功效】活血调理。主治月经不调。

橘叶桔梗汤治月经不调

【材料】鲜橘叶20克，桔梗10克，红糖15克。

【做法】将上3味放入保温杯中，冲入沸水，加盖闷15分钟。

【用法】每日1剂，不拘时，代茶饮用。

【功效】疏肝理气，调经。主治月经过少。

🌿 鸡蛋益母汤治月经不调

【材料】鸡蛋2个，益母草30克。

【做法】将鸡蛋洗干净，同益母草加水共炖，蛋熟后去壳再煮20分钟。

【用法】吃蛋饮汤。

【功效】活血调经。主治产后恶露不止、气血瘀滞导致的痛经及月经不调等。

🌿 荔枝核香附散治月经不调

【材料】荔枝核、香附等份。

【做法】将2味捣碎，研末。

【用法】黄酒调服，每次6克，每日早、晚各1次。

【功效】散寒祛湿，理气散结，调经止痛。主治行经前小腹疼痛。

🌿 益母草熏洗治月经不调

【材料】益母草30克，贯众、地榆炭、藕节各15克。

【做法】将上药加清水2000毫升，煎沸5～10分钟，将药液倒入盆内，趁热熏蒸下腹部，凉温后再反复擦洗之，每次熏洗30分钟。

【用法】每日熏洗2次，每剂可用3次。

【功效】活血祛瘀，凉血止血。主治月经过多，经期延长。

宫颈炎

宫颈炎是妇科的常见疾病，多发生于生育年龄的妇女，而且发病率极高。主要有急性和慢性两种，急性宫颈炎常与急性子宫内膜炎或急性阴道炎同时存在，但以慢性宫颈炎多见。主要表现为白带增多，呈黏稠的黏液或脓性黏液，有时可伴有血丝或夹有血丝。

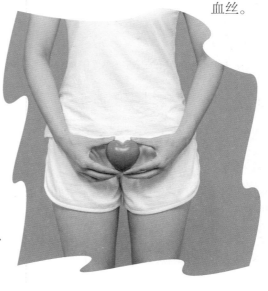

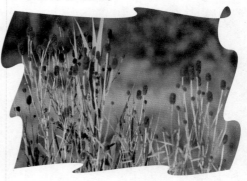

宫颈炎由于分娩、流产或手术损伤宫颈后发生。病原体首先为葡萄球菌、链球菌、大肠杆菌和厌氧菌，其次是淋病双球菌、结核杆菌，原虫中有滴虫和阿米巴。在特殊情况下，是由化学物质和放射线所引起的。

鲜大叶汁治宫颈炎

【材料】鲜桉叶50克，淀粉3～3.5克。

【做法】加水浸没桉叶，煎沸后用文火煎2小时，过滤，再用文火熬至糊状，取出，待稍冷后再加防腐剂和淀粉，拌匀制成宽1～2.5厘米的椭圆形药丸300枚，阴干备用。

【用法】用时，令患者仰卧，取截石位，于临睡前将本药丸用温开水湿润后放入阴道近宫颈处。每次1丸，隔日1次，4次为1个疗程。

【功效】治疗宫颈炎。

鲜地榆根治宫颈炎

【材料】鲜地榆根、麻油各适量。

【做法】将上药去外皮，切片，烤干，粉碎，过120目筛，放于净瓶中备用。用时取麻油2份，过滤，加热煮沸，待冷，加入1份地榆粉调匀即得。

【用法】将前将宫颈糜烂面分泌物擦掉，取地榆粉撒在糜烂面上，然后用一带线棉球蘸地榆油膏置入宫颈糜烂处，24小时后取出。隔日上药1次，一般3～5次见效，8～10次痊愈。

【功效】凉血止血，清热解毒。用于治疗宫颈炎。

鲜毛麝香治宫颈炎

【材料】鲜毛麝香（雾水草、蓝花草）150克。

【做法】将上药用清水洗净，加水700毫升，煎至500毫升，冲洗阴道。

【用法】冲洗阴道，隔3天一次。

【功效】祛风湿，消肿毒，行气散瘀止痛，用于治疗宫颈炎。本方亦适用于外阴瘙痒症。

白英垂盆草汁治宫颈炎

【材料】白英、垂盆草各60克。

【做法】将药物放砂锅用水煎煮。

【用法】每天1剂，分3次服。

【功效】用于治疗宫颈炎宫颈糜烂。

蒲公英汁治宫颈炎

【材料】蒲公英或艾叶 95 克。

【做法】蒲公英熬汁，将竹管一节（长 7 ～ 10 厘米，口径 2 ～ 3 厘米，一端开口，一端闭塞），浸于以上药液中，待煮沸后倒掉管内液体，涂在宫颈糜烂处。

【用法】每天 1 次，7 日为 1 个疗程（后 3 次可隔日 1 次），休息 1 周后复查，如未愈，再行第 2 个疗程。

【功效】清热解毒可用于热毒证，消痈散结。适用于宫颈炎。

龙葵汁治宫颈炎

【材料】龙葵适量。

【做法】将龙葵洗净切成段，放在锅内加水煮，直到熬成糊状，即成龙葵膏，装入消毒瓶内备用。

【用法】先将宫颈糜烂面分泌物擦净，取带线的棉球一个，蘸上龙葵膏，对准宫颈糜烂处塞入（棉球的线尖要露在阴道外），24 小时后自行取出。每周上药 1 至 2 次，8 次为 1 个疗程。

【功效】有清热解毒、活血散瘀。适用于宫颈糜烂。

仙人掌治宫颈炎

【材料】仙人掌肉质茎块连同果实鲜品 80 克，猪瘦肉 70 ～ 90 克，仙人掌鲜品 100 克。

【做法】将上两味药加烹调佐料入钵中，隔水炖服。另以仙人掌鲜品全草每次 100 克，捣碎，加食盐少许煎液，先熏后洗。

【用法】10 天为 1 个疗程，经期停用。

【功效】清热解毒，消肿止痛。适用于宫颈炎。

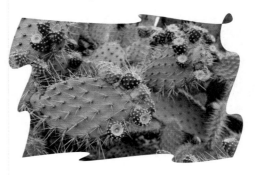

金银花汤治宫颈炎

【材料】金银花、蒲公英各 15 克。

【做法】将药物用水煎煮。

【用法】每日 1 剂，分 2 次服。

【功效】清热解毒，消肿散结。适用于慢性宫颈炎。

猪胆汁白矾治宫颈炎

【材料】鲜猪胆 1 个，白矾 9 克。

【做法】将白矾放入猪胆汁内，阴干或烘干，研末，过极细箩，备用。

【用法】一般轻者上药 5 次即愈，重者上药 10 次。

【功效】清热，解毒，防腐。用治慢性宫颈炎。

第四章 妇科奇方妙治

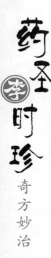

闭　经

闭经是指超过青春期（年满18岁）月经仍未来潮，或月经周期建立之后因怀孕、哺乳，又未到绝经期，月经突然停止而超过3个月仍未来潮的症状。前者称为原发性闭经，后者称为继发性闭经。

本病在中医学中分为虚实两类。虚为阴亏血虚，无经可下，或肝肾亏损，精血不足。多因先天不足，后天缺乏补养大量失血，房劳过度等造成。实者皆为气滞血瘀，经脉不畅，血不运行。由经期冒雨涉水，感受风邪，或饮食失节，过食寒物所致。

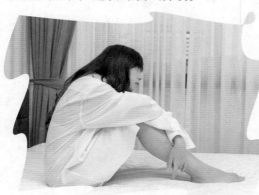

🌿 猪肝红枣治闭经

【材料】猪肝200克，红枣20枚，番木瓜1个。

【做法】将红枣去核、番木瓜去皮后，加猪肝及水煮熟吃。

【用法】每日分3次喝完。

【功效】生血养血，用于治疗闭经。

🌿 老母鸡木耳治闭经

【材料】老母鸡1只，木耳50克，红枣10枚。

【做法】将鸡去毛、内脏，与木耳、红枣，加水煮烂吃。

【用法】吃肉喝汤。

【功效】补气养血，用于体虚闭经。

🌿 鸡蛋香菜花治闭经

【材料】鲜香菜花50克，鸡蛋1个。

【做法】将鲜香菜花加2碗清水煎至1碗去渣，打入鸡蛋1只，调味服食。

【用法】早晚食用。

【功效】适用于气滞闭经、胸胁腹痛、性情急躁、小腹坠胀。

🌿 艾叶治闭经

【材料】艾叶30克。

【做法】将艾叶水煎煮。

【用法】加红糖适量服。

【功效】温经散寒，除湿。适用于伴有行经腹痛、小腹寒冷、带下清稀等虚寒性月经过少、闭经。

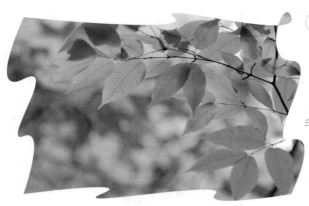

白鸽肉治闭经

【材料】白鸽1只，黄酒适量。

【做法】将白鸽宰杀，去毛及内脏，洗净切块，放入大碗内，加入黄酒及水适量，上笼蒸熟食用。

【用法】每日1剂。

【功效】补益肝肾，活血调经。用治肝肾不足型闭经。

向日葵梗治闭经

【材料】向日葵梗9克，猪爪（猪蹄壳）250克。

【做法】先将猪爪洗净，刮去污垢，用河沙在锅中炒炮，再淘洗干净后放入砂锅内，用文火煨炖至烂熟。猪爪煨烂后，加入向日葵梗，煮几沸熬成浓汁，去渣，饮汁。

【用法】每日2～3次，每次20～30毫升。

【功效】适用于伴有胸胁胀满、易怒心烦的气滞血瘀之闭经。

柴胡山楂汤治闭经

【材料】柴胡、木香各10克，山楂30克，红糖2茶匙为引。

【做法】将药物放砂锅用水煎煮。

【用法】每日1剂，连服3～5天。

【功效】适用于妇女闭经。

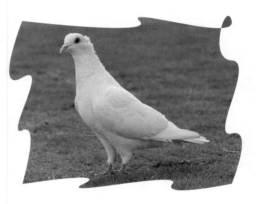

红花酒治闭经

【材料】红花50克，黄酒1000毫升。

【做法】将红花浸入黄酒内，1周后即可饮服。

【用法】每次50毫升，每日2次，每月连服6日。

【功效】活血通经，祛瘀止痛。用治气滞血瘀型闭经。

芥菜子治闭经

【材料】芥菜子90克，黄酒适量。

【做法】芥菜子研为细末。

【用法】每饭前服6克，用热黄酒为引。

【功效】利气，温中，止痛。用治经闭不行，脐腹痛、腰腿沉重、寒热往来。

益母草汤治闭经

【材料】益母草60克，红糖80克。

【做法】水煎去渣，加红糖，煎服。

【用法】每日1次，可连服2～3次。

【功效】活血化瘀，调经。治疗行经前腹部胀痛，月经过少，闭经。

产后腹痛

产妇分娩后出现的下腹疼痛或脘腹疼痛，称为产后腹痛。一般情况下，经产妇症状较初产妇为重，3～4天后疼痛可逐渐消失。如果疼痛严重，则需治疗。临床可见，本病患者或腹部疼痛剧烈，拒按，有结块，恶露不下等，此为瘀血阻在子宫所致；或腹痛并伴有冷感，得热则痛感减轻，恶露量少、色紫、有块等，此为寒气入宫，气血阻塞所致。根据中医"不通则痛"的原则，可以认为本病的原因在于气血运行不畅，治疗原则以调畅

气血为主，虚者益气补血，实者活血散寒。

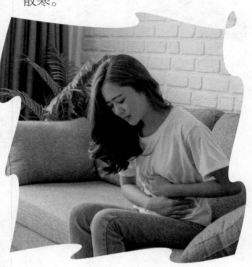

益母草汤治产后腹痛

【材料】益母草60克，山楂25克，红糖30克。

【做法】将药物放砂锅用水煎煮。

【用法】每日1剂，日服3次。其渣可复泡复饮。

【功效】活血化瘀，消食导滞。主治产后瘀血腹痛。

楂茶汤治产后腹痛

【材料】绿茶2克，山楂25克。

【做法】将药物放砂锅用水煎煮。

【用法】每日1剂，日服3次（温服）。其渣可复泡续饮。

【功效】消食和中，行气散瘀。主治产后腹痛。

山楂米汁饮治产后腹痛

【材料】山楂 100 克（打碎），小米 500 克，红糖 150 克。

【做法】先将小米水煎，取浓汁，以米汁煎山楂，熟后入红糖服食。

【用法】每日 1 剂。

【功效】活血定痛。主治产后腹痛，属血瘀型。症见小腹疼痛、得热则舒、恶露量少、涩滞不畅、色紫黯、有块，舌质黯有瘀点，脉涩。

赤豆南瓜散治产后腹痛

【材料】赤小豆 100 克，生姜 30 克，南瓜 200 克。

【做法】将上 3 味共焙干，研成细末。

【用法】每日服 3 次，每次服 30 克，以红糖水送服。

【功效】补血止痛。主治产后腹痛，属血虚型。症见产后小腹隐隐冷痛、喜揉、面色苍白、头晕耳鸣、恶露量少色淡。

丝瓜散治产后腹痛

【材料】老丝瓜 1 个。

【做法】将老丝瓜烧存性，研为细末。

【用法】每服 10 克，每日 2 次，用温黄酒送服。

【功效】凉血解毒，活络通经。主治产后腹痛。

香附散治产后腹痛

【材料】制香附 5 克。

【做法】将上药研成细末备用。

【用法】每次服 5 克，日服 1 次。用温开水冲服。1 ～ 2 剂后即可痊愈。

【功效】理气止痛。主治产后腹痛。

蟹壳酒治产后腹痛

【材料】生蟹壳、白酒各适量。

【做法】将生蟹壳烧存性，研成细末。

【用法】每次服 6 克，以热白酒 3 毫升冲服，每日服 2 次。

【功效】散血结，消积聚。主治产后败血不散、结聚成块、产后子宫复旧不全、血崩腹痛、乳中生硬块等。

芹菜子酒治产后腹痛

【材料】芹菜子 100 克，黄酒 1000 毫升。

【做法】将芹菜子用纱布包好，浸入黄酒中，密封，每日摇动 1 次，7 ～ 10 日即可。

【用法】每次服 20 毫升，每日服 2 次，温服。

【功效】固肾止血，健脾暖胃。主治产后脘腹寒痛等。

山楂糖汤治产后腹痛

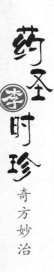

【材料】生山楂 50 克，红糖适量。

【做法】将生山楂煎汁去渣。

【用法】和入红糖服。

【功效】理气散瘀，消积。主治产后腹痛。

🌿 柚子皮汤治产后腹痛

【材料】柚子皮 50 克。

【做法】将柚子皮用水煎煮。

【用法】每日 1 剂，分 2 次服。

【功效】消食化痰，下气快膈。主治产后脘腹冷痛。

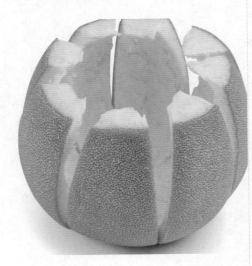

带下病

带下病是妇科的常见病，包括白带、黄带、赤白带。其中表现为妇女阴道内流出白色黏稠或稀薄的液体，终日淋漓不断，如涕如唾，或有腥臭气味的称为白带。带下过多的主要病因是湿邪，湿邪有内生与外感之别。外湿指外感之湿邪逢经期、产后乘虚内侵胞宫，以致任脉损伤，带脉失约，引起带下病。内湿的产生与脏腑气血功能失调有密切的关系，譬如脾虚运化失职。水湿内停，下注任带；肾阳不足，气化失常，水湿内停；素体阴虚，感受湿热之邪，伤及任带等。总之，"夫带下俱是湿症"《傅青主女科》，脾肾功能失常是发病的内在条件，任脉损伤、带脉失约是带下过多的基本病机。临床常见分型有脾虚湿困、肾阳虚、阴虚挟湿、湿热下注、湿毒蕴结五种。

🌿 花生仁冰片治带下病

【材料】花生仁 120 克，冰片 1 克。

【做法】将花生仁浸泡后与冰片共捣如泥。

【用法】分 2 日于早晨空腹时开水送下。

【功效】补脾理虚，祛湿止带。适用于体虚白带过多，有较好疗效。

乌贼骨白芷汤治带下病

【材料】乌贼鱼骨（海螵蛸）9克，白芷3克，茜草炭6克。

【做法】水煎，连煎2次，取汁去渣。

【用法】每日1剂，分2次服。

【功效】清热凉血，收敛止带。适用于赤白带下。

扁豆花散治带下病

【材料】扁豆花适量。

【做法】将扁豆花焙燥研末。

【用法】空腹以米汤送服，每次3克，每日2～3次。

【功效】健脾和胃，清暑化湿。适用于赤白带下。

鱼鳔猪蹄治带下病

【材料】鱼鳔胶6克，猪前蹄1只。

【做法】以清水4碗，砂锅内文火炖烂。

【用法】食肉饮汤。

【功效】行瘀补血。适用于带下。

莲子丸治带下病

【材料】莲子、荞麦粉各200克，鸡蛋6个。

【做法】将莲子砸碎研成粉末，鸡蛋打破取蛋清，再将莲子、蛋清加水和荞麦粉，揉匀，做成绿豆大的丸。

【用法】每日饭前用温开水送服，每日2次，每次10克。

【功效】养心益肾，健脾止带。适用于白 带长年不净、身体虚弱。

马料豆白果治带下病

【材料】马料豆（黑豆之紧小者）50克，白果7枚（去壳），黄酒适量。

【做法】将马料豆、白果同炒，然后以黄酒和水合煎。

【用法】每日分2次服。

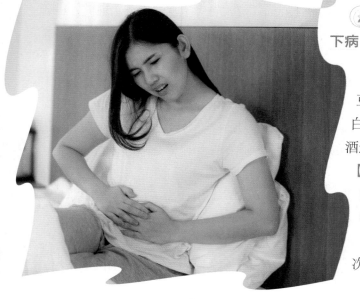

【功效】温中祛湿，止带浊，利小便。适用于孕妇白带如崩、腰膝酸痛。

何首乌鸡蛋治带下病

【材料】何首乌60克，鸡蛋2只。

【做法】将何首乌、鸡蛋加水同煮，

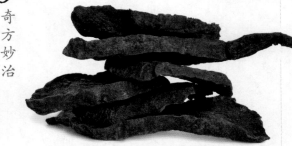

鸡蛋熟后去壳取蛋再煮片刻。

【用法】吃蛋饮汤。

【功效】适用于伴有腰酸腿软、耳鸣发脱等肾虚之带下病。

蜂蜜硼砂治带下病

【材料】蜂蜜10毫升，硼砂1克。

【做法】将硼砂以水溶化，加入蜂蜜调匀。

【用法】以棉球系线蘸药塞入阴道，每日更换1次。

【功效】消炎杀菌。适用于滴虫性阴道炎、黄白带过多、阴部痒。

海蜇皮茯苓汤治带下病

【材料】海蜇皮、土茯苓各30克。

【做法】将海蜇皮与土茯苓共煎，取汁去渣。

【用法】每日1剂，分2次服。10～15日为1个疗程。

【功效】清热祛湿。适用于湿热下注所致的带下病。

莲子粥治带下病

【材料】莲子（去心）、芡实各100克，鲜荷叶、糯米各50克，砂糖适量。

【做法】按常法共煮作粥。

【用法】加砂糖调食。

【功效】益肾固精，健脾止带。适用于白带过多、体质虚弱、腰酸乏力。

子宫脱垂

子宫脱垂是指子宫位置低于正常，轻者子宫颈仍在阴道内，重者子宫全部脱出阴道外的病症，主要原因是支托子宫的韧带、肌肉、筋膜松弛所致。产时宫口未开全而过早用力、产伤未及时修补、产后过早参加重劳动、老年性组织萎缩和长期腹腔压力增加（如慢性咳嗽等），都能引起子宫脱垂。

中医认为，本病发生主要是由于中气不足或肾气亏损，冲任不固，带脉失约所致。如《妇人良方大全》云："妇人阴挺下脱，或因胞络伤损，或

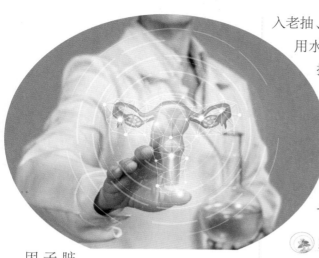

入老抽、盐、味精、白糖，焖约5分钟。用水淀粉勾芡，调入香油，盛入摆有油菜的碟中间即可。

【用法】供佐餐食用。

【功效】油菜中所含丰富的微量元素可帮助受损细胞修复，冬菇、冬笋能促进免疫力，本品有助于子宫脱垂病情恢复。

韭黄炒鸡蛋治子宫脱垂

【材料】韭黄50克，鸡蛋3个。

【做法】将韭黄洗净切成段，鸡蛋打入碗中，搅匀，放入适量精盐、鸡粉搅拌均匀。锅中放入油，用大火烧热后，转至中火，倒入鸡蛋，炒至凝固。将韭黄倒入锅中，与鸡蛋拌炒，待韭黄变软后，放入味精，撒上红椒圈，炒匀后盛出装盘即可。

因子脏

寒虚冷，或因分娩用力所致。"此外，慢性咳嗽、便秘、年老体衰等，也易发生子宫脱垂。临床根据子宫脱垂程度，分为3度。第Ⅰ度：子宫颈下垂到坐骨棘水平以下，但不超越阴道口。第Ⅱ度：子宫及部分子宫体脱出于阴道口外。第Ⅲ度：整个子宫体脱出于阴道口外。

双冬扒油菜治子宫脱垂

【材料】油菜500克，冬菇、冬笋肉各50克。

【做法】将油菜洗净，入沸水中焯烫，锅中加少许油烧热，放入油菜翻炒，调入盐、味精，炒熟盛出，摆盘成圆形。将香菇、冬笋洗净，入沸水中焯烫，加蚝油、水、调

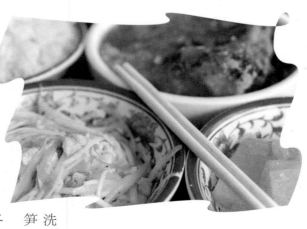

【用法】供佐餐食用。

【功效】韭黄有补肾助阳的功效，鸡蛋能为人体补充丰富的蛋白质，本品温补作用好，可增强体质，有助于缓解子宫脱垂。

荔枝生炒排骨治子宫脱垂

【材料】肉排 230 克，鲜荔枝 10 枚，青椒、红椒各 1 个，葱段少许。

【做法】将肉排斩成长段，放入腌料腌匀后入油锅炸至表面微黄。将青椒、红椒分别去籽洗净沥干。锅中放油烧热，爆香葱段，放入调味料，煮匀，用水淀粉勾薄芡，放入所有食材快速炒匀。

【用法】供佐餐食用。

【功效】猪排骨提供人体必需的优质蛋白质、脂肪，适宜气血不足久病体弱者食用，本品对子宫脱垂患者有很好的保健效果。

干煸牛肉丝治子宫脱垂

【材料】牛肉 300 克，芹菜 150 克，彩椒 2 个，胡萝卜丝 50 克，蒜苗 1 棵，姜 1 块。

【做法】将芹菜洗净切段，蒜苗洗净切段，彩椒洗净切丝，姜去皮切末，牛肉洗净切片，再切细丝。锅中倒入适量油烧热，放入牛肉丝，用小火煸成焦褐色，

盛出。将油锅烧热，爆香豆瓣酱，放入全部材料及调味料，煸炒至水分收干出锅即可。

【用法】供佐餐食用。

【功效】牛肉含有多种易被人体吸收的氨基酸以及各类矿物质。子宫脱垂患者多食本品可增强免疫力。

金樱子黄芪膏治子宫脱垂

【材料】金樱子肉、黄芪片各 500 克。

【做法】水煎 3 次，每次用水 800 毫升，煎半小时，3 次混合，去渣，用小火浓缩成膏。

【用法】每日服 3 次，每次 30 ～ 50 克。用温开水送服。

【功效】补中益气，固肾提升。适用于妇女子宫脱垂。

黄芪甲鱼汤治子宫脱垂

【材料】甲鱼（重约 500 克）1 只，黄芪 50 克，姜片、黄酒、精盐、味精、香油各适量。

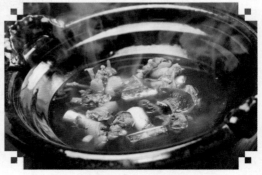

【做法】将甲鱼剖净、切块，黄芪洗净同放于砂锅中，加水烧开后，加入姜片、黄酒和精盐，小火炖至酥烂，捡出黄芪，下味精，淋香油。

【用法】每日服1～2次，每次1小碗，分2～3日服完，趁热食肉喝汤。

【功效】益气养血。适用于子宫脱垂。

艾叶煮鸡蛋治子宫脱垂

【材料】陈艾叶15克，鸡蛋2个、

【做法】先用净水煮艾叶出味后，再滤渣取汁，煮蛋，略加红糖。

【用法】每隔3天空腹时服1次。

【功效】温经止痛，散寒除湿。适用于子宫脱垂愈后复发者。

蒸升麻鸡蛋方治子宫脱垂

【材料】升麻4克，鸡蛋2个。

【做法】将升麻研末，放入鸡蛋内，密封口，隔水蒸熟。

【用法】吃蛋，每日1剂。连服1天为1个疗程，休息1周，再做第2个疗程。

【功效】益气升提。适用于子宫脱垂。

月季花红酒治子宫脱垂

【材料】月季花30克，红酒500毫升。

【做法】将月季花放入红酒中，隔水炖沸，凉温，贮瓶备用。

【用法】每次服30～50毫升，每日分2次，空腹服用。

【功效】活血调经，消肿解毒。主治产后子宫脱垂。

八月札酒治子宫脱垂

【材料】八月札50克，白酒500毫升。

【做法】将上药洗净，切碎，稍浸，闷润至透，装入布袋，置于容器中，加入白酒，密封，浸泡20日后，即可。

【用法】每次服10毫升，每日服2次。

【功效】疏肝理气，健脾和胃，活血止痛，除烦利尿。适用于妇女子宫下坠、脱垂、痛经、肝胃气痛、腰痛、胁痛等症。

第四章　妇科奇方妙治

143

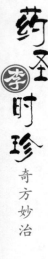

药圣李时珍

奇方妙治

产后恶露不尽

正常情况下，产妇在产后3周左右恶露不绝者，即为病理状态。本病的发生原因较多，如胎盘、胎膜残留，子宫黏膜下或肌壁间肿瘤，子宫内膜炎，盆腔感染，子宫过度后倾、后屈，子宫肌力减弱复旧不全等。临床一般可见阴道出血量或多或少，色呈淡红或深红或紫暗，或夹有血块，常伴有腰酸痛，下腹坠胀疼痛等症。中医认为，其基本病机为产时劳伤经脉导致气血失常所致。

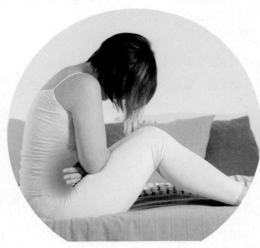

根据临床症状表现可分为气虚、血热、血瘀等3种类型。食疗药膳时应分清病因，对症选方。

气虚：产后恶露，过期不止，淋漓不断，量多，色淡红，质稀薄，无臭味，小腹重坠，神倦懒言，面色苍白，舌质淡红胖嫩，苔白润，脉缓弱等。

血热：恶露过期不止，量多，色紫红，质黏稠，有臭味，面色潮红，咽干口燥，舌质红，脉虚细而数。

血瘀：产后恶露淋漓，涩滞不爽，量少，色紫黑有块，小腹疼痛拒按，舌尖紫暗或边有瘀点，脉弦涩或沉而有力。

🌿 人参治产后恶露不尽

【材料】人参10克，净乌骨鸡1只，精盐少许。

【做法】将人参浸软切片，装入鸡腹，放入砂锅内，加盐，隔水炖至鸡烂熟。

【用法】食肉饮汤，每日2～3次。

【功效】本方适用于产后气虚之恶露不尽。

🌿 脱力草治产后恶露不尽

【材料】脱力草、红糖各30克，鸡蛋10个。

【做法】将脱力草（若无、可用党参30克，黄芪60克代替）先熬水，

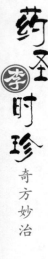

144

去渣，再用滤液、红糖与鸡蛋同煮，以蛋熟为度。

【用法】每天吃蛋 2 ~ 3 个，吃完可再制。

【功效】本方适用于产后之气虚所致恶露不尽。

红糖木耳饮治恶露不尽

【材料】黑木耳 20 克，红糖 15 克。

【做法】将黑木耳放锅内焙干，研成细末。

【用法】每日 2 次，每次 6 克，红糖水送服。

【功效】益气养血。主治产后恶露不绝。

干荷叶散治恶露不尽

【材料】干荷叶 250 克。

【做法】将其洗净切碎，炒香研末。

【用法】每日服 2 次，每次 15 克，用糯米泔水送服，连服 6 ~ 7 天。

【功效】适用于妇女产后恶露不尽。

仙鹤草治恶露不尽

【材料】仙鹤草、益母草各 30 克，红糖 10 克。

【做法】将两味浓煎、去渣、取滤液，入红糖于滤液中，煮 1 ~ 2 沸，即可服用。

【用法】每日 2 ~ 3 次。

【功效】适用于血瘀之恶露不尽。

桃仁莲藕汤治恶露不尽

【材料】桃仁 10 克，莲藕 250 克，盐少许。

【做法】将桃仁、莲藕洗净切碎，加水煮，以盐调味。

【用法】饮汤食藕。

【功效】活血，破瘀。适用于妇女产后恶露排出不畅、不净。

山楂香附茶治恶露不尽

【材料】山楂 30 克，香附、红糖各 15 克。

【做法】将前两味共制粗末，与红糖一同放入杯中，用沸水冲泡。

【用法】代茶饮用，每日 1 剂。

【功效】活血化瘀，理气止痛。适用于血瘀型产后恶露不尽。

藕汁白糖饮治恶露不尽

【材料】鲜藕汁 100 克，白糖 20 克。

【做法】将上两味调匀后饮服。

【用法】每日 1 剂。

【功效】清热凉血，活血止血。适用于血热型产后恶露不尽。

桃仁莲藕汤治恶露不尽

【材料】桃仁 10 克，莲藕 250 克。

【做法】将桃仁、莲藕洗净切碎，

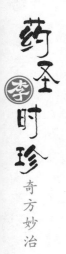

药圣
李时珍
奇方妙治

加水煮，以少许盐调味。

【用法】饮汤食藕。

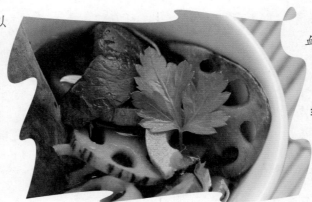

【功效】活血破瘀。主治产后恶露排出不畅及闭经。

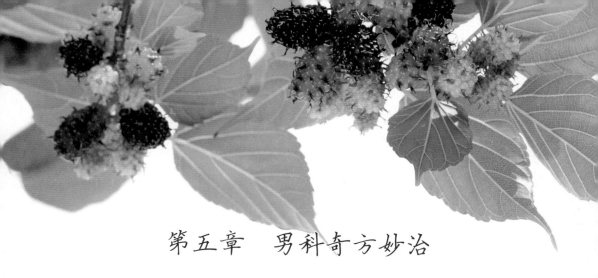

第五章　男科奇方妙治

男子不育症是指由于男性因素引起的不育。一般把婚后同居 2 年以上未采取任何避孕措施而女方未怀孕，称为不育症。有的男子婚后有过生育史，而后不能生育者，叫继发性男子不育症，发生率为 10% 左右，其中单属女方因素约为 50%，单纯男方因素约为 30%，男女共有约 20%。

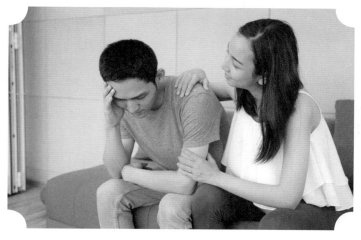

男性不育临床常见以下3种类型。

（1）肾阳虚型男性不育。症见面色白、精神萎靡、畏寒肢冷、腰酸腿软、性欲低下、小便清长、夜尿多或频数，舌淡嫩，苔白润，脉沉溺或微细。

（2）肾阴虚型男性不育。症见面颊烘热或潮热、五心烦热、消瘦、眩晕耳鸣、失眠多梦、腰酸，或便燥，舌红少苔，脉细数或细弱。

（3）肾阴阳两虚型男性不育。以上肾阳虚及肾阴虚证可并见。治疗以温肾助阳、滋肾益肾为主要大法。用药不宜偏执，治阳者当于阴中求阳，补阴者当于阳中求阴。

147

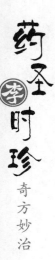

育精汤治不育症

【材料】制首乌15克，韭菜子、当归、熟地、覆盆子、淫羊藿、川牛膝各12克，菟丝子10克。

【做法】将药物放砂锅用水煎煮。

【用法】每日1剂，分2次服，1个月为1个疗程。

【功效】补肾育精，适用于肾阳（气）不足者。

补肾填精方治不育症

【材料】金樱子、菟丝子各30克，淫羊藿、枸杞子各12克，破故纸、熟地、川续断、狗脊、党参各15克，仙茅10克，肉苁蓉15～20克。

【做法】将药物放砂锅用水煎煮。

【用法】每日1剂。

【功效】补肾育精，不育症。

牛膝枸杞温肾益精汤治不育症

【材料】炮天雄6～9克，熟地、菟丝子、怀牛膝、枸杞子各20克，炙甘草6

克，淫羊藿10克。

【做法】将药物放砂锅用水煎煮。

【用法】每日1剂。

【功效】温肾益精。适用于肾虚精绝异常之不育。

当归千年健酒治不育症

【材料】当归、千年健各17.5克，牛膝200克，正虎骨、广木香各10克，天麻、追地风、防风各15克，川芎5克，高粱酒1500克。

【做法】将上药加入高粱酒中浸过10日，即可服用。

【用法】每次1盅。

【功效】适用于不孕，数月即能受孕。

牛奶鸡蛋治不育症

【材料】鲜牛奶500毫升，鸡蛋2个，蜂蜜适量。

【做法】将鲜牛奶煮沸后，打入鸡蛋，烧至蛋熟调入蜂蜜适量。

【用法】每日食用，连续1个月。

【功效】益肾添精。主治男子精少液亏之不育症。

仙茅酒治不育症

【材料】仙茅250克，白酒1000毫升。

【做法】将仙茅入白酒中

浸泡 7 天后即可饮用。

【用法】每日服 2 次，每次服 15 ~ 30 毫升，

【功效】益肾壮阳，温肾散寒。

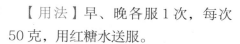 山药米粥治不育症

【材料】山药、粳米各 50 克。

【做法】将山药洗净，切成小块，

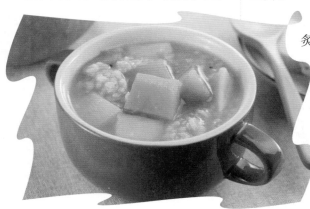

置锅中，加清水 500 毫升，加粳米，急火煮开 3 分钟。改文火煮 30 分钟，成粥。

【用法】趁热食用。

【功效】补气益血。主治男性不育症，属气血亏虚型，精子稀少、少眠多梦、胃纳差、周身乏力者。

黑豆芝麻散治不育症

【材料】黑豆 500 克，黑芝麻 300 克。

【做法】将上药分别炒熟，共研粉。

【用法】早、晚各服 1 次，每次 50 克，用红糖水送服。

【功效】益肾生精。主治男子精少，活动力弱，不育。

鹿茸酒治不育症

【材料】鹿茸 156 克，清酒 1500 毫升。

【做法】将鹿茸去毛、炙黄、捣为细末，以清酒调和，放入银器中用慢火熬成膏，盛入瓷器中。

【用法】每次服半匙 5 ~ 6 克，每日服 3 次，空腹饭前服，温水送下。

【功效】补肾益精。主治因骨髓空虚所致的精液少而清冷。

枸香郁酒疏肝解郁

【材料】香附子 30 克，川郁金 25 克，曲酒 500 毫升。

【做法】将前 2 味浸入曲酒内，密封贮存，每 2 日摇荡 1 次，15 ~ 20 日即成。

【用法】每次服 15 ~ 20 毫升，每日 2 次，于饭前温热饮服。

【功效】疏肝解郁，行气止痛。主治肝郁气滞型免疫性不育症。

啤酒肚

啤酒肚，又叫"罗汉肚"。随着年龄增长，男性深睡眠阶段减少，由于睡眠质量差，荷尔蒙的分泌会随之减少，荷尔蒙的缺乏使体内脂肪增加并聚集于腹部，而且年纪越大影响越明显。此外，很多中年人长时间坐着办公，缺乏运动，容易造成腹部脂肪囤积。在工作压力较大时，不少人会饮食过量，导致消化不良，这也易造成体重超标。

喝啤酒长啤酒肚是怎么回事呢？这是因为啤酒中的酒精和多酚物质，能促进胃酸的分泌，加速食物的消化吸收，所以饮啤酒后，虽觉得胃撑，却很有食欲，再加上平时喝酒必备下酒菜，这样一来，喝得多，吃得也不少，营养摄入过多，没地方用，就在体内转化为脂肪和糖原贮存起来。长

期如此，啤酒肚慢慢就出现了。腹部肥胖是加速衰老的主要因素之一，目前已证明有 15 种以上导致死亡的疾病与腹部肥胖有直接关系，其中包括冠心病、心肌梗死、脑栓塞、乳腺癌、肝肾衰竭等。

此前，有研究表明，挺着"啤酒肚"的男性得高血压的概率是正常男性的 8 倍，得冠心病的概率是常人的 5 倍，得糖尿病的概率是常人的 7 倍，脑溢血和脑梗死等疾病在"啤酒肚"男性中也很常见。

🐟 西瓜苦瓜汁治啤酒肚

【材料】苦瓜一个、西瓜瓤 30 克，水 100 毫升，柠檬汁一小匙，蜂蜜一小匙。

【做法】将苦瓜肉取 50 克切成小块，西瓜切成小块。然后将二者放入榨汁机搅打成汁。

【用法】在果蔬汁中拌入柠檬汁和蜂蜜即可饮用。

【功效】西瓜具有补水、利尿的作用。苦瓜含有丰富的 B 族维生素、维生素 C、钙、铁等，被称为"脂肪杀手"，是减肥的绝佳选择。

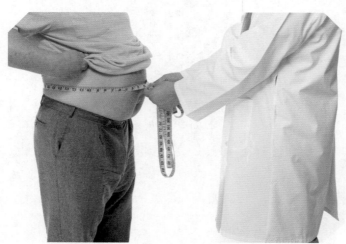

🍵 蔬菜汁治啤酒肚

【材料】莴笋 100 克，圆白菜 80 克，茼蒿 50 克，白胡椒粉少许。

【做法】将莴笋削去粗糙的外皮后洗净，再切成小块；圆白菜和茼蒿择

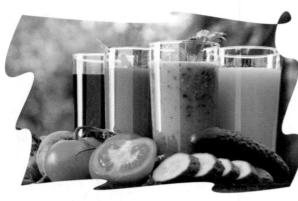

洗干净，切成小块。然后将这 3 者放入专门榨果菜的榨汁机中，最后加入白胡椒粉拌匀即可饮用。

【用法】可随时饮用。

【功效】这几种蔬菜含有多种维生素和膳食纤维，能促进肠道蠕动，帮助减肥，这款蔬菜汁比较浓稠，还可以增加饱腹感。

🍵 番茄香蕉牛奶治啤酒肚

【材料】番茄、香蕉各 80 克，鲜奶 100 毫升。

【做法】将番茄洗净切成小块，香蕉剥皮切成小块，和鲜奶一起放入榨汁机搅打均匀。

【用法】可随时饮用。

【功效】番茄含有较多苹果酸、柠檬酸等有机酸，可以保护维生素 C 不被破坏，软化血管、帮助胃液消化脂肪和蛋白质，很适合减肥食用。

🍵 芦荟蜂蜜汁治啤酒肚

【材料】芦荟若干片，蜂蜜、柠檬汁适量。

【做法】将芦荟去皮洗净，切成小段，用榨汁机榨成鲜汁。然后将芦荟汁倒出，加入蜂蜜和柠檬汁，搅拌均匀即可。

【用法】可随时饮用。

【功效】芦荟含蒽醌衍生物芦荟大黄素等成分，是具有减肥功能的保健食品，尤其适合单纯性肥胖者食用。

🍵 橙子黄瓜汁治啤酒肚

【材料】橙子 1 个，黄瓜 200 克冷开水 70 毫升，冰块适量。

【做法】将黄瓜洗净切成小块，橙子取果肉。将二者和冷开水、冰块一起放入榨汁机，搅打均匀。

【用法】可随时饮用。

【功效】橙子中含有丰富的维生素 C，能补充身体所需营养。黄瓜有清热解毒、生津止渴、利水消肿的功效。适用于减肥者食用。

第五章 男科奇方妙治

"爸爸汤"治啤酒肚

【材料】水芹菜200克，鲫鱼1条（约1斤重），姜少许，香附、砂仁各5克，怀山药、枳椇子各3克。

【做法】先将鱼净鳞、去内脏后洗净，用生油起锅，煎至微黄约八分熟后待用。将芹菜及各种药材先用10碗水煮沸20分钟，然后加入鲫鱼同煲约2小时即可。

【用法】佐餐食用。

【功效】中医认为，啤酒肚是人体内痰湿过重引起的，而"爸爸汤"的材料中，鲫鱼能补虚利水、去水肿；砂仁有理气化湿、健脾的功效；芹菜和枳椇子也都能帮助解酒。因此，这道食疗汤有健脾、理气、解酒、除湿的作用。

青苹果汁治啤酒肚

【材料】青苹果2个。

【做法】将青苹果洗净切成粒，放入榨汁机中搅打即可。

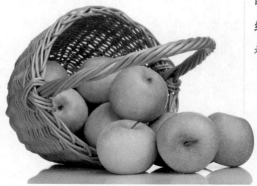

【用法】可随时饮用。

【功效】青苹果含有大量的维生素、矿物质以及膳食纤维，尤其是果胶等成分，不仅具有较强的保健功效，还能使积聚在体内的脂肪分散，防止肥胖。

苦瓜绿茶饮治啤酒肚

【材料】苦瓜、绿茶各适量。

【做法】将苦瓜洗净，剖开去瓤，切成片待用。把切好的苦瓜和适量绿茶放入茶杯，用沸水冲入，加盖闷泡5分钟后即可饮用。按个人喜好可调入蜂蜜。

【用法】每天频饮。

【功效】苦瓜有清热祛心火、解毒、明目、补气益精、止渴消暑的功效。绿茶有延缓衰老、提高身体免疫力、利尿的功效。蜂蜜有补中益气、调和百药、延缓衰老的功效。此茶饮具有减肥效果，还可以去除脸上的痘痘。

喝豆奶治啤酒肚

【材料】豆奶适量。

【做法】将豆奶放到干净的杯子中，用沸水冲匀。

【用法】每天饮 500 毫升。

【功效】实际上，"啤酒肚"里面装的不是啤酒，而是脂肪，而豆奶内含大量的"大豆异黄酮"，能够影响体内的脂质代谢，具有降低血脂水平、促进脂肪细胞分解的作用。

阳 痿

阳痿是指青壮年男子，由于虚损、惊恐或湿热等原因，致使宗筋弛纵，引起阴茎痿软不举，或临房举而不坚的病症。现代医学的男子性功能障碍和某些慢性疾病表现为以阳痿为主者，可参考本病辨证论治。

发生阳痿的原因是多方面的，多数是因为神经系统功能失常而引起，往往有头昏眼花、头痛脑涨、腰酸背痛、四肢无力、失眠、出冷汗等。另外一些肿瘤、损伤、炎症等也可引起神经功能紊乱而导致性功能衰退。有的则可能由于内分泌系统的疾病、生殖器本身发育不全或有损伤、疾病而引起。

三子泥鳅汤治阳痿

【材料】活泥鳅 200 克，韭菜子、枸杞子、菟丝子各 20 克，水 600 毫升，盐、味精各少许。

【做法】将泥鳅沸水烫杀，剖腹去内脏、肠杂；韭菜子、枸杞子、菟丝子均洗净，韭菜子与菟丝子装入一纱布袋，扎紧袋口，然后将泥鳅、枸杞

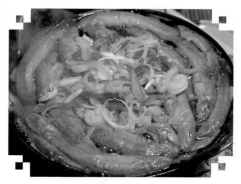

子、纱布袋共入锅，加入水，用武火煮沸后，再改文火，煨至水剩余 300 毫升左右时，取出布袋，加入盐及味精即成。

【用法】食肉饮汤，每日 1 次，连服 10 日为 1 个疗程。

【功效】有暖中益气、补肾壮阳之效。适于阳痿、早泄、贫血者食用。

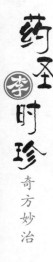
🌿 羊肾杜仲五味汤治阳痿

【材料】五味子6克，羊肾4只，葱、精盐、味精各适量。

【做法】将羊肾洗净，去掉骚膜，切碎。杜仲、五味子用纱布包裹。与羊肾同放入砂锅内加水适量及葱、姜、料酒。炖至熟透后，加入盐、味精调味。

【用法】空腹食用。可温阳固精、补肝肾、强筋骨。

【功效】适用于肾虚腰痛、阳痿、遗精并伴有腰膝酸痛，筋骨无力等症。

🌿 仙茅金鸡粥治阳痿

【材料】仙茅10～12克，金樱子15克，鸡肉、粳米各100克，盐、姜、葱适量。

【做法】先将鸡肉切细，按煮肉常法放砂锅中炖，然后将炮制的仙茅和金樱子用纱布包好，放入锅中共炖。待鸡肉烂后，取出药包，放入洗净的粳米煮成肉粥。

【用法】调味品加入少许并调匀即可服食，每日2次。

【功效】温热服补肾壮阳，敛精止遗。适用于肾阳虚之阳痿、滑精、尿频、尿多等症。

🌿 虾米虫草香虫汤治阳痿

【材料】虾米50克，冬虫夏草、九香虫各6克，调料适量。

【做法】将3味同入砂锅，加适量水共煮后，经调味即可。

【用法】饮汤，吃虾米。每日1剂。

【功效】补肾壮阳，适用于肾虚阳痿、神疲乏力、腰膝酸痛等症。

🌿 熟地山药粥治阳痿

【材料】熟地15～20克，山药、小茴香、茯苓各30克，粳米100克，红糖适量。

【做法】先将熟地、山药、茴香、茯苓煎取汁。再与粳米煮成稀粥，调入红糖。

【用法】每日1～2次，温热食。

【功效】养心益肾，安神定志。主治阳痿。适用于胆怯不宁、失眠、阳事不举。

🌿 淫羊藿地黄酒治阳痿

【材料】淫羊藿250克，熟地黄150克，白酒

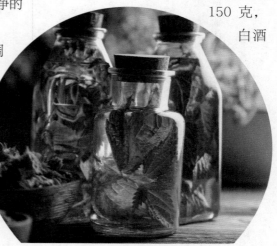

1250 毫升。

【做法】将淫羊藿、熟地黄切碎，装入纱布袋内，扎好，放入白酒中，密封，春夏季浸泡 3 日，秋冬季浸泡 5 日，即可饮用。

【用法】随量温饮，令酒力相续，勿使大醉。

【功效】补肾壮阳。主治阳痿。

海狗肾酒治阳痿

【材料】海狗肾 30 ～ 60 克，白酒 500 毫升。

【做法】将海狗肾捣烂，装纱布袋内，浸泡在酒中，密封 7 日后饮服。

【用法】每次饮 1 小盅。

【功效】温补下元，益精髓，破症结，主治肾阳虚衰、精气久亏而引起的腹及腰脊冷痛、小便频多、畏寒喜暖、阳痿、不孕等症。

补子丸治阳痿

【材料】补骨脂 240 克（盐水炒），茯苓 120 克，韭菜子 60 克。

【做法】将上药浸入陈醋内，醋高过药平面一指，煮化，令干为末，再做成丸如梧桐子大。

【用法】每次服 20 丸，每日早、晚各服 1 次。

【功效】补肾助阳，益肾固精。

主治阳痿。

淫羊藿苁蓉酒治阳痿

【材料】淫羊藿 50 克，肉苁蓉 25 克，白酒 500 毫升。

【做法】将淫羊藿、肉苁蓉加工粉碎，放入白酒中，密封，每日摇晃 1 次，浸泡 7 日后即可饮用。

【用法】每次 10 ～ 15 毫升，每日服 3 次。

【功效】补肾壮阳。主治阳痿、宫寒不孕、腰膝酸软等症。

遗 精

遗精一种生理现象，是指不因性交而精液自行泄出，有生理性与病理性的不同。中医将精液自遗现象称遗精或失精。有梦而遗者名为"梦遗"，无梦而遗，甚至清醒时精液自行滑出者为"滑

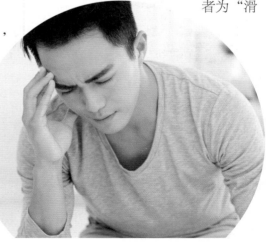

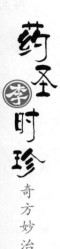

精"。多由肾虚精关不固，或心肾不交，或湿热下注所致。有梦而遗往往是清醒滑精的初起阶段，梦遗、滑精是遗精轻重不同的两种症候。

发育成熟的男子，每月偶有1~2次遗精，且次日无任何不适者，属生理现象，不是病态，不需任何治疗。如果遗精比较频繁，每周达到2次以上，且影响学习和工作者，则需治疗，才不致影响身体健康。

韭子粥治遗精

【材料】韭菜子15克，大米50克，精盐适量。

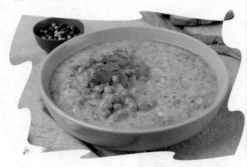

【做法】将韭菜子用文火炒熟，与大米、少许细盐同入砂锅内，加水500克，慢火煮至米开粥稠即可。

【用法】每日分2次，温热食用。

【功效】温肾助阳，止遗泄。适用于肾阳虚弱所致的遗精。

虫楂草营养饭治遗精

【材料】大米2~4杯，虫楂草20克左右，大枣3~8粒，栗子5粒，红豆5大匙，黑豆2匙，水3~5杯。

【做法】将大米洗净放在水里，泡30分钟后沥干水分。大枣去籽后切丝，栗子切厚块。红豆和黑豆提前泡软。红豆煮开后用比较适宜。往锅里放米和准备好的材料后倒水做饭。待米汤开后用微火焖好。

【用法】每日分2次，温热食用。

【功效】虫楂草味辛甘性温，归肝、肾经。适宜男性性功能低下、阳痿早泄、肾阳虚、慢性前列腺炎、精子质量差。

龙骨粥治遗精

【材料】煅龙骨30克，糯米100克，红糖适量。

【做法】将龙骨捣碎，入砂锅内，加水200克，煎1小时，去渣取汁，入糯米，再加适量水、红糖，煮成稠粥。

【用法】早、晚空腹热食，5天为1个疗程。

【功效】收敛固涩，镇惊潜阳。

鸡蛋三味汤治遗精

【材料】鸡蛋1个，芡实、去心莲子、淮山药各9克，白糖适量。

【做法】将芡实、莲子、淮山药熬煎成药汤，再将鸡蛋煮熟，汤内加入白糖即可。

【用法】吃蛋喝汤，每日服1次。

【功效】补脾，益肾，固精安神。适用于肾虚遗精。

莲子百合煲猪肉治遗精

【材料】莲子、百合各30克，猪肉200～250克。

【做法】将莲子、百合、瘦猪肉入锅，加适量水，置文火上煲熟。

【用法】调味后服用。

【功效】交通心肾，固摄精气。

酒炒螺蛳治遗精

【材料】螺蛳500克，白酒适量。

【做法】将螺蛳洗净泥土，放铁锅中炒热，加适量白酒和水，煮至汤将尽时盛出。

【用法】用牙签挑螺蛳肉蘸调料吃。

【功效】清热利尿止遗，适用于小便白浊不利。

五味内金散治遗精

【材料】五味子、鸡内金各150克。

【做法】将上药共研细末，混匀。

【用法】每服3～5克，每日3次，开水冲服。

【功效】补脾益肾，

涩精止遗。用治肾虚遗精。

沙果治遗精

【材料】沙果500克。

【做法】将沙果切成厚片，加水800毫升，烧开后，小火煮至沙果酥时，加入蜂蜜250克，继续煮至成胶状，取出放凉。

【用法】每日嚼食2～3次，每次2～3片。

【功效】生津止渴，涩精止泻。适用于遗精。

荔枝树根猪肚治遗精

【材料】荔枝树根60克，猪小肚1个。

【做法】将根切成段，洗净，以水两碗同炖至剩一碗，去渣。

【用法】食小肚并

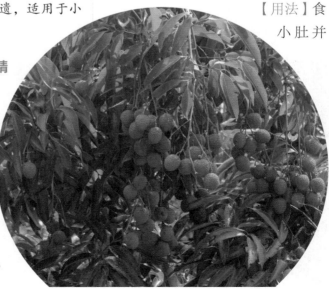

饮汤。

【功效】补益精血。适用于遗精日久、神衰乏力。

🌿 生地枣仁粥治遗精

【材料】生地60克，酸枣仁（捣碎）15克，粳米10克，生姜2片。

【做法】先将生地、枣仁水煎去渣，再入粳米、姜片煮粥食用。

【用法】每日1剂。

【功效】滋阴降火，宁心安神。适用于心不交型遗精。证见心神不宁，虚烦少眠，怔忡健忘，头晕耳鸣，精神不振，口干舌燥，多梦遗精，潮热，盗汗，舌尖红，苔薄黄，脉细数。

前列腺炎

前列腺炎是泌尿外科的常见病，在泌尿外科男性患者50岁以下中占

首位。前列腺炎可分为急性和慢性两种。急性前列腺炎是由细菌或其毒素所致的前列腺体和腺管的急性炎症；慢性前列腺炎可继发于急性前列腺炎或慢性尿道炎，也可继发于全身其他部位的感染。诱发因素可以是过度饮酒、会阴部扭伤、前列腺增生、房事过度等引起的前列腺长期充血。

1995年NIH制定了一种新的前列腺炎分类方法，Ⅰ型：相当于传统分类方法中的急性细菌性前列腺炎；Ⅱ型：相当于传统分类方法中的慢性细菌性前列腺炎；Ⅲ型：慢性前列腺炎/慢性盆腔疼痛综合征；Ⅳ型：无症状性前列腺炎。其中非细菌性前列腺炎远较细菌性前列腺炎多见。

🌿 灯心花苦瓜汤治前列腺炎

【材料】灯心花6扎，鲜苦瓜200克。

【做法】制作时，先将苦瓜洗净，剖开去除瓤和瓜核，切成小段，然后与灯心花一同放进砂锅内，加进适量清水，煎汤饮用。

【用法】一日两次。

【功效】抗菌消炎，利湿养阴。适用于治疗前列腺炎。

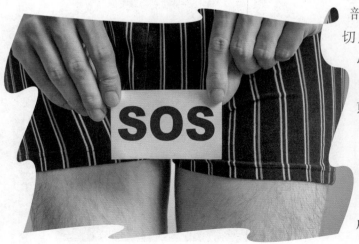

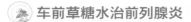

🌿 车前草糖水治前列腺炎

【材料】车前草 100 克（鲜品 400 克），竹叶心 10 克（鲜品 30 克），生甘草 10 克，紫砂糖适量。

【做法】先将车前草、竹叶心、生甘草同放进砂锅内，加进适量清水，

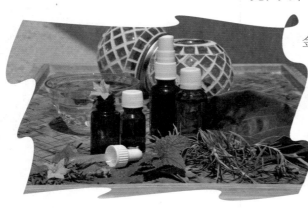

用中火煮水，煮 40 分钟左右，放进紫砂糖，稍煮片刻，停火凉温。

【用法】每天代茶饮用。

【功效】利尿通淋，清热解毒，适用于前列腺炎。

🌿 冬瓜海带薏米汤治前列腺炎

【材料】鲜冬瓜（连皮）250 克，生薏米 50 克，海带 100 克。

【做法】先将冬瓜洗净，切成粗块，生薏米洗净去霉粒，海带洗净盐分及杂质，切成细片状。然后将以上 3 物同放进砂锅内，加进适量清水煮汤。

【用法】做佐餐饮用，也可同时食用冬瓜、薏米、海带。

【功效】清热解毒，健脾利湿。适用于甲状腺肿大。

🌿 蒲公英银花粥治前列腺炎

【材料】蒲公英 60 克，金银花 30 克，大米 100 克，砂糖适量。

【做法】先将蒲公英、金银花同放进砂锅内，加适量清水煎汁，然后去渣取药汁，再加入已洗净的大米，煮成稀粥。

【用法】粥成后加入适量砂糖。每日 2 次，凉温食用。

【功效】清热解毒，消肿散结。适用于前列腺炎患者。

🌿 土茯苓粥治前列腺炎

【材料】土茯苓 30 克（鲜品 1 克），大米 100 克。

【做法】先将土茯苓洗净，去沙泥及外皮，切成片状（已洗净晒干并切成片者，可免此工序），放进砂锅内，用中火煎煮，煮 30 ～ 40 分钟，去除土茯苓渣取汁。再将已洗净的大米加入土茯苓煎汁中，用中火煮粥至米烂为度。

【用法】凉温后，调味食用，每日 1 ～ 2 次。

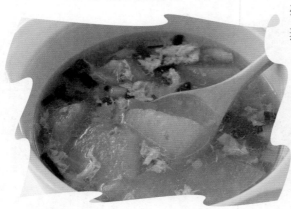

【功效】利湿解毒、善治湿热疮毒。适可用于前列腺炎患者。

冬瓜海带汤治前列腺炎

【材料】冬瓜（连皮）150 克，海带 100 克，薏米 50 克。

【做法】按常法煮汤服食。

【用法】每日 1 剂。

【功效】清热利湿。适用于湿热型前列腺炎，证见小便不畅、短赤灼热、小腹胀满、苔黄腻、舌质红。

陈皮双花茶治前列腺炎

【材料】陈皮、茉莉花各 5 克，玫瑰花 10 克。

【做法】将上 3 味放入杯中，用沸水冲泡，代茶饮用。

【用法】每日 1 剂。

【功效】疏肝理气。适用于肝经气滞型前列腺炎。证见胁腹胀满、小便不利、情志抑郁、多愁善怒等。

黄柏菊花水治前列腺炎

【材料】黄柏、野菊花、鱼腥草、紫草、白花蛇舌草各 15 克，丹参、赤芍各 10 克。

【做法】将上药加清水适量，浸泡 20 分钟，煎数沸，取药液与 1500 毫升开水同入浴盆中，趁热熏蒸肚脐处，待温度适宜时泡洗双脚。

【用法】每天 2 次，每次 40 分钟，15 天为 1 个疗程。

【功效】清热利湿，活血祛瘀。适用于前列腺炎。

白兰花治前列腺炎

【材料】猪瘦肉 150 ～ 200 克，鲜白兰花 30 克（干品 10 克）。

【做法】将猪瘦肉洗净，切小块，与鲜白兰花煮汤。加食盐少许调味。

【用法】饮汤食肉，每日 1 次。

【功效】补肾滋阴，行气化浊。适用于男子前列腺炎及女子白带过多等。

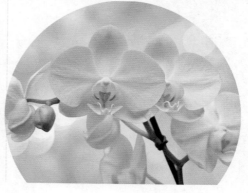

早泄

早泄是射精障碍的一种类型，是男性性功能障碍的常见病症之一。一般指射精发生在阴茎插入阴道之前或正插入阴道时或插入阴道不久，在男子意愿射精之前，即在性活动中不能随意控制射精反射而射精。早泄可见于各个年龄层次的男性。临床以性活动旺盛的青壮年多见。除少数严重者外，患者通常自述性交时间不够长，并无明显其他异常。多数早泄患者经过治疗，能很快痊愈。少数严重的患者，则比较棘手。

本病的诊断主要依据病史，大部分患者做 SAS 量表检测可发现焦虑症状，一部分患者可出现神经系统症状或生殖器官炎症表现。中医学认为，兼见面色苍白，精神萎靡，腰酸腿软，舌淡，脉沉弱者，

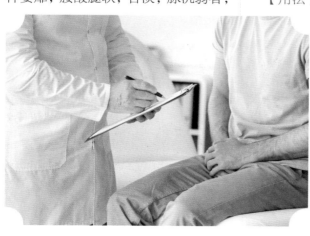

多由命门火衰，肾气不固所致，治宜温肾、益精、固涩等法。兼见面红升火，咽干口燥，腰脊酸楚，舌红少津，脉弦细而数者，多由肾虚火旺所致，治宜滋肾、降火、固精等法。

🌿 芡实莲子饮治早泄

【材料】大米 500 克，莲子、芡实各 50 克。

【做法】将大米淘洗净。莲子温水

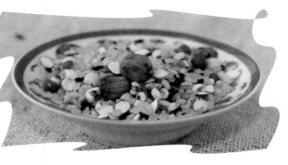

泡发，去心去皮。芡实也用温水泡发。大米、莲子、芡实同入铝锅内、搅匀，加适量水，如焖米饭样焖熟。

【用法】食时将饭搅开，常食有益。

【功效】健脾固肾，涩精止遗。主治阳痿不举、遗精、早泄和脾虚所致的泄泻等。

🌿 蚯蚓韭菜饮治早泄

【材料】大蚯蚓（最好是韭菜地里的）10 条，韭菜 250 克。

【做法】将蚯蚓剖开，洗净捣成蓉；韭菜洗净切碎，绞汁，同装于大茶盅中，冲入滚开水，盖闷温浸10分钟。

【用法】1次温服。

【功效】壮阳固精，补肾。主治早泄。

莲子山药粥治早泄

【材料】莲子（去心）20克，山药100克，糯米60克。

【做法】按常法煮粥食用。

【用法】每日1剂。

【功效】健脾益气，固肾止泻。主治肾气不固型早泄。

薏仁绿豆汤治早泄

【材料】薏苡仁、赤豆、绿豆各30克。

【做法】将薏苡仁、赤豆、绿豆分别洗净，置锅中，加清水500毫升，急火煮开5分钟，改文火煮30分钟。

【用法】分次食用。

【功效】清利湿热。主治早泄。属肝经湿热型，伴口苦胁痛、烦闷不舒、饮食纳呆、小便黄赤、阴囊湿痒者。

杞枣煮鸡蛋治早泄

【材料】枸杞子20克，南

枣8枚，鸡蛋2只。

【做法】将上3味洗净，共置锅内，加水同煮，鸡蛋熟后去壳再入锅煮15～20分钟即成。

【用法】每日1剂。

【功效】滋阴补肾，益气养心。主治阴虚火旺型早泄。症见遗精、腰膝酸软、头晕耳鸣、五心燥热或潮热盗汗、虚烦不寐、小便色黄等。

苦瓜散治早泄

【材料】苦瓜12个，灯心草适量。

【做法】将苦瓜洗净，剖开去瓤，晒干，焙干研末。

【用法】每次服5克，每日2～3次，用灯心草15克煎汤送下。

【功效】清热利湿。主治湿热下注型早泄。

猪肾核桃汤治早泄

【材料】猪肾1对，核桃仁30克，调料适量。

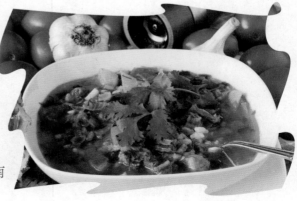

【做法】将猪肾洗净剖开，剔去筋膜臊腺，切块，与核桃仁共置锅内，加水炖熟，调味食用。

【用法】每日1剂，2次分服

【功效】壮阳补肾，固精。适用于肾气不固型早泄。

🌿 龙眼枣仁治早泄

【材料】龙眼、炒枣仁各10克，芡实12克。

【做法】将上3味水煎取汁，代茶饮用。

【用法】每日1剂，连服5～7日。

【功效】益气健脾，补心安神。适用于心脾两虚型早泄。

🌿 蜂房白芷治早泄

【材料】露蜂房、白芷各10克。

【做法】将2味药烘干发脆，共研细末，醋调成面团状，临睡前敷肚脐（神阙穴）上，外用纱布盖上，橡皮膏固定。

【用法】每天敷1次，或隔天1次，连续5次。

【功效】适用于早泄。

性功能低下

性欲低下是指在性刺激下，没有进行性交的欲望，对性交意念冷淡，而且阴茎也难以勃起的一种性功能障碍。本病发生的原因，西医认为和大脑皮质功能紊乱、内分泌系统的疾病、药物等有关。而中国医学则认为，本病与人体脾肾阳虚、肝郁气滞、痰湿下注、命门火衰有很大关系。若禀赋不足或不节房事，房劳多产，久病伤肾，损伤阳气，使阳气虚损，温煦失常，命门火衰而不能振奋所致性欲冷淡。

🌿 淫羊藿鹿衔草治性功能低下

【材料】淫羊藿、鹿衔草各30克，三支茶20克，白酒2500毫升。

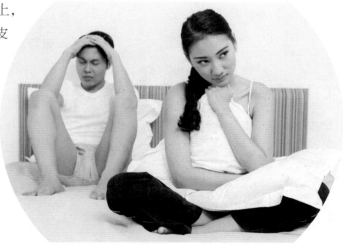

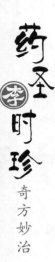

【做法】将上药以水煎煮，取药汁。

【用法】每日1剂，分3次服用。或将5剂浸泡于白酒中，早晚各1次，每次100毫升。

【功效】主治阳痿、早泄，服用本方对性功能的恢复很有帮助，尤以酒剂为好。

杜仲炖猪肾治性功能低下

【材料】猪肾1付，花生仁50克，杜仲、核桃仁30克，葱、姜、黄酒、味精适量。

【做法】把花生仁浸泡过夜，猪肾沿纵向剖开，剔除筋膜洗净，葱切成段，生姜切成片。锅置火上，加入适量水，放入猪肾、花生仁、杜仲、核桃仁，加入葱段、生姜片、黄酒、盐，先用大火烧沸后，改用小火炖至猪肾熟烂，拣出杜仲、葱段、生姜片，调入味精即成。

【用法】佐餐食用。

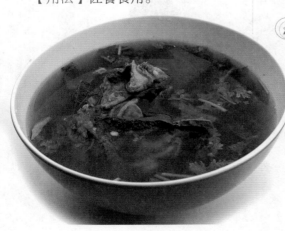

【功效】滋阴补肾，适用于肾虚之性功能减退症等。

熟地怀山菟丝汤治性功能低下

【材料】熟地黄12克，怀山、山茱萸、菟丝子、巴戟天、淫羊藿、仙茅、茯苓、阳起石、锁阳、肉苁蓉、鹿角片各9克。

【做法】将上药以水煎煮，取药汁。

【用法】每日1剂，分2次服用。

【功效】温壮肾阳，滋补肾阴。适用于性功能低下症。

牛鞭治性功能低下

【材料】牛鞭1根，韭菜子25克，淫羊藿、菟丝子各15克，蜂蜜适量。

【做法】将上药焙干为末，炼蜜为丸。

【用法】黄酒冲服。

【功效】补火助阳。适用于性功能低下，阳痿诸症。

黑豆腐皮汤治性功能低下

【材料】黑豆、豆腐皮各50克，调料适量。

【做法】按常法煮汤食用。

【用法】每日1剂。

【功效】滋阴补肾，益精。用治性功能低下。

🌿 韭菜子治性功能低下

【材料】韭菜子、女贞子、菟丝子、枸杞子、五味子、覆盆子、巴戟天、淫羊藿、蛇床子、鹿角霜各适量。

【做法】将上药以水煎煮，取药汁。

【用法】每日1剂。

【功效】温肾壮阳，适用于性功能低下，厌倦房事。

🌿 仙茅治性功能低下

【材料】冷淡仙茅、枸杞子、淫羊藿、鹿胶、熟地各20克。

【做法】将上药与羊肾2个同煎煮。

【用法】每日1剂，分2次服，10日为1个疗程。

【功效】温肾壮阳，滋阴养血。对男女性冷淡患者均具疗效。

不射精症

不射精症通常是指阴茎虽然能正常勃起和性交，但就是达不到性高潮和获得性快感，不能射出精液；或是在其他情况下可射出精液，而在阴道内不射精。两者统称为不射精症，是男性性功能障碍之一。正常射精是一个复杂的生理过程，是由神经系统、内分泌系统和泌尿生殖系统共同参与的复杂生理反射过程，如果该过程的任一环节发生功能或器质性障碍，均

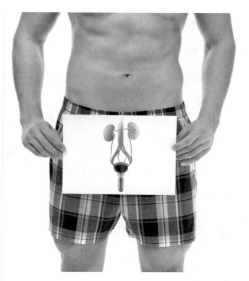

可导致不射精症。不射精症会引起男性不育症，影响夫妻感情，甚至导致家庭破裂。

中医病因有肾气亏损过度劳累、疲倦会损伤肾气，使得肾气不足造成不能射精；房事过度，或情欲放纵，也会过度消耗肾气造成不射精；如果天生体虚，肾气不足，都会导致没有精子排出。

🌿 墨鱼猪肉汤治不射精症

【材料】墨鱼肉100克，猪瘦肉150克，莲子肉5克，淮山药10克，调料适量。

【做法】按常法煮汤服食。

【用法】每日1剂。

【功效】滋阴清热，补虚填精。主治不射精症属阴虚火旺者。

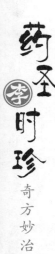

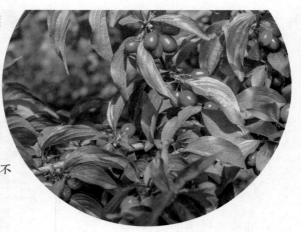

莲子山药粥治不射精症

【材料】莲子、山药各30克，粳米100克。

【做法】按常法煮粥食用。

【用法】每日1剂。

【功效】补脾益肾。主治不射精症属脾虚精亏者。

仙灵丹治不射精症

【材料】巴戟天、淫羊藿各20克，山萸肉、枸杞子、菟丝子、桑葚干、生地各12克，远志、炙甘草各10克。

【做法】将上药水煎煮，取药汁。

【用法】每日1剂，分2～3次服，20天为1个疗程。

【功效】补脾益肾，用于男子不射精。

枸杞紫河车治不射精症

【材料】枸杞子、菟丝子、肉苁蓉、紫河车、黄精各20克，何首乌15克。

【做法】将上药水煎煮，取药汁。或倍量研末炼蜜为丸。

【用法】每丸10克，每日3次，每次1丸，淡盐开水送服。

【功效】补益肝肾，养血填精，益气助阳。主治少精症。

山萸肉治不射精症

【材料】山萸肉、淫羊藿各12克，熟地20克，茯苓15克，山药、枸杞子各18克，高丽参6克，丹皮、甘草各10克。

【做法】加水800毫升煎至400毫升，取药汁。

【用法】每日1剂，早晚分服。

【功效】补脾益肾，用于男子不射精。

虾仁炒韭菜治不射精症

【材料】鲜虾仁250克，韭菜150克，生姜10克，调料适量。

【做法】按常法炒制食用。

【用法】每日1剂。

【功效】温阳补肾，主治少精症。

田鸡粥治不射精症

【材料】青蛙肉100克，粳米

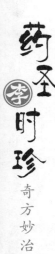

药圣李时珍

奇方妙治

150克，生姜9克，大蒜6克，猪油、精盐各适量。

【做法】按常法煮粥食用。

【用法】每日1剂。

【功效】益肾填精，补虚健体。主治精液不液化证属肾阳虚衰者。

枸杞子黄精治不射精症

【材料】枸杞子360克，制黄精、菟丝子、肉苁蓉各180克，黑狗肾1具，食盐15克。

【做法】将上药焙干研细末，和匀备用。

【用法】1剂为1个疗程，分12天服完。早、晚空腹各服1次。

【功效】壮肾阳，益肾精。主治少精症。

加味五子丸治不射精症

【材料】枸杞子、车前子、菟丝子、五味子、覆盆子、生地、山药、山萸肉、泽泻、茯苓各150克，丹参、当归、党参、白芍、鹿角胶各100克，蜈蚣10条。

【做法】将上药共研细末，炼蜜为丸，每丸重10克。

【用法】每日分2次服，每次1丸，淡盐开水送服。3个月为1个疗程。

【功效】益肾填精。主治少精症。

睾丸炎

睾丸炎通常由细菌和病毒引起。睾丸本身很少发生细菌性感染，由于睾丸有丰富的血液和淋巴液供应，对细菌感染的抵抗力较强。睾丸炎是男科常见疾病，临床上主要分为急性化脓性睾丸炎和腮腺炎性睾丸炎两种，其中以急性化脓性睾丸炎最为多见。引起睾丸炎的原因很多，譬如感染、外伤、肿瘤都可以引起。

化浊清睾汤治睾丸炎

【材料】龙胆草、柴胡各12克，土茯苓50克，车前子30克，滑石20克，泽泻、石菖蒲各15克，栀子10克，川楝子、甘草各5克。

【做法】将上药以水煎煮，取药汁。

【用法】每日1剂，连用7天为1

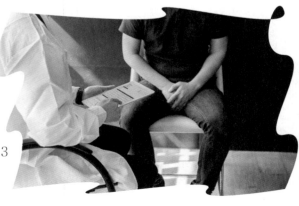

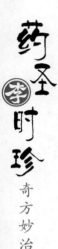

个疗程。

【功效】本方清利湿浊，主治淋菌性附睾炎。

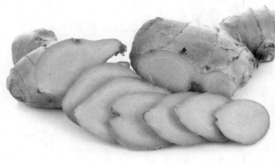 生姜外敷方治睾丸炎

【材料】老生姜适量。

【做法】老生姜用清水洗净，横切成约0.2厘米厚的均匀薄片，每次用6～10片敷于患侧阴睾，盖上纱布，兜起阴囊。

【用法】每日更换1～2次，直至痊愈为止。

【功效】可消肿散结。主治急性附睾炎。

大补阴丸治睾丸炎

【材料】黄柏、熟地各15克，知母、龟板各12克，猪脊髓1匙（蒸熟兑服），银花30克，荔枝核20克。

【做法】将上药以水煎煮，取药汁。

【用法】每日1剂。10天为1个疗程。

【功效】功能滋阴清热，活血祛瘀，理气止痛。主治附睾炎。

柴橘乌贝汤治睾丸炎

【材料】柴胡、乌药、青皮各6克，橘核、附片各9克，海藻、大贝母、白芥子各12克。

【做法】将上药以水煎煮，取药汁。

【用法】每日1剂。

【功效】滋阴清热，活血祛瘀。主治附睾炎。

双花连翘饮治睾丸炎

【材料】金银花、连翘、葛根、生石膏、天花粉各15克，板蓝根12克，鲜芦根24克，赤芍、郁金、丹皮、龙胆草各9克。

【做法】将上药以水煎煮，取药汁。

【用法】每日1剂，分2次服用。

【功效】清热解毒，活血消肿。适用于流行性腮腺炎合并睾丸炎。

男性更年期综合征

男性更年期由睾丸功能退化所引起的。而睾丸的退化萎缩是缓慢渐进的，性激素分泌减少也是缓慢的，精子的生成在更年期

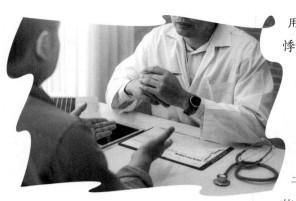

也不完全消失。男性更年期来得较晚，出现的时间很不一致，发病年龄一般在 55 ~ 65 岁左右，临床表现轻重不一，轻者甚至无所觉察，重者影响生活及工作，患者感到很痛苦。

男性更年期综合征主要表现有：性情改变，如情绪低落、忧愁伤感、沉闷欲哭；自主神经功能紊乱；性功能障碍；全身肌肉开始松弛，皮下脂肪较以前丰富。

石决龙牡粥治更年期综合征

【材料】石决明、龙骨、牡蛎各 30 克，糯米 100 克，红糖适量。

【做法】将前 3 种药物煎煮 1 小时后取汁，加入糯米及适量水，煮成粥，再入红糖即成。

【用法】每日 1 剂，分两次服，连服 5 ~ 7 天。

【功效】平肝潜阳，安神明目。适用于更年期综合征肝阳上亢、心悸失眠患者。

凉拌海蜇治更年期综合征

【材料】海蜇 100 克，黑芝麻 50 克，醋适量。

【做法】将海蜇用清水漂洗干净，切成细丝，置入盘中。黑芝麻淘洗干净，晾干。下锅炒至微香，盛起，撒于海蜇丝，再加适量食醋，调匀即可。

【用法】佐餐食用。

【功效】滋肝潜阳，化痰软坚。适用于更年期综合征阴虚肝旺者。

胡桃莲肉粥治更年期综合征

【材料】胡桃、莲肉各 50 克，猪骨 500 克，大米 150 克。

【做法】将胡桃、莲肉、大米洗净，猪骨斩成小块。同放锅内，加清水适量，先武火，后文火。待猪骨熟透，调味即可。

【用法】每日 1 次，连服 5 ~ 7 天。

【功效】补肾健脾，温肺敛气。适用于更年期综合征脾肾两虚者。

冬菇海参汤治更年期综合征

【材料】冬菇 30 克，海参 40 克，猪瘦肉 150 克，调料适量。

【做法】将冬菇、海参用温水泡发，

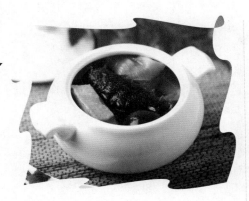

洗净。猪瘦肉切块，略炒。3者同放砂锅内，加适量清水，煮熟，调味即可。

【用法】每日分两次服，连服5～7天。

【功效】健脾滋肾，补益气血。适用于更年期综合征头昏耳鸣、腰膝酸软、五心烦热、自汗者。

生地枣仁粥治更年期综合征

【材料】生地、酸枣仁各30克。大米150克。

【做法】将生地洗净，酸枣仁捣碎，放锅内，加清水适量，煎取汁。再放入大米，加适量清水，煮成粥。

【用法】每日1次，连服5～7天。

【功效】滋阴养心，清热除烦。适用于更年期综合征烦躁易怒、五心烦热、失眠多梦者。

鹌鹑蛋煮牛奶治更年期综合征

【材料】鹌鹑蛋6只、牛奶200毫升，白糖适量。

【做法】将牛奶放锅内煮沸，鹌鹑蛋去壳，放入牛奶中，文火煮至蛋熟，加入白糖适量即可。

【用法】每日1次，连服5～7天。

【功效】补益气血，养心安神。适用于更年期综合征气血不足、心脾两虚者。

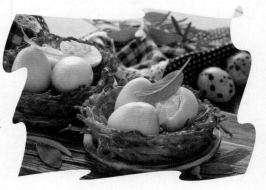

药圣
李时珍
奇方妙治

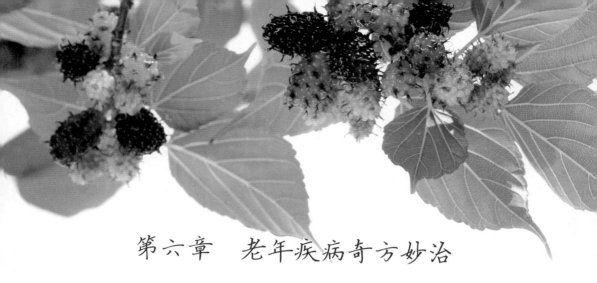

第六章　老年疾病奇方妙治

风湿病

风湿病是一组侵犯关节、骨骼、肌肉、血管及有关软组织或结缔组织为主的疾病，其中多数为自身免疫性疾病。发病多较隐蔽而缓慢，病程较长，且大多具有遗传倾向。治疗目标应包括缓解症状，改善病情，恢复功能，提高生活质量，尽可能延续

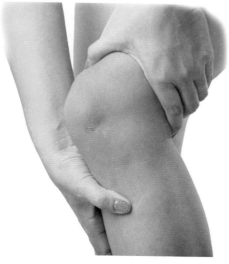

患者的生命。由于大部分风湿性疾病目前还不能根治，因此要争取患者的合作，长期坚持治疗。治疗的方法包括药物、理疗、休息及锻炼、矫形及手术。

"风湿病"属于中医里的"痹症"，主要是由于人体体质虚弱，气血不足所致的。由于劳累过度，风寒、湿气等外界致病因素入侵，流注经络、肌肉、关节，导致气血凝滞，阻塞不通，于是，"不通则痛"，出现关节疼痛，活动不利。

🌿 五加皮醪治风湿病

【材料】五加皮50克，糯米500克，酒曲适量。

【做法】将五加皮水煮两次去渣留汁，与糯米共煮成饭，待冷，加入酒曲适量拌匀，发酵成酒酿。

【用法】每日适量佐餐食用。

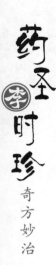
【功效】此药膳醪通经活络，除湿祛风寒。用于腕、肘、膝关节疼痛等症。

🌿 防风薏米饮治风湿病

【材料】薏米30克，防风10克，生姜3片。

【做法】将薏米、防风、生姜共煎汁，饮用时弃渣留汁饮用。

【用法】每日1剂，连用4～6日为1个疗程。

【功效】用于抑制肌肉收缩、有镇痛作用，此药膳饮用于关节不利、伸屈不直、风寒湿邪等症。

🌿 鳝鱼汤治风湿病

【材料】鳝鱼200克，生姜3片，葱白2段，黄酒2匙。

【做法】将鳝鱼洗净后取肉切丝，和生姜、葱白、黄酒共入锅中，加水适量炖汤，调味佐膳服用。

【用法】每日1剂，连用5～7日为1个疗程。

【功效】祛风湿，强筋骨，此药膳适用于肢体关节疼痛较剧、痛有定处、遇寒痛甚等症。

🌿 乌鸡酒治风湿病

【材料】乌雄鸡1只，白酒2500克。

【做法】将乌雄鸡洗净后用白酒煮炖，至酒熬去一半即可。

【用法】每次饮20～30毫升，每日1次，同时佐餐食用。

【功效】强筋健骨、防治骨质疏松等作用此药酒宜治湿痹，肢体关节疼痛或肿胀，痛有定处，手、足沉重等症。

🌿 鳝鱼粉治风湿病

【材料】大鳝鱼5条（每条500克以上），黄酒适量。

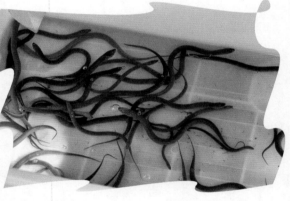

【做法】将鳝鱼剖内脏，阴干，研成细粉，装瓶备用。

【用法】每日分2次服，每次15克，用黄酒2～3匙调匀用开水冲服。连用2个月为1个疗程。

【功效】活经散寒、祛风利湿、通络。用于风湿痹症。

🌿 豨莶煨羊肉治风湿病

【材料】豨莶草50克，羊肉200克，生姜15克，葱白25克，精盐、味精、料酒各适量，花椒 10 粒。

【做法】酒制豨莶草入砂锅中水煎，去渣取汁。羊肉洗净后入沸水中煮 5 分钟，捞出切成小条，生姜洗净切片，葱白切段。取锅置旺火上，加清水适量，入羊肉煮沸，再入姜、葱、花椒及料酒 2 匙。使中火煮 30 分钟，加入药汁，再小火慢煨至肉烂，放入精盐、味精少许即成。

【用法】吃肉喝汤。

【功效】主治风湿痹痛、四肢酸麻、腰膝无力等症。

🌿 鳝鱼酒治风湿病

【材料】小活鳝鱼 500 克，白酒 1000 克。

【做法】将小活鳝鱼洗净放入白酒中，加盖封固，1 月后饮用。

【用法】每日 2 小盅，连用 2 个月为 1 个疗程。

【功效】舒筋活血、补虚助力、通利筋骨。对风寒引起慢性关节炎有疗效。

🌿 扁豆苡仁藿香汤治风湿病

【材料】扁豆、薏苡仁各 10 克，藿香 6 克。

【做法】扁豆、薏苡仁、藿香放一起，加清水煎汤，煎 30 分钟后，去渣取汁。

【用法】每日 2 次，饮汤。

【功效】祛风除湿。适用于初秋多湿所致的脾虚湿热、风湿痹痛等症。

高脂血症

高脂血症是指血脂水平过高，可直接引起一些严重危害人体健康的疾病，如动脉粥样硬化、冠心病、胰腺炎等。高脂血症可分为原发性和继发性两类。原发性与先天性和遗传有关，继发性多发生于代谢性紊乱疾病，或与其他因素年龄、性别、季节、饮酒、吸烟、饮食、体力活动、精神紧张、情绪活动等有关。

高脂血症的病因有病理变化为素体脾虚，痰湿内盛，运化不利，致脂浊郁积。或阳盛之体，胃火素旺，恣食肥甘，致痰热壅积，化为脂浊。或痰积日久，入络成瘀，而使痰瘀滞留。或年高体虚，脏气衰减，肝肾阴

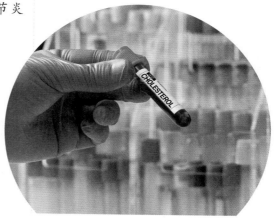

虚，阴不化血，反为痰浊，痰积血瘀，亦可化为脂浊，滞留体内而为病。

番茄菠菜汤治高脂血症

【材料】菠菜、番茄各200克，黄芪50克。

【做法】将番茄、菠菜洗净，番茄汆烫去皮、切瓣，菠菜切段；锅加水，放黄芪，煮沸，放番茄，再次煮沸，放菠菜煮开，加盐调味即可食用。

【用法】趁热饮食。

【功效】本汤中富含丰富的类胡萝卜素，具有降低血脂的功效，还可以预防心脑血管疾病。

黄豆木瓜汤治高脂血症

【材料】泡发黄豆30克，草菇4朵，鲜木瓜半个，油菜适量，生姜1块。

【做法】将草菇洗净切片，木瓜去皮、去籽切块，油菜洗净，生姜去皮洗净切片；油锅烧热，放姜片，炒香，倒清水，加黄豆、草菇，中火烧开；放木瓜、小油菜，加白糖、盐，用大火煮熟即可。

【用法】分2次服食。

【功效】黄豆含不饱和脂肪酸等成分，可以促进血液中的废物及脂肪快速排出，强化心脏功能，与木瓜搭配，味道鲜美营养价值更高。

芹菜鸡蛋汤治高脂血症

【材料】芹菜、绿豆各60克，鸡蛋1个。

【做法】将绿豆放清水浸泡2小时，拣掉死豆，鸡蛋取蛋清，芹菜择洗干净切段备用；搅拌机放入绿豆、芹菜，放适量清水搅拌成泥；锅加2碗清水，煮沸，倒绿豆芹菜泥，再倒入鸡蛋清，搅匀，加盐煮熟即可。

【用法】分2次喝完。

【功效】芹菜的营养价值很高，是治疗高血压、血管硬化的最佳食材，不仅如此，芹菜还能促进血液循环，利大小便、降血压、降血脂，增进食欲。

海带豆腐汤治高脂血症

【材料】水发海带150克，豆腐200克，调料适量。

【做法】按常法煮汤服食。

【用法】每日1剂。

【功效】清热利水，化瘀软坚。适用于高脂血症。

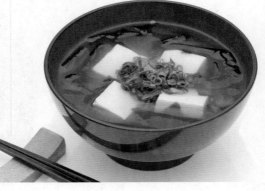

🍃 荷叶米粉肉治高脂血症

【材料】新鲜荷叶5张，猪瘦肉、大米各250克，精盐、酱油、淀粉等各适量。

【做法】先将大米洗净用沙盆捣成米粉，猪肉切成厚片，加入酱油、淀粉等搅拌均匀，备用。再将荷叶洗净裁成10块，把肉和米粉包入荷叶内，卷成长方形，放蒸笼中蒸30分钟，取出即可。

【用法】趁热食用。

【功效】健脾养胃，升清降浊，有降血脂作用。

🍃 山楂荷叶茶治高脂血症

【材料】山楂15克，荷叶20克。

【做法】将以上两味洗净、沥干，加水煎汤即成。

【用法】代茶饮用，每日1剂。

【功效】适用于高血脂所引起的头痛。

🍃 双耳汤治高脂血症

【材料】白木耳、黑木耳各10克，冰糖5克。

【做法】将黑、白木耳温水泡发，放入小碗，加水、冰糖适量，置蒸锅中蒸1小时。

【用法】饮汤吃木耳。

【功效】滋阴益气，凉血止血。适用于血管硬化、高血压、冠心病患者食用。

糖尿病

糖尿病是一种常见的代谢性内分泌疾病，病因大多未明，是胰岛素绝对或相对分泌不足所引起的包括糖、蛋白质、脂肪、水及电解质等代谢紊乱，病情严重时导致酸碱平衡失常。其特点为血糖过高，尿糖、葡萄糖耐量减低及胰岛素释放试验异常。临床上将糖尿病分为3型：即胰岛素依赖型，亦称Ⅰ型（脆性或青幼年型糖尿病）；非胰岛素依赖型，亦称Ⅱ型（稳定性或老年型糖尿病）；还有其余型糖尿病，亦称Ⅲ型包括医源性糖尿病，内分泌性糖尿病，药源性及化学性糖尿病等。临床上前两型绝大多数属原发性糖尿病，有明显遗传倾向。其余则大部分属继发性糖尿病，受后天因素影响较大，如胰源性糖尿

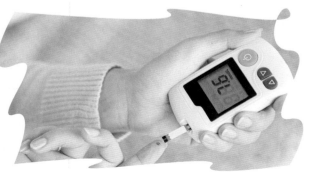

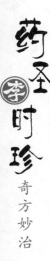
病，是由于胰腺切除，胰腺炎等引起的胰岛素分泌不足所致。

中医认为，本病是由于饮食不节、情志不调、恣性纵欲、热病火燥等原因造成。本病多见于 40 岁以上喜欢吃甜食而肥胖的患者，脑力劳动者居多。创伤、精神刺激、多次妊娠以及某些药物（如肾上腺糖类皮质激素、女性避孕药等）是诱发或加重此病的因素。发病时伴有四肢酸痛、麻木感、视力模糊、肝肿大等症。

枸杞茶治糖尿病

【材料】宁夏枸杞 10 克。

【做法】将枸杞加水 300 毫升，煮沸 1 ~ 2 分钟，待冷后，早餐前将浓汁服完，之后反复冲开水当茶饮。

【用法】每天 4 ~ 5 杯（每杯200 毫升），临睡前将残存枸杞连水一起细嚼咽下。

【功效】治肝肾阴亏，头晕，消渴。适用于糖尿病。

猪胰子治糖尿病

【材料】猪胰子 1 条，调料适量。

【做法】将新鲜猪胰子洗净，入开水中烫至半熟，捞出切碎，用调料拌匀食用。

【用法】每日 1 剂。

【功效】润燥，运食，补充胰岛素。适用于糖尿病。

山药黄连汤治糖尿病

【材料】山药 25 克，黄连 10 克。

【做法】将上药以水煎煮。

【用法】早晚各 1 次。

【功效】清热祛湿，补益脾肾。适用于糖尿病之口渴、尿多、善饥。

嫩笋治糖尿病

【材料】嫩笋、酱油、盐各适量。

【做法】将嫩笋削皮切成长方片，用酱油浸泡一下即捞出。锅内放

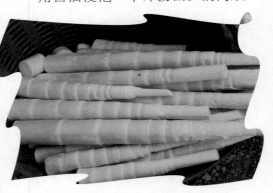

入植物油烧至八成热，下笋片煎炸成黄色即可。

【用法】佐餐食用。

【功效】益气，清热。适用于糖尿病。

菠菜根粥治糖尿病

【材料】鲜菠菜根 250 克，鸡内金 10 克，大米 50 克。

【做法】将菠菜根洗净，切碎，加水同鸡内金共煎煮30～40分钟，然后下米煮作烂粥。

【用法】每日分2次，连菜与粥服食。

【功效】止渴，润燥，养胃。适用于糖尿病。

凉拌葱头治糖尿病

【材料】葱头150克，调料适量。

【做法】将葱头洗净，用开水烫过，捞出切细，加调料拌匀食用。

【用法】每日2剂。

【功效】化湿祛痰，和胃下气，解毒杀虫。适用于糖尿病。

醋蛋治糖尿病

【材料】鸡蛋5个，醋400毫升。

【做法】将鲜鸡蛋打碎，置碗中，加醋150毫升，调和后放置36小时，再加醋250毫升，搅匀即成。

【用法】上述量分5～7天服完。

【功效】降血糖。适用于糖尿病。

玉米秆芯汤治糖尿病

【材料】玉米秆内芯（或玉米须）30克，黄芪15克，山药60克。

【做法】将上药煎汤服。

【用法】早、晚各服1次，连服10天。

【功效】可滋养阴液，故表敛汗。适用于糖尿病。

地骨皮治糖尿病

【材料】地骨皮15克。

【做法】将地骨皮制为粗末，放入杯中，用沸水冲泡，代茶饮用。

【用法】每日1～2剂。

【功效】凉血退热，清肺止咳。适用于肺热津伤型糖尿病，症见烦渴多饮、口干舌燥、大便干燥、尿多尿频等。

菟丝子治糖尿病

【材料】菟丝子适量。

【做法】拣净水洗，酒浸3日，滤干，趁润捣碎，焙干再研细末，炼蜜为丸，如梧子大。日服2～3次，饭前服5～10克。

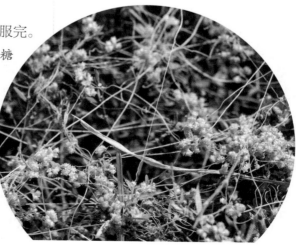

第六章　老年疾病奇方妙治

【用法】用胶囊灌服，或米汤调下。

【功效】适用于上消饮水不止之糖尿病患者。

🌰 银耳治糖尿病

【材料】玉竹、冰糖各25克，银耳15克。

【做法】将上药以水煎煮。

【用法】每日1剂，分2次服。

【功效】滋阴润燥，生津止渴。适用于胃热炽盛型糖尿病。

高血压

高血压是一种以动脉血压持续升高为主要表现的慢性疾病，也是心脑血管病最主要的危险因素，脑卒中、心肌梗死、心力衰竭及慢性肾脏病是其主要的并发症。世界卫生组织建议使用的血压标准是：

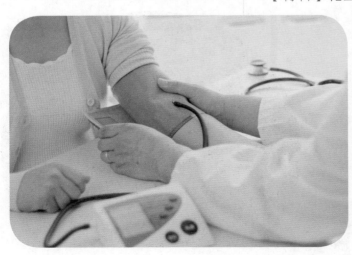

凡正常成人收缩压应 ≤ 140mmHg（1mmHg=0.1333kPa，后同），舒张压 ≤ 90mmHg。临床医学认为，在排除各种干扰因素的情况下，收缩压 ≥ 140mmHg 或舒张压 ≥ 90mmHg（非同日3次测量），即可诊断为高血压。高血压早期可能无症状或症状不明显，仅仅会在劳累、精神紧张、情绪波动后发生血压升高的现象，休息后就可恢复正常。随着病程延长，患者的血压会明显持续升高，还会出现头痛、头晕、注意力不集中、记忆力减退、肢体麻木、夜尿增多、心悸、胸闷、乏力等症状，此时被称为"缓进型高血压"。长期吸烟、酗酒、过食肥甘厚味、情绪波动以及遗传基因等因素对发病等都有一定影响。

🌰 花生苗治高血压

【材料】花生全草（整棵干品）50 ~ 100克。

【做法】将其切成小段，泡洗干净，煎汤代茶饮。

【用法】每日1剂。血压正常后，可改为不定期服用。

【功效】清热益血。有降血压、降低胆固醇作用，对治疗高血压有较理想的功效。

醋泡花生米治高血压

【材料】花生米、醋各适量。

【做法】将花生米泡醋中，浸泡7天以上，越久越好，备用。

【用法】每日早、晚各吃10粒或临睡前吃2～4粒，嚼碎后吞服，7天为1个疗程。血压下降后可隔数日服1次。

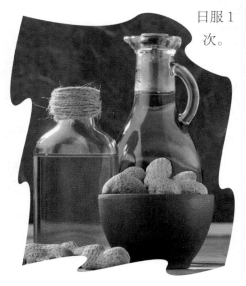

【功效】清热，活血，降压。主治原发性高血压（肝肾阴虚型）。表现为头晕头痛、耳鸣、心悸失眠等症。

山楂汤治高血压

【材料】鲜山楂10枚，白糖30克。

【做法】将山楂捣碎后加糖和适量的水煎煮至烂。

【用法】每日1次，吃山楂饮汤。

应坚持长期服用，有显效。

【功效】活血降压。主治原发性高血压。

香蕉翠衣汤治高血压

【材料】香蕉3只，西瓜翠衣（鲜品加倍）、玉米须各60克，冰糖适量。

【做法】水煎服。

【用法】每日1剂，分2次服（服时加糖）。

【功效】平肝泻热，利尿降压。主治原发性高血压（肝阳上亢型）。

海参冰糖治高血压

【材料】海参、冰糖各50克。

【做法】将海参洗净，加水同冰糖煮烂。

【做法】每日晨空腹服，吃参饮汤。

【功效】补益肝肾，养血润燥。主治高血压、动脉硬化。

松花蛋菜粥治高血压

【材料】松花蛋1个，淡菜、大米各50克。

【做法】将松花蛋去皮，淡菜浸泡洗净，同大米共煮作粥，可加少许盐调味。

【用法】食蛋菜饮粥，每早空腹用。

【功效】清心降火。主治高血压、耳鸣、眩晕、牙齿肿痛等。

黑木耳柿饼治高血压

【材料】黑木耳 6 克，柿饼 50 克，冰糖少许。

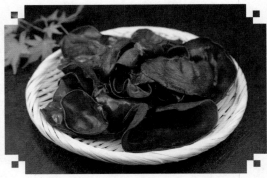

【做法】加水共煮至烂。

【用法】此方为 1 日服用量，久食有效。

【功效】清热，润燥。主治老年人高血压。

肉桂磁石外敷治高血压

【材料】肉桂、吴茱萸、磁石各等份。

【做法】上药共研细末，密封备用。用时每次取上药末 5 克，用蜂蜜调匀，贴于涌泉穴上，阳亢者加贴太冲穴，阴阳不足者加贴足三里。

【用法】每次贴两穴，交替使用，贴后外以胶布固定。并用艾条悬灸 20 分钟。每天于临睡前换药 1 次。

【功效】引火归元，降压止晕。

用治高血压。

豆浆粳米粥治高血压

【材料】豆浆 250 毫升，粳米 100 克，白糖适量。

【做法】将粳米淘洗干净，加水煮成稠粥，放入豆浆，再煮 1～2 沸，调入白糖即成。

【用法】每日清晨空腹服用 1 剂。

【功效】补虚润燥，清肺化痰。适用于痰浊中阻型高血压，证见形体肥胖、体倦痰多、恶心纳差、胸闷、眩晕、心悸等。

海带根治高血压

【材料】海带根适量。

【做法】将海带根晒干粉碎为末。

【用法】每次服 6～12 克，每日 1～2 次，温水送服。

【功效】清热利水，祛脂降压。主治高血压。

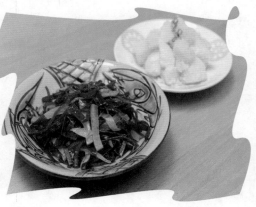

肝硬化

肝硬化是一种比较常见的慢性疾病，有一种或者多种病因长期或者反复作用引起的肝脏损伤，这种损伤存在弥漫性、进行性，以及纤维性的病变。主要由肝炎引起，肝硬化的起病与病程一般都比较缓慢，可潜伏3~5年甚至数十年之久。

中医将本病归属"疝积""臌胀"等范畴。中医认为，本病常由黄疸日久、感染蛊毒、饮食不节、嗜酒过度等原因，引起湿热内郁，肝脾内伤。肝损则气滞，日久必致血瘀，脾伤则湿停，日久必致肾亏，最终形成肝、脾、肾3脏受损，气滞血瘀，水湿内聚，本虚标实，虚实夹杂之证。

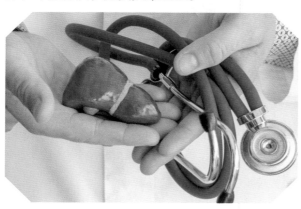

红花炖猪胰治肝硬化

【材料】红花、素馨花各9克，猪胰1具。

【做法】将猪胰洗净，切块，入红花、素馨花隔水炖熟。

【用法】饮汤食猪胰。

【功效】行气活血，化瘀通络。主治气滞血瘀型肝硬化。

红花化瘀汤治肝硬化

【材料】红花、丹皮各6克，桃仁、穿山甲、泽泻、素馨花各9克，当归、赤芍、白术各10克，丹参、牡蛎各30克（先煎）。

【做法】将上药以水煎煮。

【用法】每日1剂。

【功效】行气活血，化瘀通络。主治气滞血瘀型肝硬化。

四花利湿汤治肝硬化

【材料】木棉花15克，鸡蛋花、苍术、泽泻、芫花各9克，甘草、厚朴花各6克，茯苓30克。

【做法】将上药以水煎煮。

【用法】每日1~2剂。

【功效】运脾利湿，理气行水。

消胀万应汤治肝硬化

【材料】大腹皮、鳖甲各30克，香橼、莱菔子、神曲各20克，川朴、鸡内金各15克，砂仁10克、干蟾

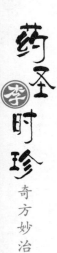
蛀10克（焙，分2次冲服），益母草100克。

【做法】将上药水煎至300毫升。

【用法】每日1剂，分2次服。

【功效】治肝硬化腹水。

佛手花疏肝汤治肝硬化

【材料】佛手花、素馨花各9克，炙甘草6克，白芍、党参各30克，白术10克，茯苓15克。

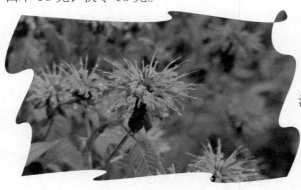

【做法】将上药以水煎煮。

【用法】每日1~2剂。

【功效】疏肝健脾，行气止痛。主治肝郁脾虚型肝硬化。

芫花散治肝硬化

【材料】芫花、甘遂、大戟各10克。

【做法】将上药研细末。

【用法】清晨空腹取1.5克，以大枣10枚煎汤送服，得利止服。如利而病不除，增至3克，但不可久服。

【功效】运脾利湿，理气行水。

健脾分消汤治肝硬化

【材料】黄芪、山药、丹参各20克，薏苡仁、车前子、大腹皮各30克，党参、茯苓、白术、淫羊藿、鳖骨各15克，泽泻、郁金、青皮、陈皮各12克，附子、甘草各6克。

【做法】将上药以水煎煮。

【用法】每日1剂，10日为1个疗程。

【功效】治肝硬化水肿。

地黄汤治肝硬化

【材料】生地黄15克，沙参、麦芽、鳖甲、猪苓各12克，麦门冬、当归、枸杞子、郁金各9克，川楝子、丹参各6克，黄连3克。

【做法】加水煎沸15分钟，滤出药液，再加水煎20分钟，去渣，2煎所得药液对匀。

【用法】分服，每日1剂。

【功效】治肝硬化。

当归白芍治肝硬化

【材料】当归、白芍、郁金、生地、茯苓各9~15克，丹参14~30克，败酱草、鳖甲、黄花各15~30克，栀子、丹皮、白术各6~12克，山栀、茵陈各9~30克。

【做法】将上药以水煎煮。

【用法】每日1剂，分2次服。

【功效】疏肝祛湿，软坚化瘀。适用于肝郁热蕴型肝硬化。

桂花青蛙粥治肝硬化

【材料】桂花10克，青蛙3只（去皮、内脏），白米50克。

【做法】将蛙肉、白米同煮粥，粥将成时，入桂花，再煮沸片刻，调味食粥和蛙肉。

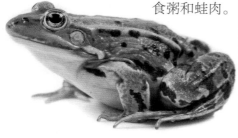

【用法】每日1剂。

【功效】温补脾肾。

柴胡甘草治肝硬化

【材料】柴胡、杭芍、川芎、苍术各15克，甘草、枳壳、香附、青皮、厚朴各10克。

【做法】将上药以水煎服煮。

【用法】每日1剂，分2次服。

【功效】疏肝理气，消满除胀。适用于气滞肝郁型之肝硬化。

水蛭仙鹤草治肝硬化

【材料】水蛭10克，仙鹤草60克，接骨草15克，车前子20克。

【做法】先将水蛭研成细末备用；再将另3味药共水煎，送服水蛭1克。

【用法】每日2次，分10次服。

【功效】治疗肝硬化腹水的方剂，有一定疗效。

当归党参治肝硬化

【材料】当归、木香、茵陈各6～12克，白芍、党参、苍术、茯苓、黄精、炙鳖甲各9～15克，丹参、黄芪、山药各15～30克，肉豆蔻6～9克。

【做法】将上药以水煎煮。

【用法】每日1剂，分2次服。

【功效】活血化瘀，健脾燥湿。适用于脾虚、气虚之肝硬化。

老年痴呆症

老年痴呆是一种生活能力逐渐减退，呈不可逆的进行性加重的疾病。在早期主要表现为记忆力减退，工作能力下降，学习新知识困难，而对久远的事却记忆犹新，生活中易闹矛盾。随着病情的发展逐渐出现认知力消失、判断力减弱、方向感丧失、人格改变及语言能力丧失等一系列表现，一旦病情发展到这一步，患者恐怕连自己最亲近的人都不认识，也不懂季节变更，情绪幼稚化，生活能力从尚能自理到维持基本生活的简单功

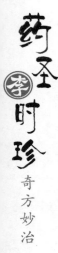

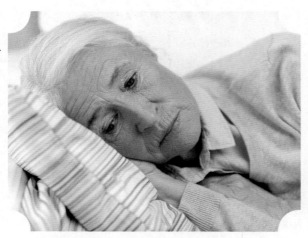

能逐日衰退，最后发展到除了部分本能要求外，一切最基本的生活能力都丧失殆尽。

中医认为，肾虚是老年性痴呆发病的重要病理基础，痰凝血瘀是老年性痴呆发病的重要因素。痰瘀既是病理产物又是致病因素，痰凝血瘀推动了老年性痴呆的发生发展。以补肾活廊化痰立方，防治老年性痴呆则可做到标本兼顾，是一种行之有效方法。

核桃仁大枣粥治老年痴呆症

【材料】核桃仁30克，大枣10枚，粳米150克。

【做法】按常法煮粥服食。

【用法】每日1剂。

【功效】温补肺肾，益气健脑。主治老年痴呆症。

莲子粥治老年痴呆症

【材料】羊骨1000克，莲子10克，大米100克，生姜3片，葱白2根，精盐适量。

【做法】将羊骨洗净敲碎，加水煎汤，去渣，加入大米，莲子煮为稀粥，将熟时调入葱白末、生姜片、精盐。再稍煮即成。

【用法】每日1剂，早、晚分食。

【功效】补肾填精，养脑安神，壮骨生髓。适宜于老年痴呆症。

黑芝麻粥治老年痴呆症

【材料】黑芝麻50克，核桃仁100克，大米适量。

【做法】熬粥食用。

【用法】早晚各1次，可随饭饮用。

【功效】补肾润燥，健脑和中。主治偏虚型痴呆症。

山药牛膝汤治老年痴呆症

【材料】山药、怀牛膝各20克，肉苁蓉、杜仲、丹参各15克，枸杞12克。

【做法】水煎2次。

【用法】每日1剂，早、晚分服。

【功效】补肾健脾，益脑生髓。主治老年性痴呆（脾肾两亏型）。

🌿 山楂枸杞汤治老年痴呆症

【材料】山楂15克，枸杞子20克。

【做法】水煎汤，频频饮用。

【用法】每日1剂，连续服用。

【功效】益肾健脑。主治老年痴呆症。

🌿 活血通窍汤治老年痴呆症

【材料】生地、赤芍、石菖蒲各15克，川芎、红花、远志、茯苓、通天草各9克，水蛭粉（吞）、黄连各3克。

【做法】将上药以水煎煮。

【用法】每日1剂。

【功效】活血化瘀，通窍醒脑。主治老年痴呆。

🌿 丹参瓜络汤治老年痴呆症

【材料】丹参30克，丝瓜12克。

【做法】水煎2次。

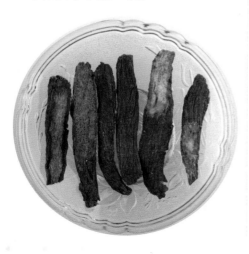

【用法】每日1剂，早、晚分服。

【功效】通络活络，清热化痰。主治老年性痴呆（血瘀型）。

🌿 紫菜火腿粥治老年痴呆症

【材料】紫菜30克，火腿50克，大米100克。

【做法】将紫菜撕成小片；火腿切成小块；大米淘洗干净，备用。锅内加水适量，放入大米煮粥，五成熟时加入紫菜片、火腿块，再煮至粥熟即成。

【用法】每日2次，长期食用。

【功效】补肾养心，化痰软坚。主治老年痴呆症。

🌿 黑木耳红枣羹治老年痴呆症

【材料】黑木耳15克，红枣10枚。

【做法】将上两味用水浸泡，去杂质，洗净后加水适量，用文火烧煮1小时。

【用法】加入蜂蜜适量，分2大食用。

【功效】滋阴补血，益气安神。主治老年痴呆。

肺结核

肺结核是由结核杆菌传染而引起的慢性传染病，又称肺痨病。此病颇

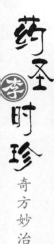

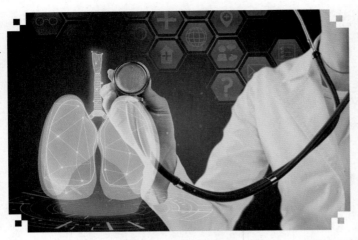

顽固，它的症状是感觉全身不适、疲倦厌食、心跳加速、盗汗、消瘦、精神改变，女性会月经失常，同时咳嗽，引起胸痛，脸颊潮红，有时肺组织损坏会导致吐痰、咯血。

肺结核病是结核菌侵入肺部后产生的一种慢性呼吸道传染性疾病。该病早期无明显症状，只有靠定期 X 线检查；病变进展时有倦怠、潮热、消瘦、咳嗽、咯血等症状。在一般情况下，病变吸收痊愈后常遗留一些纤维钙化硬结病灶。中医认为，本病外因即"痨虫"传染，是致病的条件；内因指下体气血虚弱，服精亏损，正气不足。要治愈肺结核，在目前来说已不是难事，除了要靠患者的耐心外，中医疗法在今天仍然具有重要价值。

🌿 猪肺加贝母治肺结核

【材料】猪肺（或牛、羊肺）1 具，贝母 15 克，白糖 60 克。

【做法】将动物肺洗净，剖开一小口，纳入贝母及白糖，上笼蒸熟。

【用法】切碎服食，每日 2 次。吃完可再继续蒸食。

【功效】清热，润肺。有促使肺结核病变吸收钙化的作用。

🌿 百部红蒜汤治肺结核

【材料】红皮大蒜 10 头，百部 200 克。

【做法】将上药加水约 1000 毫升，煎至 500 毫升左右。

【用法】每天服 2 次，每次 10 毫升，痊愈为止。

【功效】解毒抗痨，润肺化痰。主治各类型肺结核。

🌿 糙糯米红枣粥治肺结核

【材料】糙糯米 100 克，薏米仁 50 克，红枣 8 个。

【做法】按常法共煮作粥。

【用法】早、晚各服 1 次。

【功效】清热，利湿，排脓。主治肺结核。

白果夏枯草治肺结核

【材料】白果仁 12 克，夏枯草 30 克。

【做法】将白果仁捣碎，同夏枯草共煎汤。

【用法】每日 1 剂，分早、晚 2 次服下。

【功效】温肺益气。主治肺结核。

胡萝卜蜂蜜汤治肺结核

【材料】胡萝卜 1000 克，蜂蜜 100 克，明矾 3 克。

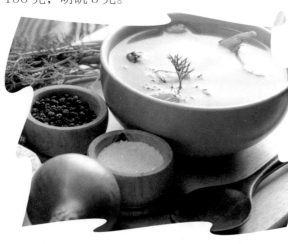

【做法】将胡萝卜洗净切片，加水 350 克，煮沸 20 分钟，去渣取汁，加入蜂蜜、明矾，搅匀，再煮沸片刻即成。

【用法】每日 3 次，每次服 50 克。

【功效】祛痰止咳。主治咳嗽痰白、肺结核咳血等症。

枸杞汤治肺结核

【材料】枸杞子 15 ～ 30 克，大枣 6 ～ 8 个，鸡蛋 2 个。

【做法】将上药加水同煮，鸡蛋熟后去壳再煮片刻。

【用法】吃蛋饮汤。每日或隔日 1 剂。一般 3 次左右即可见效。

【功效】补虚劳，益气血，健脾胃，养肝肾。主治肺结核。

地榆治肺结核

【材料】地榆（干品）3000 克。

【做法】加水适量，煎煮 2 次，过滤，浓缩至 12 升。

【用法】成人每次服 30 毫升（相当于生药 7.5 克），每日 4 次。儿童酌减。咯血停止后，再服 2 ～ 3 日以巩固疗效。

【功效】凉血止血，清热解毒。主治肺结核咯血。

蚯蚓冰糖汤治肺结核

【材料】活蚯蚓（地龙）20 条，冰糖 30 克。

【做法】将上药加凉开水 1 小碗，以武火炖至蚯蚓僵化、冰糖溶解。

【用法】弃去蚯蚓，取汤汁空腹饮服，每日 2 次，连服 1 周。

【功效】清热止喘，平肝通络。主治肺结核咯血。

🌀 大黄白及浸足方治肺结核

【材料】大黄50克，白及20克，川椒9克。

【做法】将上药加清水350毫升，煎煮沸15分钟后，取药液倒入脚盆内，温度适宜后将双足放入盆内浸洗，每次30～50分钟。

【用法】每日1～2次，血止即止。

【功效】凉血止血，导热下行。主治肺结核咯血轻症。

三角神经痛

三角神经痛是最常见的脑神经疾病，以一侧面部三叉神经分布区内反复发作的阵发性剧烈痛为主要表现，三角神经

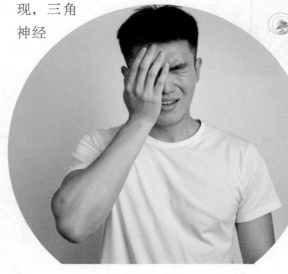

痛是在面部三叉神经分布区内短暂的、反复发作的阵发性剧痛，又称痛性抽搐。三角神经痛从病因学的角度，可分为原发性三角神经痛和症状性三角神经痛两类。

中医称为"面风痛"，是指发生在面部三叉神经分布区域内的剧烈疼痛，发病骤发、骤停、闪电样、刀割样、烧灼样、顽固性、难以忍受的剧烈性疼痛。是一种非神经性、常人难以忍受的神经性痛疾病。

🌀 丹参粳米粥治三角神经痛

【材料】丹参30克，粳米50克。

【做法】将丹参水煎取汁，兑入已煮熟的粳米粥内，再煮一二沸即成。

【用法】每日1剂。

【功效】活血祛瘀，止痛。主治三角神经痛。

🌀 僵蚕全蝎治三角神经痛

【材料】僵蚕、川芎、白芷各200克，全蝎150克，白附子100克。

【做法】将上药分别研细末拌匀。

【用法】每日2次，每次2克。10天为1个疗程。

【功效】通络止痛，消肿排脓。主治三角神经痛。

🌿 白芍细辛煎治三角神经痛

【材料】白芍 50 克，细辛 10 克，木瓜 12 克，白芷 15 克，酸枣仁 20 克，炙甘草 30 克。

【做法】将上药以水煎煮。

【用法】每日 1 剂，分 2 次服。

【功效】柔肝缓急，祛风止痛。主治三角神经痛。

🌿 桑葚治三角神经痛

【材料】桑葚 150 克。

【做法】用水煎煮桑葚，取汤。

【用法】每日 1 剂，分 3 次服。

【功效】补肝益肾，息风止痛。主治三角神经痛。

🌿 茄根防风治三角神经痛

【材料】茄子根 15 克，防风、桃仁各 12 克。

【做法】将上药以水煎煮。

【用法】每日 1 剂。

【功效】行气活血，散风消肿。主治三角神经痛。

🌿 白芍汤治三角神经痛

【材料】白芍 30 克，蒺藜 12 克，白附子、僵蚕、白芷各 9 克。

【做法】将上药以水煎煮，

【用法】每日 1 剂，日服 2 次。

【功效】养血柔肝，平肝息风，解痉止痛。主治三角神经痛（阴虚阳亢型）。

🌿 四味芍药汤治三角神经痛

【材料】白芍药、生牡蛎各 30 克，紫丹参、生甘草各 15 克。

【做法】将上药以水煎煮 2 次。

【用法】每日 1 剂，早、晚分服。

【功效】柔肝潜阳息风，和络缓急止痛。主治三角神经痛（肝阴不足，肝阳偏亢型）。

🌿 川芎止痛汤治三角神经痛

【材料】川芎 20 克，荆芥、防风、全蝎各 10 克，地龙 15 克，细辛 3 克。

【做法】将上药以水煎煮。

【用法】每日 1 剂，重者每日 2 剂。

第六章 老年疾病奇方妙治

【功效】祛风止痛，活血化瘀。主治三角神经痛（风邪内侵，瘀阻血脉型）。

当归白酒治三角神经痛

【材料】当归50克，白酒500毫升。

【做法】将当归浸入白酒内，密封贮存。每日摇荡1次，15日即成。

【用法】每服15～20毫升，每日2次。

【功效】补血，活血，止痛。主治三角神经痛。

冠心病

冠心病是冠状动脉性心脏病的简称，是一种最常见的心脏病，是指因冠状动脉狭窄、供血不足而引起的心肌功能障碍和（或）器质性病变，故又称缺血性心肌病。冠心病是一种由冠状动脉器质性（动脉粥样硬化或动力性血管痉挛）狭窄或阻塞引起的心肌缺血缺氧（心绞痛）或心肌坏死（心肌梗死）的心脏病，亦称缺血性心脏病。

豆浆粥治冠心病

【材料】豆浆汁500克，粳米50克，白糖适量。

【做法】将豆浆汁与洗净的粳米同入砂锅煮粥，粥熟后加入少许白糖即可。

【用法】早晚各1次。

【功效】通心活血、补虚润燥。

洋葱炒肉片治冠心病

【材料】洋葱、瘦猪肉各100克。

【做法】将瘦肉、洋葱切片，油锅烧热后先放瘦肉，翻炒，然后放入洋葱同炒，加调料后再炒片刻即可。

【用法】每日1次，佐餐食用。

【功效】滋肝益肾，化浊去瘀，利湿解毒。

三仁粥治冠心病

【材料】花生仁、黄豆、栗子、粳米各50克，白糖少许。

【做法】将黄豆用清水浸泡1～2天，栗子去皮，花生仁和粳米洗净，同入砂锅

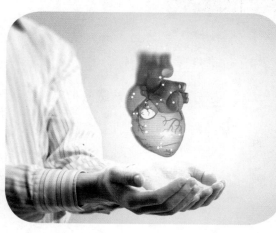

中，加适量水用文火煮粥，粥熟后加入白糖即成。

【用法】每日1次，佐餐食用。

【功效】活血补血。

双耳汤治冠心病

【材料】白木耳、黑木耳各50克，冰糖少许。

【做法】将黑、白木耳用温水泡发洗净，放入碗中，加入冰糖及适量清

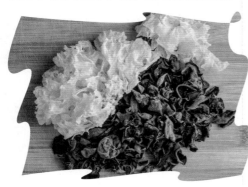

水上锅蒸，木耳熟了即可。

【用法】每日1剂，分2次食用。

【功效】益气活血。

葱姜黄瓜汤治冠心病

【材料】生姜15克，黄瓜150克，葱白3根。

【做法】将生姜、葱白用水煎15分钟，黄瓜洗净后切成小片，然后用葱姜汤冲泡10分钟即成。

【用法】每日1次。

【功效】通阳行气，宽胸调脂。

薤白粥治冠心病

【材料】薤白1～15克（鲜品30～45克），粳米100克。

【做法】将薤白与淘净的粳米同煮成粥即可。

【用法】早晚各1次。

【功效】行气、宽胸止痛。

大蒜玉米粥治冠心病

【材料】玉米50克，大蒜6瓣，糖、醋各适量。

【做法】将蒜瓣剥去外皮后入糖醋中浸泡1天，玉米磨碎煮成粥，然后放入蒜瓣，再煮片刻。

【用法】每日1次。

【功效】调脂，行气。

萝卜粥治冠心病

【材料】萝卜250克，粳米100克，

【做法】将萝卜洗净切成薄片，与淘净的粳米同入砂锅，加水用文火煮粥即可。

【用法】早晚各1次。

【功效】消积滞，化痰热，顺气利尿，清热解毒。

海藻黄豆汤治冠心病

【材料】昆布、海藻各30克，黄豆150～200克。

【做法】先将黄豆用清水浸泡一

夜，然后与昆布、海藻共煮汤，熟后加适量调味品即可。

【用法】每日1剂，分2次服用。

【功效】降压、调脂。

肩周炎

肩周炎是一种肩周围关节软组织的慢性退行性病变，又称五十肩。多见于50岁左右的人，发病原因是人到中年后，肾气不足，气血渐亏，加之早期劳累，肩部外露受凉，寒凝筋膜，机体新陈代谢功能减弱，各种组织出现退化性变化，肩关节功能性活动减弱的阶段。

中医认为，肩周炎是由肩部受风寒所致，因患病后胸肩关节僵硬，活动受限，所以又称为冻结肩、肩凝症等。发病初期为炎症期，肩部疼痛难忍，

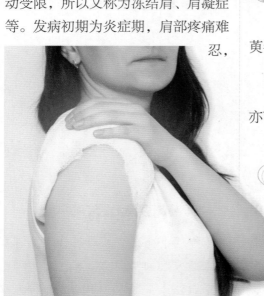

尤其在晚上疼痛加剧。睡觉时通常只取一种姿势，连翻身都困难，疼痛不止，难以入睡。如果初期治疗不当，就会逐渐发展成肩关节活动受限，造成活动障碍，给日常生活带来很大影响，连平时吃饭穿衣、洗脸梳头都困难。严重时，会出现生活不能自理，肩臂局部肌肉还会发生萎缩现象。

木瓜鸡血藤汤治肩周炎

【材料】木瓜、鸡血藤各30克，干姜6克。

【做法】将上药以水煎煮。

【用法】每日1剂。

【功效】舒筋活络，止痛。适用于肩周炎。

独活桂枝汤治肩周炎

【材料】独活、秦艽、桂枝、山茱萸各10克。

【做法】将上药以水煎煮，取汁。

【用法】口服，每日1剂，分2次服。亦可外洗。

【功效】祛风止痛。适用于肩周炎。

松叶独活酒治肩周炎

【材料】松叶500克，独活、麻黄各50克，白酒2500毫升。

【做法】将前3味去除杂质，洗净晾干，用纱布包好，

药圣李时珍奇方妙治

浸入白酒内，密封贮存，每日摇荡 1 次，30 日即成。

【用法】每次服 10 毫升，每日 3 次，温服。

【功效】祛风胜湿。适用于肩周炎。

桑枝汤治肩周炎

【材料】桑枝 1 把。

【做法】切细，以水煎 2 碗。

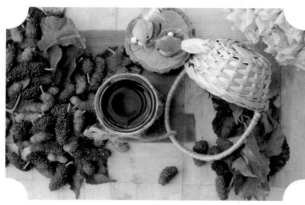

【用法】1 日服尽，可连服数次。

【功效】适用于肩周炎。

首乌酒治肩周炎

【材料】生首乌 250 克，酒 500 克。

【做法】将首乌捣碎，浸入酒中。24 小时以后，隔水煮 1 小时，去渣。

【用法】临睡前温饮半杯。

【功效】祛风止痛。适用于肩周炎。

生姜外用治肩周炎

【材料】生姜 20 ～ 30 克。

【做法】将生姜洗净切片，加水煎沸 3 分钟，去渣。

【用法】用毛巾浸入姜汤中，绞干后，温熨患部，每日 2 ～ 3 次。

【功效】温中散寒，通络止痛。适用于肩周炎。

桑枝酒治肩周炎

【材料】桑枝、桂枝各 15 克，38 度优质白酒 500 毫升。

【做法】将桑枝、桂枝切成小段，然后泡在白酒中，将其密封，置于阴凉处，每日摇晃 3 ～ 5 遍。

【用法】7 日后，泡好的桑枝酒即可饮用。

【功效】每次取泡好的药酒 10 ～ 15 毫升佐餐饮用，每日 1 ～ 2 次。

当归胡椒瘦肉汤治肩周炎

【材料】当归 30 克，猪瘦肉 60 克，葱、姜、淀粉、酱油、胡椒、盐各适量。

【做法】将当归洗净后煎煮 2 次，过滤取汁。葱洗净，切段，姜洗净，切片。猪瘦肉洗净，切成长条，加入淀粉、酱油、盐，腌渍 10 分钟。将葱、姜在油锅中爆香，加当归药汁，开锅后放胡椒、食盐、瘦肉，煮熟即可。

【用法】喝汤吃肉，每日 1 次。

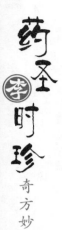
【功效】此汤可治疗肩臂疼痛，手不能上举，肩关节外展、外旋受限，肩前、后、外侧有压痛感的急性肩周炎症。

颈椎病

颈椎病属中医学的"痹症"范畴，称为"颈肩痛"。是指颈椎间盘变性、颈椎骨质增生等病理改变，导致颈部软组织、神经根、脊髓、椎动脉和交感神经等受到刺激或压迫，从而产生的一系列临床症状和体征。因而又称颈椎综合征。颈椎病属于人到中年，气血渐亏，阳气渐衰，血脉空虚，阳气不足，卫外不固，风寒湿邪乘虚而入，阻滞经脉；或因跌损伤，经络受损，瘀血内停；或因积劳成疾，肝肾亏损，督阳不运，痰凝血瘀，而成颈椎病。颈椎病的预防保健，应重视保持颈部良好的姿势，防止颈部外伤，避免颈部过度疲劳，并防止颈背部受凉。

颈椎散治颈椎病

【材料】当归、红花、三七粉各80克。

【做法】将上3味共研细末。

【用法】口服，每次3克，每日3次，温天水送服，9天为1个疗程。

【功效】活血，散瘀止痛。主治颈椎病。

骨痹汤治颈椎病

【材料】葛根粉、秦艽、威灵仙、当归各20克，白芍30克，延胡索、制川乌、独活各10克，天麻6克，蜈蚣3条。

【做法】将上药以水煎煮，取药汁。

【用法】每日1剂，分2次食用。

【功效】养血通络，行痹止痛。适用于血虚痹阻型颈椎骨质增生关节病。

白芍木瓜汤治颈椎病

【材料】白芍30克，木瓜、鸡血藤各10克，葛根、甘草各10克。

【做法】将上药以水煎煮。

【用法】每日1剂，早、晚分2次口服。

【功效】舒筋活血，滋阴止痛。主治颈椎病。

板栗粳米粥治颈椎病

【材料】板栗20克，粳米50克。

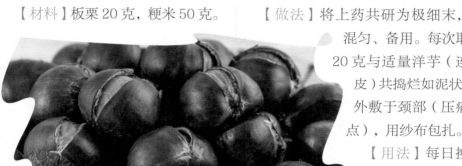

【做法】将板栗去壳，洗净，置锅中，加清水500毫升，加粳米，急火煮开5分钟，文火煮30分钟，成粥。

【用法】佐餐、分次食用。

【功效】补中益气。主治颈椎病之颈肩疼痛、倦乏无力者。

桑葚龙眼汤治颈椎病

【材料】桑葚、龙眼肉各20克。

【做法】将桑葚、龙眼肉分别洗净，置锅中，加清水200毫升，急火煮开5分钟，文火煮20分钟。

【用法】佐餐、分次饮用。

【功效】补益肝肾。主治颈椎病之颈肩疼痛、腰酸腿软者。

颈椎膏治颈椎病

【材料】葛根、黄芪、川芎各30克，丹参、威灵仙、白芷各15克，乌梢蛇10克。

【做法】将上药共研为极细末，混匀、备用。每次取20克与适量洋芋（连皮）共捣烂如泥状，外敷于颈部（压痛点），用纱布包扎。

【用法】每日换药1次。7天为1个疗程。

【功效】益气活血，祛风通络。主治颈椎病。

葛根灵仙治颈椎病

【材料】葛根24克，伸筋草、白芍、丹参各15克，秦艽、灵仙、桑枝、鸡血藤各12克。

【做法】将上药以水煎煮。

【用法】每日1剂，分早、晚2次温服。药渣用布包煎汤，早、晚用毛巾沾药热敷颈部及肩部肌肉，每次20分钟，10天为1个疗程。

【功效】祛风散寒除湿，舒筋活血，强筋壮骨。主治各型颈椎病。

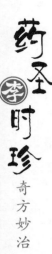
生草乌细辛治颈椎病

【材料】生草乌、细辛各10克，洋金花6克，冰片16克。

【做法】先将前3味药研末，用50%酒精300毫升浸入，冰片另用50%酒精200毫升浸入。每日搅拌1次，约1周后全部溶化，滤净去渣，将二药液和匀，用有色玻璃瓶贮藏。

【用法】每次用棉球蘸药液少许涂痛处或放痛处片刻，痛止取下。每天2～3次。

【功效】祛风散寒，通络止痛。主治颈椎、腰椎及足跟骨质增生，老年骨关节炎疼痛等。

丁香姜糖治颈椎病

【材料】丁香粉5克，生姜末30克，白糖50克。

【做法】将白糖放入砂锅内，文火煮沸，再加丁香粉、生姜末调匀，继续煮至挑起不粘手为度。各一瓷碗，涂以香油，将糖倾入摊平，稍凉后趁软切成50块。

【用法】可经常食用。

【功效】降逆化痰。主治颈椎病。

菊楂决明饮治颈椎病

【材料】菊花10克，生山楂、决明子（打碎）各15克，冰糖适量。

【做法】将3药同煮，去渣取汁，调入冰糖。

【用法】代茶饮。

【功效】清肝疏风，活血化瘀。主治颈椎痛。

白芍丸治颈椎病

【材料】白芍240克，伸筋草90克，葛根、桃仁、红花、乳香、没药各60克，甘草30克。

【做法】将上药共研极细末，水泛为丸如梧桐子大，贮存备用。

【用法】每次服3克，日服3次，以黄酒及温开水各半送服。1个月为1个疗程。

【功效】活血化瘀，祛风除湿，缓急止痛。主治颈椎病。

川乌红藤酒治颈椎病

【材料】生川乌、生草乌、川牛膝各15克，红藤、葛根各

20克，甘草12克，白酒500毫升。

【做法】将各药研粗末，入酒中密封浸泡2周，经常摇动，启封后，去药渣，贮瓶备用。

【用法】每日1次，临睡前饮服10毫升。

【功效】活血通络，止痛。主治颈椎病。

耳　聋

耳聋，是听觉系统中传音、感音及其听觉传导通路中的听神经和各级中枢发生病变，引起听功能障碍，产生不同程度的听力减退。按发生的时间可分为先天性耳聋和后天性耳聋两类；按病变的性质可分为器质性耳聋和功能性耳聋；按病变发生的部位可分为传导性耳聋、感音性耳聋和混合性耳聋3类。

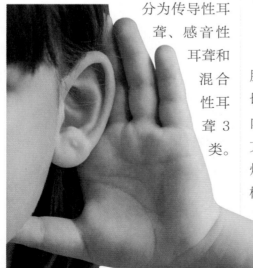

中医认为本病是由于肝火亢盛，痰火阻滞，上扰于耳，或肾精亏虚，脾胃虚弱，不能上充于清窍，耳部经脉空虚所致。

龙荟通耳枕治耳聋

【材料】柴胡、龙胆草、黄芩、青皮、胆南星、芦荟、黄连、青黛、大黄、木通、菖蒲、皂角、细辛各30克，全蝎3个，陈小米150克，青鱼胆汁、姜汁、竹沥汁各50克。

【做法】取以上前15味炒干研细末，加入青鱼胆汁、姜汁、竹沥汁拌匀，晒干，打碎，装入枕芯，做成药枕，备用。

【用法】睡觉时头枕药枕之上。

【功效】聪耳，适用于耳聋耳鸣。

肉苁蓉炖羊肾治耳聋

【材料】羊肾1对，肉苁蓉30克。

【做法】将羊肾剖开，挖去白色筋膜，清洗干净，切丁；肉苁蓉洗净，切片。将羊肾与肉苁蓉一并放在砂锅内，加入清水，先用大火煮沸，再用文火炖煮20～30分钟，以羊肾熟烂为度。捞去肉苁蓉片，酌加适量胡椒末、味精和精盐。

【用法】当菜或点心食用。

【功效】肉苁蓉有沙漠人参之

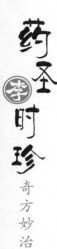

称，甘温入肾经，补肾阳，益精血。羊肾可补益肾气、益精填髓。可用于老年耳鸣耳聋、腰膝酸软、夜尿频多。

🌿 黑豆炖狗肉治耳聋

【材料】狗肉500克，黑豆100克。

【做法】将狗肉洗净，切成块，和黑豆一起加水煮沸后，炖至烂熟，加五香粉、盐、糖、姜调味服食。

【用法】食肉饮汤。

【功效】狗肉性温，温肾助阳、补中益气；黑豆健脾补肾、解毒利尿、延年益寿。本方可用于防治老人肾虚耳鸣耳聋。

🌿 黄酒炖乌鸦治耳聋

【材料】雄乌骨鸡1只，黄酒1千克。

【做法】将乌鸡宰杀去内脏洗净，放锅内，加入黄

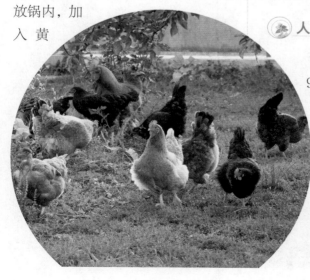

酒，煮开后用文火炖至肉烂，用盐调味。

【用法】孕产妇：食肉饮汤。

【功效】黄酒活血通脉，健脾养血；乌鸡为我国独有的药用珍禽，滋阴养血、补益肝肾。本方适合于中老年妇女阴血不足的耳鸣耳聋。

🌿 黑木耳瘦肉汤治耳聋

【材料】黑木耳30克，瘦猪肉100克。

【做法】将瘦猪肉切丁，黑木耳洗净，加生姜3片，水适量，文火炖煮30分钟，加盐服食。

【用法】佐餐食用。

【功效】补肾、活血、润燥。黑木耳中含有一种抑制血小板聚集的成分，可降低血黏度，防治内耳动脉硬化。对耳鸣耳聋伴高血脂者更为适用。

🌿 人参益智酒治耳聋

【材料】人参9克，猪板油90克，白酒1000毫升。

【做法】将猪板油入锅熬化，凉温，人参研为细末，共浸入白酒内，密封，21日后去渣即成。

【用法】每次服15毫升，每日2次。

【功效】开心益智，聪耳

明目，润泽肌肤。适用于耳聋、面色不华、记忆力减退等。

葛根甘草汤治耳聋

【材料】葛根20克，甘草10克。

【做法】将葛根、甘草水煎2次，每次用水300毫升煎半小时，两次混合。

【用法】分2次服。

【功效】改善脑血流、增加内耳供血。适用于突发性耳聋。

核桃仁栗子糊治耳聋

【材料】核桃仁、栗子各50克，白糖适量。

【做法】将栗子去皮取肉，与核桃仁共捣烂如泥，放入锅内，加水1碗，煮沸3～5分钟，调入白糖即成。

【用法】每日1剂。

【功效】壮阳补肾，固精强腰。适用于肾虚耳聋，以及阳痿、早泄、腰痛膝软等症。

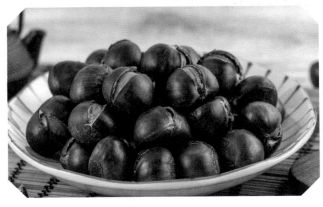

海蜇荸荠汤治耳聋

【材料】海蜇头、荸荠各100克，精盐适量。

【做法】将海蜇头漂洗干净，切碎，荸荠洗净后去皮切片，共置锅内，加水煮沸5～7分钟，调入精盐服用。

【用法】每日1剂。

【功效】清热泻火，养阴生津。适用于虚火上炎所致的耳聋，伴见耳部胀痛、烦热、恶食不饥等症。

芹菜粥治耳聋

【材料】连根芹菜120克，粳米250克。

【做法】将芹菜洗净，切碎，与粳米一起加水适量煮粥。

【用法】早晚分食，每日1剂，连用数剂。

【功效】清肝泻火。

二陈礞石粥治耳聋

【材料】陈皮9克，陈茯苓15克，礞石18克，莲子30克。

【做法】将前3味加水煎，去渣取汁，入莲子、红糖煮至烂熟。

【用法】每日1剂，早晚分食。可连用数剂。

【功效】清热泻火，

化痰开郁。

栀子窝头治耳聋

【材料】细玉米面500克，黄豆粉150克，白糖200克，桂花酱5克，栀子粉25克。

【做法】将以上五物倒在一起拌匀，加温水适量和成面团，揉匀后，搓成圆条，再揪成50克1个的小面团，制成小窝头，上屉用旺火蒸熟。

【用法】早晚作主食。

【功效】清心泻肝，解毒。

角膜炎

角膜炎是角膜因受细菌、病毒侵袭而引起的炎症。慢性泪囊炎患者，

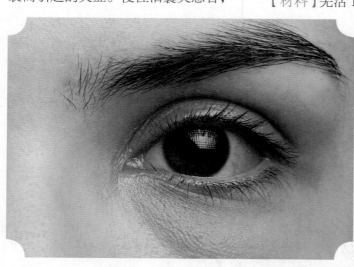

角膜外伤后，更易发生本病。一般认为是一种过敏反应，也就是在角膜内

发生的一种由于梅毒螺旋体引起的抗原抗体反应。此外，与患者全身免疫力低有一定关系，多见于年老体弱者。眼裂隙灯检查时，可见角膜上有灰黄色浸润灶，组织坏死脱落，形成溃疡。若控制不及时，溃疡迅速发展，可致角膜穿孔。理化检查刮片可见细菌或病毒。本病属中医"凝睛翳""黄液上冲"范畴。本病急而重，发展快，变化多，常单眼为患，夏秋季节多见。

中医认为本病属于中医学"聚星障"的范畴。其病多因外感风热、风热上犯，或风寒犯目，或肝火炽盛，或痰水湿热蕴蒸及阴虚邪留所致。

羌蓝汤解毒退翳治角膜炎

【材料】羌活15克，板蓝根20克，木贼草10克。

【做法】取上药加水500毫升，浸泡30分钟，先用武火煎沸后改用文火煎20分钟。

【用法】每日1剂，每剂煎服2次。

【功效】疏风散寒，解毒退翳。主治病毒性角膜炎，病初起、畏光流泪、异物感、角膜浅点状混浊。

清热退翳汤治角膜炎

【材料】大青叶 15 克，金银花 12 克，生大黄 5 克，知母 10 克。

【做法】取上药（除大黄）加水 500 毫升，浸泡 30 分钟，先用武火煎沸后改用文火煎 15 分钟，加入大黄，续煎 5 分钟即可。

【用法】每日 1 剂，每剂煎服 2 次。

【功效】清热解毒，泻火通便。主治病毒性角膜炎，属肝炎炽盛。症见角膜病变扩大加深，结膜混合出血，灼热刺痛，畏光流泪，口苦，头痛，便秘。

荆防赤芍汤治角膜炎

【材料】荆芥、防风、羌活、薄荷、蝉蜕、赤芍、黄芩各 10 克。

【做法】将上药以水煎煮。

【用法】每日 1 剂，分 2 次服。

【功效】疏风清热，凉血明目。主治角膜炎。

星黄散治角膜炎

【材料】胆南星、大黄各 25 克。

【做法】将上药共研细末，以米醋和成软膏状。

【用法】每日睡前贴敷双侧足心（涌泉穴），外加包扎固定，晨起去掉，连用 7 天。

【功效】导热下行，化痰明目。主治角膜溃疡。

银翘荆防汤治角膜炎

【材料】银花、板蓝根、蒲公英各 20 克，连翘、荆芥、防风、柴胡、黄芩、桔梗各 10 克，薄荷 6 克，甘草 5 克。

【做法】将上药以水煎煮。

【用法】每日 1 剂。

【功效】祛风解表，清热解毒。主治单纯疱疹性角膜炎浅表型。症见黑睛生翳如点状、黑芒状或连缀成片，视物模糊，白睛赤脉，畏光流泪，涩痛难睁，舌苔薄黄，脉浮数。

决明子蒺藜洗眼方治角膜炎

【材料】决明子 15 克，野菊花、白蒺藜各 9 克。

【做法】取以上 3 味加水 1500 克，煎沸 10 分钟，去渣倒入杯中，备用。

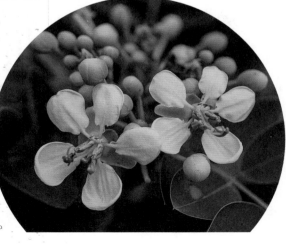

【用法】趁热熏洗眼部，每日早、中、晚各1次。

【功效】清肝明目。适用于角膜溃疡。

龙胆草冰片方治角膜炎

【材料】龙胆草、胡黄连各30克，水片1克。

【做法】将以上3味加水煎汤，去渣合并滤液，再浓缩成糊状，加入研成极细末的冰片，调和均匀，备用。

【用法】点涂患眼内眦角，每日2～3次。

【功效】清热解毒，利湿明目。适用于角膜溃疡。

泻肝清热退翳方治角膜炎

【材料】龙胆草、柴胡、黄芩、栀子、黄连、蒲公英、生地、石膏、知母、大黄、玄明粉、枳壳、木通各10克。

【做法】将上药以水煎煮，取药汁。

【用法】每日1剂，分2次服用，10剂为1个疗程。

【功效】泻肝清热，祛风退翳。适用于细菌性角膜炎。

益气祛火清热方治角膜炎

【材料】生黄芪、茯苓、土茯苓、怀山、蒲公英各30克，苍术、白术、羌活、柴胡、密蒙花、黄芩、陈皮、木贼各12克。

【做法】将上药以水煎煮，取药汁。

【用法】每日1剂，分2次服用。

【功效】补气健脾，祛风清热。适用于病毒性角膜炎。

肺 炎

肺炎属中医"咳嗽""肺闭""肺风痰喘""马脾风""风温""冬温"等病症范畴，是临床常见病。根据临床表现，一般分为大叶性肺炎、小叶性肺炎和间质性青壮年，小叶性肺炎则以婴幼儿和年老体弱者为多。本病

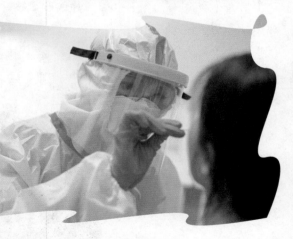

一年四季均可发生，以冬春寒冷季节及气候骤变时发病居多。

现代医学认为，肺炎可由肺炎球菌或其他病原体引起。中医认为，肺

炎多因正气不固、风热犯肺、内蕴痰浊所致或由感冒转化而成。

王不留行根汤治肺炎

【材料】王不留行根 50 克，冰糖（捣碎）20 克。

【做法】将王不留行根洗净切碎，水煎取汁，加入冰糖末令溶即成。

【用法】每日 1 剂。

【功效】清热润肺，消肿。主治初起肺炎。

丝瓜冰糖汤治肺炎

【材料】丝瓜 2000 克，冰糖 20 克。

【做法】将丝瓜洗净，去皮切碎，与冰糖共置碗内，上笼蒸熟服食。

【用法】每日 1 剂。

【功效】清热解毒，凉血润燥。主治肺炎。

香蕉根饮治肺炎

【材料】鲜香蕉根 200 克，精盐少许。

【做法】将香蕉根洗净切碎，捣烂绞取其汁，放入碗内，隔水蒸熟，调入精盐饭即可。

【用法】每日 1 剂。

【功效】清热解毒，利尿消肿。主治肺炎。

白茅根治肺炎

【材料】白茅根、鱼腥草各 30 克，金银花 15 克，连翘 10 克。

【做法】将上药以水煎煮，取药汁。

【用法】每日 1 剂，分 3 次服用，连服 3 天。

【功效】清热解毒，消炎。治肺炎。

柚子炖猪肉治肺炎

【材料】瘦猪肉 250 克，柚子肉 5 瓣，白菜根 60 克，北芪 15 克。

【做法】将白菜根洗净切碎。

与北芪一同用纱布包好；猪肉洗净切块，备用。锅内加水适量，放入药袋、猪肉块、柚子肉，烧沸后改用文火炖熟，拣出药袋，调味服食。

【用法】每日 1 剂。

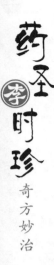
【功效】益气养阴，润肺化痰。主治肺炎。

银莛鱼腥汤治肺炎

【材料】金银花、桑白皮各10克，牛蒡子12克，鱼腥草15克，甘草6克。

【做法】将上药以水煎煮。

【用法】每日1剂，分2次服。

【功效】清热解毒，泻肺止咳。主治肺炎。

秋梨红枣膏治肺炎

【材料】秋梨20个，红枣1000克，鲜藕1500克，鲜生姜300克，冰糖、蜂蜜各适量。

【做法】先将梨、枣、藕、姜砸烂取汁，加热熬膏，入冰糖溶化后，再用蜜收膏。

【用法】可每日早、晚随意服用。

【功效】清热生津，健脾益肺。主治肺炎。

荸荠粉治肺炎

【材料】石膏24克，荸荠粉、淡竹叶、冰糖各30克。

【做法】将石膏、淡竹叶置锅内加400毫升水，煮取200毫升，过滤去渣，冲入荸荠粉及冰糖调成稀糊，取出凉后可用。

【用法】每日1剂，分1～2次服。

【功效】清热宣肺。主治肺炎。

百合猪肉治肺炎

【材料】鲜百合50克，瘦猪肉120克，调料适量。

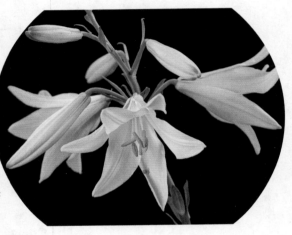

【做法】按常法煮汤服食。

【用法】每日1剂。

【功效】养阴清热，润肺止咳。主治肺炎之潮热、咳嗽。

鱼腥草治大叶性肺炎

【材料】鱼腥草30克，桑白皮、东风橘各15克。

【做法】将上药以水煎煮，取药汁。

【用法】白糖为引，每日1剂，分3次服。

【功效】清热消炎，降火泻肺。大叶性肺炎初期用之疗效颇佳，小儿尤为适宜。

🌿 川贝蜂蜜饮治肺炎

【材料】川贝母18克，蜂蜜60克。

【做法】将川贝母研末，与蜂蜜和匀，分2次用温开水冲服。

【用法】每日1剂。

【功效】清热化痰，润肺止咳。主治肺炎。

腰腿疼痛

腰腿痛是常见的征群，指下腰、腰骶和骶髂部的间歇性或连续性疼痛，有的伴有下肢部的感应痛或放射痛；体力劳动者更多见。腰部疼痛主要包括劳损性疼痛（软组织疼痛）、间盘源性疼痛、风湿性疾病。腿部疼痛主要包括椎间盘突出症、关节炎、血管性疾病、风湿性疾病。

腰腿痛多因扭闪外伤、慢性劳损及感受风寒湿邪所致。隋代巢元方《诸病源候论》指出，腰腿痛与肾虚、风邪入侵有密切关系。

🌿 海桐皮牛膝酒治腰腿疼痛

【材料】海桐皮100克，牛膝50克，川芎、羌活、地骨皮、五加皮、薏苡仁、杜仲各30克，生地60克，甘草15克，白酒5斤。

【做法】将上述各药研捣碎，以绢布袋盛，置于酒中，加盖密封浸泡。冬季浸泡21天，夏季浸泡7～10天，隔天摇动1次，取去药袋，过滤备用。

【用法】每日3～4次，每次1小杯。以连续服用为宜。孕妇禁忌。

【功效】祛风湿，补肝肾，强筋骨。用于肝肾不足，风湿痹阻引起的腰痛，或腰部酸痛、沉重，伴有下肢无力等证候。

🌿 羌活酒治腰腿疼痛

【材料】独活60克，五加皮50克，羌活、生地各150克，黑豆200兜，米酒3斤。

【做法】将羌活、独活、五加皮3药捣成粗粒；生地浓煎汤，取约200毫升；黑豆炒熟。将上述各药放入米酒中，黑豆趁热

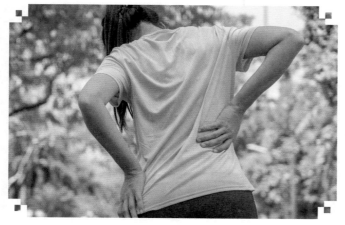

第六章 老年疾病奇方妙治

下，置于火上 2～3 沸，取下候冷，去药渣，过滤备用。

【用法】每日 2 次，每次温饮 30 毫升。

【功效】祛风湿，壮腰。用于腰痛，俯仰困难。

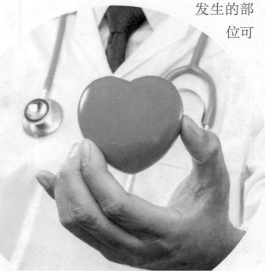 狗脊酒治腰腿疼痛

【材料】狗脊、丹参、黄芪、萆薢、牛膝、川芎、独活各 30 克，制附子 20 克，白酒 3 斤。

【做法】将上述各药共捣成粗粒，用布袋装，入酒中，密封，隔水煮 3 小时，冷却，静置 5 天，取出药袋，即可服用。

【用法】每日 3 次，每次温服 1 酒盅。

【功效】祛风湿，强腰脊。用于腰痛强直，难以舒展。

杜仲丹参酒治腰腿疼痛

【材料】杜仲、丹参各 30 克，川芎 20 克，黄酒 1 斤。

【做法】将上药共制成颗粒状，用酒浸泡 7 日，去药渣，饮上清液。

【用法】不拘时，随意温服。

【功效】强腰活血，用于腰腿痛。

首乌苡仁酒治腰腿疼痛

【材料】生苡仁 120 克，制首乌 180 克，白酒 2 斤。

【做法】将上药捣碎，浸于酒中，密封，置阴凉处 15 日，去渣备用。

【用法】每日早晚各服 1～2 盅。

【功效】养血祛风除湿。用于肾虚风寒腰痛。

心力衰竭

心力衰竭又称充血性心力衰竭，或慢性心力衰竭。心脏因疾病、过劳、排血功能减弱，以致排血量不能满足器官及组织代谢的需要，都可能导致心功能不全而出现衰竭。根据心力衰竭发生的缓急，临床可分为急性心力衰竭和慢性心力衰竭。根据心力衰竭发生的部位可

分为左心、右心和全心衰竭。还有收缩性或舒张性心力衰竭之分。

左心衰竭时有肺部充血，引起心悸、气喘、不能平卧、痰中带血等症状；右心衰竭时有大循环充血，引起颈部静脉充盈，肝肿大、腹水、下肢水肿等症状。该病属于中医心悸、怔忡、喘症、痰饮、水肿等症范畴。常见的诱发原因有感染、心律失常、过度劳累、情绪激动、输液过多过快、妊娠或分娩、洋地黄服用过量等。

龙眼芡实汤治心力衰竭

【材料】龙眼肉、炒酸枣仁、芡实各12克。

【做法】将上药以水煎煮，取药汁。

【用法】每晚睡前1剂。

【功效】益气敛阴。适用于气阴两虚型充血性心力衰竭。

艾叶苹果治心力衰竭

【材料】艾叶10克，苹果1个，红糖30克。

【做法】将艾叶水煎取汁，兑入红糖，吃苹果喝汤。

【用法】每日1～2剂。

【功效】化瘀行水。适用于血瘀水阻型充血性心力衰竭。

桂心粳米粥治心力衰竭

【材料】桂心5克，粳米100克。

【做法】将桂心研为细末，加入将熟的粳米粥内，再煮至粥熟即成。

【用法】每日1剂，分2次服。

【功效】温阳利水。适用于阳虚水泛型充血性心力衰竭。

黄芪党参汤治心力衰竭

【材料】黄芪10～15克，党参10克，益母草10～12克，泽兰、制半夏各10克，炙附片6～10克，北五加皮4～10克。

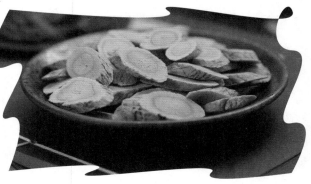

【做法】将上药以水煎煮，取药汁。

【用法】每日1剂，分2次服。

【功效】益气活血，温阳利水。主治心力衰竭。

化瘀强心汤治心力衰竭

【材料】黄芪40克，当归、赤芍、川芎各15克，桃仁、红花各12克，地龙10克。

【做法】将上药以水煎煮，取药汁。

【用法】每日1剂，分2次服。

【功效】益气、活血、强心。慢性风湿性心脏病顽固性心力衰竭。

桑白皮茯苓汤治心力衰竭

【材料】桑白皮、前胡、浙贝母、麦冬、黄芩、虎杖各12克，金银花、葶苈子、黄精各15克，车前子、茯苓各30克，鱼腥草20克。

【做法】将上药以水煎煮，取药汁。

【用法】每日1剂，水煎服，分2～3次服用。

【功效】解毒泻肺，强心化痰，止咳平喘，主治慢性充血性心力衰竭，合并肺部感染，症见心悸气促、咳嗽喘憋、痰多黄白、身热不退、肢体浮肿、不能平卧，舌暗红苔黄腻，脉细数或滑数。

花旗参麦冬汤治心力衰竭

【材料】花旗参（另炖）、麦冬各10克，炙甘草6克，大枣4枚，太子参30克。

【做法】将上药以水煎煮，取药汁。

【用法】每日1剂，水煎服，分2～3次服用。

【功效】益气生脉。主治慢性心功能衰竭。

人参三七方治心力衰竭

【材料】人参、三七、檀香若干克。

【做法】将3药各等份为末。

【用法】每日服2～3次，每次3克。

【功效】适用于气虚血滞所致的心力衰竭。

心绞痛

心绞痛是由于冠状动脉供血不足，心肌急剧而短暂的缺血缺氧引起的，以阵发性胸前区压榨性闷痛不适为主要表现的临床综合征。典型心绞痛的发作是突然发生于胸骨体上段或中段之后压榨性、闷胀性或窒息性疼痛，疼痛范围常不是很局限的，而是约有拳头和手掌大小，可波及心前区，甚至横贯前胸，界限不很清楚。本病发病以40岁以上男性为多见，常见

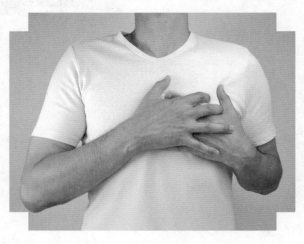

诱因为劳累、情绪激动、饱食、天气变化、急性循环衰竭等。发病原因多见于冠状动脉粥样硬化，亦可见于主动脉瓣狭窄或关闭不全、梅毒性主动脉炎、肥厚型心肌病、先天性心脏病、风湿性心肌炎等。

中医学将心绞痛因症状不同分别列入"心悸""胸痹""心痛"等症。其发病主要与年老体虚、饮食、情志失调及寒邪内侵等有关。其病机有虚实两方面。虚为心脾肝肾亏虚，心脉失养；实则为寒凝，气滞，血瘀，痰阻，痹阻心阳，阻滞心脉。

🌸 鸡蛋米醋治心绞痛

【材料】鸡蛋1个，米醋60毫升，红糖适量。

【做法】将鸡蛋打入碗内，加米醋、红糖调匀饮用。

【用法】每日1～2剂。

【功效】行气活血，化瘀通络。主治气滞血瘀型心绞痛。

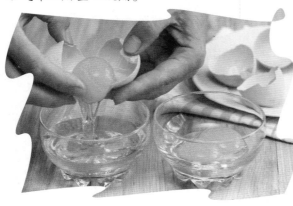

🌸 丹参麦冬治心绞痛

【材料】丹参30克，白檀香5克，郁金、茯神、远志、麦冬、炙甘草各9克。

【做法】将上药以水煎煮，取药汁。

【用法】每日1剂，早、晚分服。

【功效】活血化瘀，理气止痛。主治心绞痛（血瘀气滞型）。

🌸 山楂菊花茶治心绞痛

【材料】山楂片、草决明各15克，菊花3克。

【做法】将上3味放入杯内，用沸水冲泡，代茶饮用。

【用法】每日1剂。

【功效】行气活血，清热散风，通络止痛。主治气滞血瘀型心绞痛。症见阵发性心胸刺痛、痛引肩背、胸闷气短等。

🌸 何首乌散治心绞痛

【材料】何首乌100克，玉米面50克。

【做法】将玉米面焖黄研末与何首乌细末混合。备用。

【用法】每次服2～3克，每日分3次，空腹服用。

【功效】滋阴益肾，养心安神。主治胸痹心痛（心肾阴虚型）。

葛根粥治心绞痛

【材料】鲜葛根适量，粳米100克。

【做法】将葛根切片磨碎，加水搅拌，沉淀取粉。取葛根粉30克，与粳米同煮粥。

【用法】每日早、晚服食。

【功效】滋补心血，安神定志。主治冠心病、心绞痛。

桃仁红枣粥治心绞痛

【材料】桃仁（去皮尖）6克，红枣（去核）6枚，粳米100克。

【做法】将桃仁、红枣粳米同放锅内，加水1升，置武火上烧沸后改文火煮45分钟即成。

【用法】每日1次，早餐食。

【功效】益气养阴。主治冠心病、心绞痛。

韭菜根汤治心绞痛

【材料】鲜韭菜根2500克。

【做法】将上药洗净、切碎，绞汁备用。

【用法】每日1剂，分2次服用。

【功效】活血通络，止痛。主治心绞痛。

糖醋饮治心绞痛

【材料】冰糖500克，食醋2500毫升。

【做法】将冰糖溶于食醋中，即可。

【用法】每日3次，每次10毫升，饭后服。

【功效】益气强心。主治冠心病。

山楂银花汤治心绞痛

【材料】山楂、银花各25克。

【做法】将上药以水煎煮，煎2次，取药汁。

【用法】每日1剂，早、晚分服。

【功效】清热解毒，活血化瘀。主治冠心病。

香蕉茶治心绞痛

【材料】香蕉50克，蜂蜜少许。

【做法】将香蕉去皮研碎，加入等量的茶水中，加蜜调匀当茶饮。

【用法】早晚各1次。

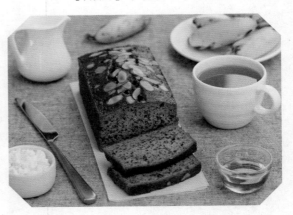

【功效】降压润燥，滑肠。主治冠心病、高血压、动脉硬化及便秘等。

参芪汤治心绞痛

【材料】黄芪、党参各15克，丹参、郁金各10克。

【材料】将上药以水煎煮，取药汁。

【做法】每日1剂，分2次服。

【功效】补益心气，活血化瘀，通脉止痛。主治冠心病、心绞痛（气虚夹瘀型）。

红花郁金汤治心绞痛

【材料】红花、郁金、栝楼各12克，薤白30克。

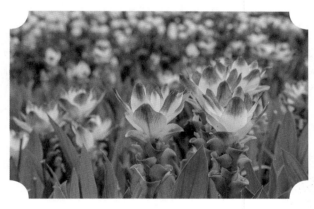

【做法】将上药以水煎煮，取药汁。

【用法】每日1剂，水煎服。

【功效】宽胸开结。主治冠心病、心绞痛。

栀子桃仁膏治心绞痛

【材料】栀子、桃仁各12克，炼蜜30克。

【做法】将2药研末，加蜜调成糊状。把糊状药摊敷在心前区，纱布敷盖，第一周每3日换药1次，以后每周换药1次，6次为1个疗程。

【功效】清热利湿、活血化瘀，主治心绞痛。

枸杞治心绞痛

【材料】枸杞子、龙眼肉各200克。

【做法】将上2味加水煎煮2次，取汁混匀，再以文火熬炼成膏，凉凉后装瓶备用。

【用法】每服10～20克，每日2次，以开水冲服。

【功效】滋阴养血。主治阴阳虚痹型心绞痛。症见胸闷心痛、有时夜间憋醒、心悸气短、头晕、耳鸣、夜卧不宁、食少倦怠、腰酸腿软、恶风肢冷或手心发热、夜尿频多等。

芍七散治心绞痛

【材料】赤芍100克，三七40克，细辛20克。

【做法】将上药共研细末（或制成片剂），备用。

【用法】每次服6克，日服3次，开水冲服。

【功效】活血止痛。主治心绞痛。

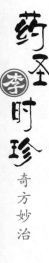

风湿性关节炎

风湿性关节炎是关节炎的一种，起病较急，典型表现是轻度或中度发热，受累关节以大关节为主，开始侵及下肢关节者占85%，膝和踝关节最为常见。主要表现为全身大关节红、肿、热、痛，活动受限，呈游走性发作，但不化脓，急性期过后，关节功能完全恢复。若没有及时治疗，转为慢性时，关节、肌肉、筋骨疼痛是一种十分常见的病痛，感受寒和湿时，疼痛加剧。风湿病痛，病情缠绵，反复发作，若不积极防治，常常可导致风湿性心脏病。

风湿性关节炎，在中医里称为"痹症"。"痹"就是闭阻不通，由于劳累过度，风寒、湿气等外界致病因素入侵，流注经络、肌肉、关节，导致

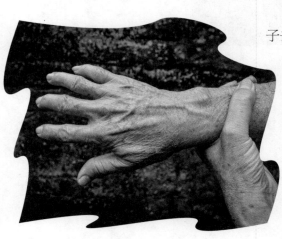

气血运行不畅，阻塞不通，"不通则痛"，于是出现关节疼痛，活动不利，形成了风湿性关节炎。若风湿活动影响心脏，则可发生心肌炎，甚至遗留心脏瓣膜病变。

生姜红糖膏治风湿性关节炎

【材料】鲜生姜1000克，红糖500克。

【做法】将生姜捣烂如泥，红糖用水溶化，与姜泥调匀，用小火熬成膏，备用。

【用法】每天早、中、晚各服1汤匙。

【功效】温阳散寒，活血祛瘀止痛。主治下部受寒、两腿疼痛之关节炎。

木瓜炖松仁治风湿性关节炎

【材料】木瓜30克，松子60克。

【做法】将木瓜润透，切薄片；松子去壳，留仁。将木瓜、松子仁放入炖盅内，加水250毫升，置于大火上烧沸，再用小火煮25分钟，盛入碗中即可食用。

【用法】佐餐食用。

【功效】此汤有舒经活络、息风养液的功效。适用于风湿疼痛、风痹等症。

苍术汤治风湿性关节炎

【材料】苍术120克，蜂蜜适量。

【做法】将苍术与1500毫升水同煎，煎至500毫升，去渣取汁，加适量蜂蜜，1次服完，以微微出汗为佳。

【用法】每日1剂。

【功效】苍术长于祛风湿，并具有发汗的功能。

玫瑰花酒治风湿性关节炎

【材料】玫瑰花20克，米酒适量。

【做法】采下快要开放的玫瑰花蕾，将其烘干。将烘干后的玫瑰花加入约400毫升清水中，以小火煎煮至300毫升左右。再加入米酒调

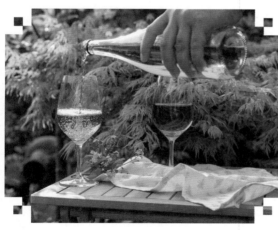

匀后饮用。

【用法】每次饭后饮用即可。

【功效】玫瑰花有理气活血、收敛、化瘀止痛的作用，该酒具有和血散瘀、

滋阴补肾等功效，对风湿关节痹痛有很好的疗效。

木瓜粥治风湿性关节炎

【材料】木瓜15克，粳米100克，生姜汁、蜂蜜各少许。

【做法】将木瓜研为细末，加入将熟的粳米粥内，再煮数沸，调入生姜汁、蜂蜜即成。

【用法】每日1剂。

【功效】祛湿舒筋。主治风湿性关节炎。

祛风止痛茶治风湿性关节炎

【材料】鸡血藤、威灵仙各15克，忍冬藤、牛膝各10克。

【做法】将各药洗净，放入大瓷杯内，加水煮沸10分钟，取汁饮用。

【用法】每日1剂，代茶饮。

【功效】祛风活络。主治风湿性关节炎。

威灵仙治风湿性关节炎

【材料】威灵仙200克，红花适量，白酒600毫升。

【做法】将威灵仙捣碎，与红花一起放入白酒中，密封、浸泡1个月后去渣，即可饮用。

【用法】每次服15毫升，每日服

2次。

【功效】祛风湿，通经络，止痹痛。主治慢性风湿性关节炎等症。

山楂树根茶治风湿性关节炎

【材料】山楂树根 60 克，红糖 30 克。

【做法】将山楂树根洗净切碎，水煎取汁，调入白糖，代茶饮用。

【用法】每日 1 剂。

【功效】活血化瘀，通络止痛。主治风湿性关节炎。

樱桃米酒治风湿性关节炎

【材料】鲜樱桃 500 克，米酒 1000 毫升。

【做法】将樱桃洗净晾干，浸入米酒内，密封贮存，每日摇荡 1 次，10 日后即成。

【用法】每次饮 50 毫升，每日 2 次。

【功效】滋养肝肾，祛风除湿。主治风湿性关节炎，四肢麻木等。

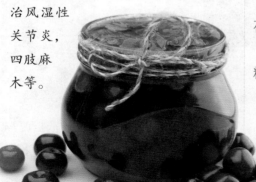

葵花盘治风湿性关节痛

【材料】向日葵盘适量（开花时摘下）。

【做法】将葵盘放入砂锅内，加水煎成膏状。

【用法】外敷关节处，包扎固定，每日 1 次。

【功效】清热解毒，驱邪外出。常用于治疗风湿性关节炎、肩关节周围炎，均有一定效果。

炒盐敷治风湿性关节炎

【材料】食用细盐 500 克。

【做法】每晚将盐放锅内炒热用布包好，睡前敷患处。

【用法】每日 1 次，连用 3 ~ 4 日有效。

【功效】祛风除湿。主治关节炎。

姜枣米粥治风湿性关节炎

【材料】大枣 15 枚，干姜 6 克，茯苓 15 克，粳米 100 克，红糖适量。

【做法】将前 3 味水煎取汁，兑入粳米粥内，再煮数沸，调入红糖即成。

【用法】每日 1 剂，连服 5 ~ 7 日。

【功效】益气活血，散寒祛湿。主治风湿性关节炎。

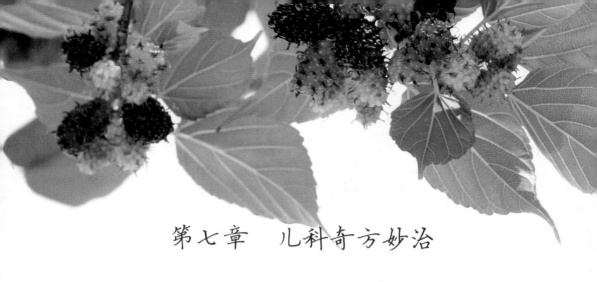

第七章　儿科奇方妙治

多动症

多动症，是儿童期常见的一类心理障碍。多数患儿自婴幼儿时期就表现出易兴奋、爱哭闹、睡眠差、喂食困难等。这类患儿的智能正常或基本正常，但学习、行为及情绪方面有缺陷，表现为与年龄和发育水平不相称的注意力不集中和注意时间短暂、活动过度和冲动，常伴有学习困难、品行障碍和适应不良。

本病的病因和发病机制不清，目前认为是多种因素相互作用所致：遗传、神经递

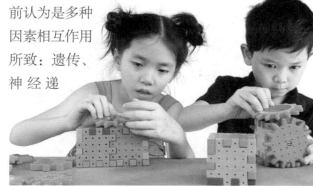

质、神经解剖和神经生理、环境因素、家庭和心理社会因素。多动症是自从幼年就有的，可延续到成人，但以学龄儿童症状最为突出。儿童多动症当属中医"脏躁""健忘"范畴。中医认为，本病多因先天禀赋不足，产时或产后损伤，或后天护养不当，病后失养，忧思惊恐过度而成。

🐚 蛤蜊炒鸡心治多动症

【材料】蛤蜊 150 克，鸡心 200 克，葱花、姜末、植物油、盐各适量。

【做法】将蛤蜊放入沸水中，煮至外壳松动，去壳洗净；鸡心剥除外层薄膜及血管，洗净后入沸水中煮 3 分钟，取出切片。植物油烧至七成热，爆香

215

葱花、姜末，放入蛤蜊、鸡心，继续翻炒，将熟时，加食盐调味，炒匀后出锅。

【用法】佐餐食用，每日1次。

【功效】有滋阴润燥、利水消肿的作用，可用于口渴、心烦、手足心热等症，辅助治疗小儿多动症。

百枣鸡蛋汤治多动症

【材料】百合60克，红枣4枚，鸡蛋2个。

【做法】将百合、红枣加水400毫升，大火烧开，打入鸡蛋，煮至熟，加白糖，调匀。

【用法】分2次服。

【功效】防治小儿多动症。

酸枣仁治多动症

【材料】酸枣仁30克，郁金、柴胡各10克，甘草5克。

【做法】将上药以水煎煮，取药汁。

【用法】每日1剂。

【功效】养肝血以安神。适用于小儿多动症。

桑葚首乌治多动症

【材料】桑葚15克，女贞子、何首乌各12克，旱莲草10克。

【做法】将上药以水煎煮，

取药汁。

【用法】每日1剂。

【功效】滋补肝肾。主治小儿多动症属肝肾不足型，症见情绪不稳、易怒、注意力难集中、不能持久。

酸枣莲子粥治多动症

【材料】去心莲子50克，酸枣仁10克，粳米150克，冰糖适量。

【做法】将莲子、酸枣用纱布包好入锅中，加入粳米一同煮粥，熟后将酸枣仁取出弃之，加入冰糖适量调味即可。

【用法】分2次服之。每日1次，连服2周以上。

【功效】安定心神、清热降火。适用于心肾失交、神明不足型多动症。

天麻钩藤治多动症

【材料】天麻、钩藤、地龙、胆南星各15克，防风20兜，珍珠粉10克，入指甲少许。

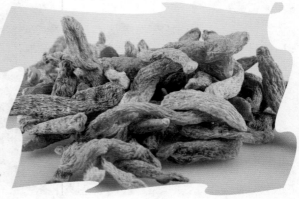

216

【做法】将上药共烘干，研末，装瓶备用。

【用法】每用时将患儿肚脐用温开水洗净或75%乙醇消毒后，取药末填满肚脐，用胶布固定，3天换1次。

【功效】肝阳偏亢，肝风上扰证适用于儿童注意缺陷障碍。

🌲 鹿角粉熟地汤治多动症

【材料】鹿角粉（冲服）、益智仁各6克，熟地20克，砂仁4.5克，生龙骨30克，炙龟板、丹参各15克，石菖蒲、枸杞子各9克，炙远志3克。

【做法】将上药以水煎煮，取药汁。

【用法】每日1剂，连服2个月为1个疗程。

【功效】补肾虚、强筋骨。适用于儿童注意缺陷障碍。

百日咳

百日咳又名顿咳。《保赤全书》称本病为天哮，"夫天哮者，盖因时行传染，极难奏效。其症嗽起连连不止，呕吐涎沫，涕泪交流，眼泡浮肿，吐乳鼻衄，呕血睛红。"民间称"鹭鸶咳"或"疫咳"。百日咳，是由百日咳杆菌引起的小儿呼吸道传染病，传染性很强。临床特征为咳嗽逐渐加重、呈阵发性痉挛性咳嗽，咳末有鸡啼声，未经治疗的患者，病程可延续2～3月，故名"百日咳"。婴儿及重症者易并发肺炎及脑病。

中医认为本病的发生主要是由于素体不足，内隐伏痰，风邪从口鼻而入侵袭于肺。侵袭肺卫，可见恶风寒发热等表证。若风邪与伏痰搏结，郁而化热、煎熬津液，酿成浊痰，阻塞气道，壅塞不宣，肺失清肃，以致肺气上逆而痉咳阵作。两岁以下婴幼儿，由于脏腑娇嫩，稚阴稚阳，形气未充，神气怯弱，易见肺闭或痰热上蒙清窍的喘憋、昏迷抽搐等证。

🌲 柿饼夹生姜治百日咳

【材料】柿饼1只，去皮生姜9～15克。

【做法】柿饼横切成半，生姜切碎夹在柿饼内，以文火焙熟。

【用法】去姜吃柿饼，随意食之。

【功效】润心肺、止咳化痰。适用于小儿百日咳。

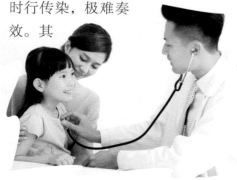

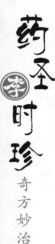

🌿 柚子皮蜂蜜汁治百日咳

【材料】柚子皮 50 克，蜂蜜 15 毫升。

【做法】将柚子剥去外层黄皮，切碎，置锅内加清水适量用小火煮烂，去渣取汁，冲入蜂蜜调化。1 次喝完。

【用法】每日 1 ～ 2 次，连服 7 ～ 10 天，1 岁以下小儿分量酌减。

【功效】清热去火、润喉止咳。适用于小儿百日咳。

🌿 板栗冬瓜饮治百日咳

【材料】板栗、糖冬瓜、冰糖各 30 克，玉米须 6 克。

【做法】将板栗、玉米须、糖冬瓜同放锅内加水 500 毫升，煮至 250 毫升，再加冰糖调匀饮服。

【用法】每日 1 次，连服 10 ～ 15 日。

【功效】清热、化痰。适用于小儿百日咳。

🌿 猪胆汁治百日咳

【材料】猪胆汁若干，淀粉 220 克，砂糖 500 克。

【做法】将猪胆汁烘干，研粉，与淀粉和砂糖混合研匀，即成胆粉。

【用法】每次服用 0.3 克。每日服 2 ～ 3 次，可以糖水送服。

【功效】益肺，补脾，润燥。适用于小儿百日咳。

🌿 麻黄蒸梨治百日咳

【材料】麻黄 3 ～ 5 克，大梨 1 个。

【做法】先把麻黄捣为粗末；将生梨洗净后，剖开，挖去梨核；把麻黄放入梨心内，再将梨子合严，插上小

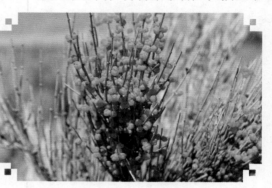

竹签，然后放入碗内，隔水蒸熟后即可。

【用法】每日 2 次，每次 1 个，去麻黄吃梨服汁，连车用 3 ～ 5 天。

【功效】梨具有清心润肺、利便、止咳润燥等功效。本方适用于小儿百日咳的初期和痉咳期，也可用于小儿支气管炎咳嗽。

🌿 水煎蜜制治百日咳

【材料】六月寒 9 克，五皮草、青蛙角各 15 克，兔耳风、伸筋草各 12 克，蜂蜜适量。

【做法】将前五味药先经蜂蜜炒，然后以水煎煮。

【用法】每日分 3 次服完，药渣重

煎，可再供 1 日服用，甚验。

【功效】清肺化痰止咳。

🌿 桑白皮杏仁方治百日咳

【材料】桑白皮、北杏仁、百部、蜡梅花各 9 克，石膏（先煎）12 克，鱼腥草、黄芩、天竺子各 5 克。

【做法】将上药以水煎煮，2 碗水煎至 1 碗水，取药汁。

【用法】分 2 次服。

【功效】清肺降逆，化痰止咳。适用于百日咳。

小儿积食

积食是中医的一个病症，主要是指小儿喂养不当，暴饮暴食，停积胃肠，损伤脾胃，使脾胃运化功能失职，阻碍胃肠吸收所引起的一种小儿常见的脾胃病症。积食症多发生于婴幼儿，主要表现为食

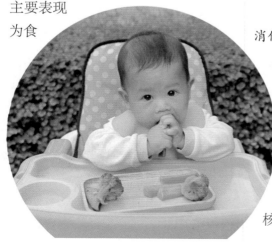

欲不振、饮食停滞不化，脘腹胀痛，胃气不降，反而上逆，甚至呕吐酸馊或大便溏泄，臭如败卵或便秘，小儿烦躁不安，夜间哭闹，或有发热等症。食积日久，会造成小儿营养不良，影响生长发育。

积食的中医治疗方法有：按捏疗法、运动疗法、药物疗法、补锌疗法、饮食疗法。

🌿 白萝卜粥治小儿积食

【材料】白萝卜 1 个，大米 50 克，红糖适量。

【做法】把白萝卜、大米分别洗净。萝卜切片，先煮 30 分钟，再加米同煮（不吃萝卜者可捞出萝卜后再加米），煮至米烂汤稠，加红糖适量，煮沸即可。

【用法】晾温后饮用，2 ~ 3 次即可使腹泻痊愈。

【功效】开胸顺气，健胃。对小儿消化不良、腹胀有疗效。

🌿 糖炒山楂治小儿积食

【材料】山楂、红糖各适量。

【做法】取红糖适量（如宝宝有发热的症状，可改用白糖或冰糖），入锅用小火炒化（为防炒焦，可加少量水），加入去核的山楂适量，再炒 5 ~ 6 分钟，

闻到酸甜味即可。

【用法】每顿饭后让孩子吃一点。

【功效】清肺、消食。尤其是对付吃肉过多引起的积食。

山药米粥治小儿积食

【材料】干山药片、大米或小黄米（粟米）各100克，白糖适量。

【做法】将大米淘洗干净，与山药片一起碾碎，入锅，加水适量，熬成粥。

【用法】早、晚各吃1次。

【功效】适用于小儿积食不消，吃饭不香，体重减轻，面黄肌瘦。

鸡内金末治小儿积食

【材料】鸡内金30克。

【做法】将鸡内金放阴凉处晾干（注意：是晾干，而不是晒干，否则疗效要打折扣），研为细末。

【用法】每日2次，每次3克，饭前1小时左右服用（可兑入糖水中服用）。

【功效】适用于儿童消化不良、积聚腹胀等症。

白术茯苓饮治小儿积食

【材料】白术、茯苓、党参、陈皮各6克。

【做法】将上药以水煎煮，取药汁。

【用法】每日1剂，分2次服用。

【功效】健脾和胃。

木香砂仁汤治小儿积食

【材料】木香、砂仁各15克，神曲、炒麦芽、焦山楂各60克，炒槟榔、炒莱菔子各40克，炒青皮30克，胡连20克，黄芪90克。

【做法】将上药共研为细末，炼蜜为丸，每丸重4克。

【用法】每日2次，每服1丸，奶、水各半送服。如服药面亦可，每次服2克，分2次服。

【功效】治儿童消化不良，小儿厌食。

小儿腹泻

小儿腹泻是一组由多病原、多因素引起的大便次数增多和大便性状改变为特点的儿科常见病。好发于6个月~2岁婴幼儿，一年四季都可能发

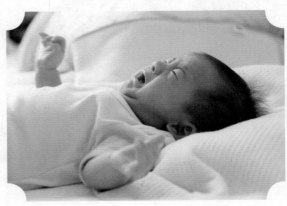

生，但以夏秋季最多。小儿腹泻可分为感染性和非感染性两种。小儿非感染性腹泻主要是由于喂养不当，如进食过多、过少、过热、过凉，突然改变食物品种等引起，也可由于食物过敏、气候变化、肠道内双糖酶缺乏引起。感染性腹泻可由病毒、细菌、真菌、寄生虫感染肠道后引起。

本病致病因素分为3方面：体质、感染及消化功能紊乱。通常将肠道内感染可引起的腹泻称为肠炎；肠道外感染、喂养不良、气候环境影响所引起的腹泻，称为消化不良。中医诊断为"泄泻"。多因感受外邪，内伤乳食，胃虚寒使脾失健运，水谷不化，并走大肠所致。

绿豆粉蛋清治小儿腹泻

【材料】绿豆粉9克，鸡蛋清1个。

【做法】共调和为饼。

【用法】呕者贴于囟门，腹泻者贴于足心。

【功效】清热解毒，消暑利水。主治夏天小儿上吐下泻不。

苹果泥治小儿腹泻

【材料】苹果1个。

【做法】将其切成薄片，放于大瓷碗中，盖好，隔水蒸熟，捣成泥，喂幼儿服食。

【用法】一日3次。

【功效】由于苹果的纤维较细，对肠道刺激小，含有果胶鞣酸，所以具有吸附和收敛作用。主治幼儿单纯性良性腹泻、口渴。

车前子治小儿腹泻

【材料】车前子（布包）5克，绿豆30克。

【做法】将上药煎煮，取药汁。

【用法】每日1剂，2次分服。

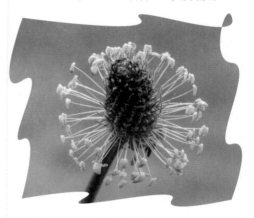

【功效】清热解毒，利湿止泻。适用于湿热所致的小儿腹泻。

地榆白及治小儿腹泻

【材料】地榆、白及各30克。

【做法】将上药加水500毫升，浓煎至200毫升。

【用法】每天早、晚各服1次，每次50毫升，服用时可加少许食糖，一般可连服2～4次。

第七章 儿科奇方妙治

【功效】收敛止泻。主治腹泻。

止泻粥治小儿腹泻

【材料】小米30克，生姜3克。

【做法】加水煮成粥。

【用法】每日2次。

【功效】健脾，止泻。主治小儿腹泻。

无花果治小儿腹泻

【材料】无花果5～7枚。

【做法】将无花果水煎煮。

【用法】每日3次。

【功效】止泻。主治小儿久泻不止。

胡萝卜汤治小儿腹泻

【材料】鲜胡萝卜250克。

【做法】将其洗净，连皮切成块状，放入锅内，加水适量和食盐3克，煮烂，去渣取汁。

【用法】一天分2～3次服完。

【功效】健脾化滞，止泻。适用于小儿腹泻。

石榴皮煎治小儿腹泻

【材料】石榴皮8克。

【做法】水煎频服，代茶饮。

【用法】每日3次。

【功效】固涩，止泻。主治久泻。

二香散治小儿腹泻

【材料】丁香、木香各5～10克，肉桂4～6克。

【做法】将上药共研细末。

【用法】置纱布袋内，用绷带固定小儿脐上1夜，一般1～3次即可见效。

【功效】理气散寒，止痛止泻。主治小儿腹泻。

烤白果仁治小儿腹泻

【材料】白果仁2个，鸡蛋1个。

【做法】将白果仁晒干，研末，将鸡蛋用钉子从上端扎个孔，再将白果粉装入蛋内，将鸡蛋竖在烤架上微火烘烤至熟。

【用法】去皮可食。

【功效】健脾理虚，固涩。主治小儿消化不良性腹泻。

尿 床

尿床是指睡中小便自遗，醒后方觉，故又称遗尿。多为3～12岁小孩之疾病。发病原因分功能性、器质

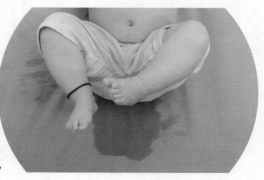

性。前者与遗传有关，好发于神经质小孩；后者属于某些疾病的一种症状。尿床若长期得不到治疗会严重影响孩子的生长发育，除造成个矮、偏瘦或虚胖外，还会使孩子形成胆小、孤僻、自卑等异常心理。最重要的是，孩子的智商也可能受到影响，导致注意力不集中，学习能力差，智商比正常儿童低。

本病中医亦称"遗尿"，俗称"尿床"。认为肾与膀胱俱虚不能制约水道或脾、肺气虚不能约束水道时可致。

缩泉丸治尿床

【材料】山药、乌药、益智仁各180克。

【做法】将上药共研细末，冷开水泛丸。

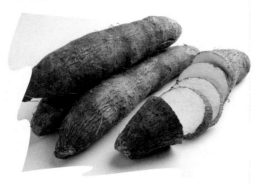

【用法】每服9克（儿童酌减），每日2次，温开水送下。也可改用饮片作汤剂水煎服。各药用量各适量。

【功效】温肾止遗，缩尿固涩。适用于下元虚冷，小便自遗或不禁，伴神疲怯寒、腰膝酸软、舌淡苔薄、脉细无力者。

遗尿汤治尿床

【材料】党参、菟丝子各12克，蚕茧10只，补骨脂、金樱子、覆盆子各9克，炙甘草4.5克，桑螵蛸、黄芪各15克。

【做法】将上药水煎浓缩，加白糖适量，制成每剂40毫升。

【用法】每日早、晚各服20毫升。

【功效】益气补肾，固涩止遗。

加味桂枝龙牡汤治尿床

【材料】桂枝、甘草、益智仁、生姜各9克，炒白芍12克，煅龙牡、桑螵蛸各30克，大枣5枚。另加桂附八味丸10克。

【做法】将上药以水煎煮，取药汁。

【用法】每日1剂，分2次服。同时每晚临睡前服桂附八味丸10克。

【功效】安神养肾。主治因梦遗尿、形寒肢冷、心悸头昏、舌淡苔白脉细，证属心肾气虚者，均可用之。

固脬丸治尿床

【材料】制菟丝子60克，茴香30克，炮附子、桑螵蛸（炙焦）各15克，戎盐0.3克。

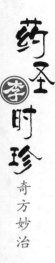

【做法】将上药共研细末，酒煮面糊为丸。

【用法】每服9克，每日2次，空腹米汤送下。亦可用饮片作汤剂水煎服。各药用量按常规剂量酌定。

【功效】补肾固脬。

温肾固摄汤治尿床

【材料】肉桂细末1.5克，捣熟地、覆盆子、怀山药、煅龙牡粉各15兜，山萸肉、建泽泻、粉丹皮、白茯苓、熟附片、菟丝子、益智仁、补骨脂、桑螵蛸各10克。

【做法】将上药用滚水泡半小时，慢火煨两小时。

【用法】儿童两日1剂，分6次服完。亦可5剂研末蜜丸。每次服10克，每日空腹服2次，淡盐汤送下。

【功效】温肾固摄，可用于小儿遗尿。

鹿角霜治尿床

【材料】鹿角霜适量。

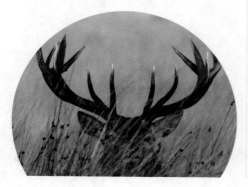

【做法】将药物研为细末。

【用法】10岁以下儿童每晚3克，白开水冲服（亦可用白糖少许调味）；10岁以上者每服6克，白开水或淡盐开水冲服，连服15克左右。服药期间忌食萝卜。

【功效】温补肾阳。

白果羊肉粥治尿床

【材料】白果10～15克，羊肾1个，羊肉、粳米各50克，葱白3克。

【做法】将羊肾洗净，去臊腺脂膜，切成细丁；葱白洗净切成细节；羊肉洗净；白果、粳米淘净，再一同放入锅内，加水适量熬粥，待肉熟米烂成粥时即成。

【用法】吃羊肾、羊肉、白果，喝粥，每日2次，温热食。

【功效】补肾止遗。适用于小儿遗尿。

山药蒸猪大肠头治尿床

【材料】猪大肠头500克，鲜山药250克，蟹粉70克，熟猪油50克，甜面酱25克，白糖10克，醋、料酒、葱、姜各适量。

【做法】将猪大肠用精盐、醋洗净黏液，将肠头翻过来，去净油筋、污秽，再翻回原状，下冷水锅煮沸捞起，切成5厘米长的段，再顺长段一剖四开。将山药洗净，去皮，切片待用。将猪大肠头放入盛器内。加水、料酒、精盐、白酒、味精、甜面酱、酱油、姜、葱搅拌，再加蟹粉、熟猪油、香油拌匀，扣入碗内，加入山药，上笼蒸熟后取出即可。

【用法】佐餐食。

【功效】健脾和胃，益肾止遗。适用于小儿遗尿症。

山药猪肚黑枣汤治尿床

【材料】山药 10 ～ 15 克，糯稻根 30 克，猪肚 1 个，黑枣 2 ～ 4 枚。

【做法】将糯稻根、猪肚分别洗净，切段，与山药、黑枣同入砂锅，加水适量，煮至猪肚熟烂。

【用法】饮汤，吃猪肚。

【功效】健脾固肾。适用于小儿遗尿症。

白果炖猪膀胱治尿床

【材料】新鲜猪膀胱1 只，白果 15 克，或加薏米、莲子适量，白胡椒 15 粒。

【做法】将猪膀胱切开洗净，装入白果，或加薏米、莲子，撒入白胡椒。

【用法】炖烂后分次

食用。

【功效】固肾缩尿。适用于小儿体虚遗尿，小便无力，周身疲累，纳差者。

● 小儿鹅口疮 ●

口疮又称"口疡"，是指口舌浅表溃烂的一种病症。可见于任何年龄的小儿，但以婴幼儿发病较多。现代医学认为，人体口腔内存在着许多致病菌不和非致病菌。在健康情况下，它们和人体保持着相对平衡，不会引起疾病，一旦人体抵抗力减弱，就可发生口腔局部炎症、溃疡。如果给小儿吃过热、过硬的食物，或擦洗婴幼儿口腔时用力过大等，都可损伤口腔黏膜而引起发炎、溃烂。小儿患上呼吸道感染、发热及受细菌和病毒感染后，口腔不清洁，口腔黏膜干燥，也可引起口疮。以营养不良的小儿发病率高。

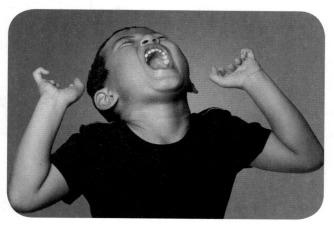

第七章 儿科奇方妙治

本病中医诊为"鹅口疮"，有虚实之分。实证为胎热内蕴，口腔不洁，感受秽浊之邪，蕴积于心脾所致；虚证多由胎禀不足，如早产儿生长发育尚未完善，皮肤娇嫩，容易伤皮肤黏膜，引起本病。又如病后失调，久泻久痢，津液大伤，脾胃亦虚，气阴皆耗，湿火循经上炎而致。

板蓝根治小儿鹅口疮

【材料】板蓝根9克。

【做法】水煎，去渣取汁。

【用法】反复涂搽患处。每日5次。

【功效】清热解毒。适用于小儿鹅口疮。

吴茱萸外敷治小儿鹅口疮

【材料】米醋适量，吴茱萸1.6～4.7克。

【做法】吴茱萸研末，温醋调匀。

【用法】每晚包敷患儿足心涌泉穴处（稍前）1次，连敷3次多可痊愈。

【功效】散寒止痛，疏肝下气，温中燥湿。适用于小儿鹅口疮。

黄连薄荷汤治小儿鹅口疮

【材料】黄连、薄荷、甘草各1.5克，五倍子4.5克。

【做法】浓煎取汁50毫升。

【用法】频涂口腔并服之。

【功效】火证通治，风热上壅。适用于小儿鹅口疮。

红糖治小儿鹅口疮

【材料】红糖适量。

【做法】以手指蘸糖，轻轻涂搽口腔患处数次。

【用法】每日4次。

【功效】活血祛瘀。主治鹅口疮。

五倍子明矾治小儿鹅口疮

【材料】五倍子、明矾各等量。

【做法】将上两味打碎，文火炙炒如枯矾状，离火研细末，加冰片少许拌匀。取少许涂敷患处，每日1～3次。

【功效】清热解毒主治小儿鹅口疮。

丝瓜汁治小儿鹅口疮

【材料】嫩丝瓜、白糖各适量。

【做法】将丝瓜洗净切碎，捣烂取汁，加入白糖调匀。

【用法】每次服1匙，每日3次。

【功效】清热凉血。解毒活络。主治鹅口疮。

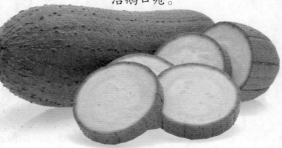

🌿 黄连银花汤治小儿鹅口疮

【材料】黄连3克，银花6克。

【做法】水煎3次，取液50毫升，加奶，1次20～30毫升。

【用法】每日3次。

【功效】清热解毒，消炎。主治鹅口疮。

🌿 芝麻油治小儿鹅口疮

【材料】芝麻油、盐水各适量。

【做法】芝麻油十数滴，冲化于1

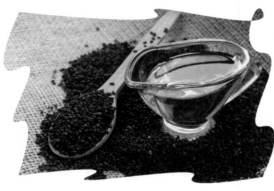

汤匙的盐水中。

【用法】每次滴入口内4～5滴，每日10余次。

【功效】清热润燥。主治小儿鹅口疮。症见满口白膜、哭闹不安。

🌿 硼砂粉治小儿鹅口疮

【材料】硼砂、玄明粉各15克，朱砂1.8克，冰片1.6克。

【做法】将上药共研成细末，每次在哺乳半小时后涂药，疮面大者涂

0.5～1克，小者0.3克。

【用法】每日3～4次。

【功效】清热消痰，解毒防腐。主治小儿鹅口疮。

🌿 板蓝根薄荷汤治小儿鹅口疮

【材料】板蓝根20克，薄荷5克。

【做法】煎汁，取一半擦洗患处。

【用法】每日5～6次，另一半分2～3次内服。

【功效】清热解毒。主治鹅口疮。

🌿 扁豆玫瑰汤治小儿鹅口疮

【材料】白扁豆、玫瑰花各6克，生姜2片。

【做法】先将白扁豆、生姜加水煎沸30分钟，再入玫瑰花煎沸3分钟，取汁饮服。

【用法】每日1剂。

【功效】理脾气，燥湿敛疮。主治小儿鹅口疮。

新生儿黄疸

新生儿黄疸又称新生儿高胆红素血症，是指在新生儿时期由于胆红素代谢异常引起血液及组织中胆红素水平升高而出现皮肤、黏膜及巩膜发黄的临床现象。其包括生理性与病理性两种。生理性黄疸一般无须特殊治

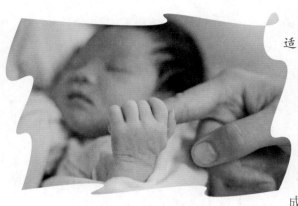

疗。在新生儿期，当血中未结合胆红素明显增高时，能导致神经细胞中毒性病变，引起预后严重的胆红素脑病，即核黄疸。

黄疸是指皮肤发黄、眼睛发黄、小便色黄的一类疾病；新生儿黄疸则指以小儿出生后周身皮肤、双眼、小便都发黄为特征的疾病，中医称之为胎黄。多为感受湿热，寒湿阻滞，瘀积发黄。病理性黄疸是指出现时间迟（出生后2～3周）或早（出生后1日内），程度严重，持续时间长，伴精神萎靡等。

败酱草豆腐治新生儿黄疸

【材料】败酱草约60～90克，豆腐2～3块。

【做法】将败酱草洗净，用水1大碗，煎成1/2，取汁去渣，再将该汁与豆腐同煮30分钟。

【用法】分1～2次服食，连服3天。

【功效】清热解毒，利湿。适用于黄疸。

茯苓粥治新生儿黄疸

【材料】白茯苓粉20克，赤小豆50克，薏苡仁100克。

【做法】先将赤小豆薏苡仁煮烂后，加茯苓粉再煮成粥。

【用法】加白糖少许，每日数次，随意服食。

【功效】健脾祛湿。适用于黄疸。

泥鳅豆腐治新生儿黄疸

【材料】泥鳅5条，豆腐1块，盐、味精各少许。

【做法】将泥鳅放清水中，滴几滴食用油，让泥鳅吃油及清水后，排出肠内粪物。取出同豆腐切块炖熟，加盐及味精调味。

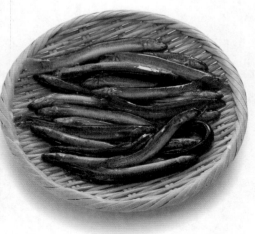

【用法】食用，每日2次。

【功效】除热祛湿。适用于黄疸。

田螺黄酒汤治新生儿黄疸

【材料】大田螺10～20个，黄酒半小杯。

【做法】将大田螺先养于清水中，使吐出泥污，洗净，取肉与黄酒拌和，加水煮熟，饮汤。

【用法】每日1剂。

【功效】清热利水。适用于湿热黄疸。

枇杷叶治新生儿黄疸

【材料】枇杷叶（刷毛）60克。

【做法】水煎，分两次服。

【用法】每日1剂。

【功效】清肺和胃，化痰降气。适用于黄疸、气逆呕秽。

白芥末敷丹田穴治新生儿黄疸

【材料】白芥子6克。

【做法】将其研末，烧酒调匀，摊于布上。贴脐下3寸处（丹田穴），1周时起泡为度。

【用法】若小儿患者，只用白芥子1.5点。

【功效】芥末有很高的解毒功能。适用于黄疸。

核桃皮治新生儿黄疸

【材料】核桃皮4个，皂矾、荞面、红枣各100克。

【做法】核桃皮烧成炭，皂矾用瓦片焙干，荞面炒黄，红枣烤熟去核，4味共捣，加蜜为丸；每丸重15克。

【用法】每次服1～2丸。每日服2～3次。

【功效】适用于全身皆黄，尿短少，色黄浊，经久不愈者。

荸荠白糖茶治新生儿黄疸

【材料】荸荠500克，白糖适量。

【做法】将荸荠洗净，去皮切片，加水煎汤，调入白糖，代茶饮用。

【用法】每日1剂。

【功效】清热凉肝，益气生津。适用于黄疸。

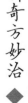

流涎症

流涎症是指小儿唾液过多而引起口涎外流的一种常见症状。早期推拿治疗，效果良好。该症多由于食母乳过热或嗜食辛辣之物，以致脾胃湿热，熏蒸于口；或先天不足，后天失养，脾气虚弱，固摄失职，以致唾液

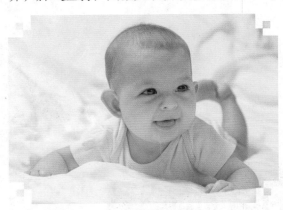

从口内外流而发病。现代医学认为，该症多由于小儿口、咽黏膜炎症引起。

有些婴儿出生3～4个月时因为唾液分泌增加，还不会及时吞下，引起流涎，属于正常的生理现象。出牙、口腔炎、舌炎等可以引起流涎。神经系统疾病发生吞咽障碍及某些药物中毒，也可引起流涎，应查明原因进行治疗。

滑石白糖治流涎症

【材料】滑石、白糖各1份。

【做法】将以上两味药混合，每服3～5克，开水调服。

【用法】每日3次。

【功效】治小儿流涎，无休止时，甚则7～8岁不愈者。

天南星醋治流涎症

【材料】天南星50克，醋少许。

【做法】将天南星研末调醋。

【用法】晚上敷足心，严重的可两足心同时敷，外面用布条包扎，每次敷12小时，连敷3次，即见效。

【功效】燥湿化痰，祛风解痉，散结消肿。适用于治小儿流口水。

金樱子治流涎症

【材料】金樱子、苍术各20克，刺猬皮、五倍子、益智仁各15克，猪尾1条。

【做法】将上药研末每服6克，将

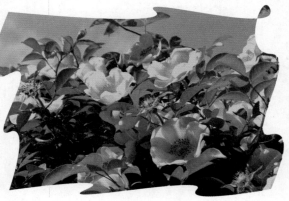

230

猪尾巴煎汤送下。

【用法】每日2次。

【功效】固精、缩尿，治小儿多涎症，口水过多。

益智仁治流涎症

【材料】益智仁、鸡内金各10克，白术6克。

【做法】将上药以水煎煮，水煎分3次服。

【用法】每日1剂。

【功效】治小儿流涎。

白术治流涎症

【材料】白术10克。

【做法】将白术研为粗末，加水煎，去渣，加白糖适量。

【用法】分次口服，每日1剂。

【功效】治小儿流涎。

桑白皮治流涎症

【材料】桑白皮10~20克。

【做法】将上药加水100毫升，煎至60

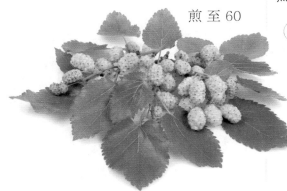

毫升。

【用法】分2~3次口服，每日1剂，5剂为1个疗程。

【功效】泻肺平喘。适用于治流涎症疗效好。

肉桂醋饼治流涎症

【材料】肉桂10克，醋适量。

【做法】将肉桂研为细末，与醋调成糊饼状。

【用法】在小儿睡前将药饼贴在两足心处，用纱布固定，次晨取下，连敷3~5日。

【功效】温中补阳，散寒止痛。适用于小儿流涎症。

绿豆甘草汤治流涎症

【材料】绿豆30克，甘草4克。

【做法】将以上两味水煎取汁，频频含漱，然后咽下。

【用法】每日1剂，连服7日。

【功效】清热解毒。适用于脾胃积热型小儿流涎症。

大枣等治流涎症

【材料】竹叶7克，陈皮5克，大枣5枚。

【做法】将上药煎水。

【用法】分2次服，每日1剂。

【功效】能补中益气，健脾胃，

用上药治疗小儿流涎症患者，一般服至 3～5 剂，即告痊愈。

🌿 鸡内金等治流涎症

【材料】鸡内金、生黄芪各 10 克，益智仁、白术各 8 克。

【做法】将上药以水煎煮，取药汁。

【用法】每日 1 剂，分 3 次口服。4 剂为 1 个疗程。

【功效】涩精止遗。适用于小儿流涎症。

🌿 滞颐方治流涎症

【材料】吴茱萸、盐附片各 5 克，面粉 10 克。

【做法】将前两味研细末，加入面粉拌匀，用半水半醋调成干糊状，备用。

【用法】取上药贴两足心（涌泉穴）上，用纱布扎紧，晚贴晨除之。

【功效】温补降热。

🌿 抽薪散治流涎症

【材料】吴茱萸子 3 份，天南星 1 份。

【做法】将上药共研细末，贮瓶备用。

【用法】用时取药粉 15 克，用陈米醋调成枯厚糊状饼，敷贴

涌泉穴（男左女右），外用纱布扎紧，每次敷贴 12 小时，一般 3 或 4 次即可。

【功效】散寒化痰，导热下降。

夜 啼

夜啼是指婴儿白日嬉笑如常能入睡，入夜则啼哭不安，或每夜定时啼哭，甚至通宵达旦，少则数日，多则经月。其原因有多种，如腹部受寒、过食炙烤之物、暴受惊恐，体质较弱及父母体质素虚等。有的因营养过多、运动不足，有的因怕黑；而处在兴奋状态的小孩，也会常常夜啼，尤其是有神经质或腺病质的小孩，更有夜哭不停的情形发生。

按中医辨证，啼哭时哭声低弱，时哭时止，睡喜蜷曲，腹部胀满，喜温熨按摩，四肢欠温，吮乳无力，胃纳欠佳，大便溏薄，小便较清，面色

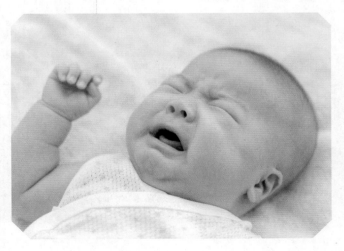

青白，唇色淡红，是脾寒气滞证；如果啼哭时哭声比较响亮，见灯光更甚，哭时面赤唇红，烦躁不宁，身腹俱暖，大便秘结，小便短赤，是心经积热证；见患儿时作惊骇，紧偎母怀，面色乍青乍白，哭声时高时低，时急时缓，是惊恐伤神证。

淡竹叶粥治夜啼

【材料】淡竹叶 30 克，粳米 50 克，冰糖适量。

【做法】将淡竹叶加水煎取浓汁，兑入已熟的粳米粥内，再煮一二沸，调入冰糖即成。

【用法】每日 1 剂，2 次分服。

【功效】清心泻热。适用于心热所致的小儿夜啼。

酸枣仁汤治夜啼

【材料】酸枣仁 10 克，白糖适量。

【做法】将酸枣仁捣碎，水煎取汁，调入白糖服用。

【用法】每日 1 剂，3 次分服。

【功效】补肝益胆，宁心安神。适用于惊骇所致的小儿夜啼。

葛根治夜啼

【材料】葛根 5 克，蜂蜜适量。

【做法】将葛根研粉，开水冲泡，加入蜂蜜饮服。

【用法】早晚各 1 次。

【功效】适用于小儿夜啼，有助于小儿安睡。

花椒干姜治夜啼

【材料】花椒 15 克，干姜 30 克，大葱一把。

【做法】将 3 味同捣如泥，把锅烧

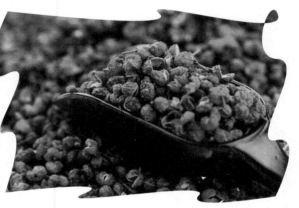

热，3 味同炒，边炒边浇酒。

【用法】炒熟后用毛巾将药包裹待温度适宜时，熨敷患儿腹部，每晚 1 次。

【功效】适用于小儿夜啼。

葱姜汤治夜啼

【材料】葱白 5 段，生姜 5 片。

【做法】将上药以水煎煮，取药汁。

【用法】每日 1 剂。

【功效】温中散寒。主治小儿夜啼，

第七章 儿科奇方妙治

大便溏泄，腹中冷痛。

黄连乳汁治夜啼

【材料】黄连3克，乳汁100毫升，食糖15克。

【做法】将黄连水煎取汁30毫升，兑入乳汁中调入食糖。

【用法】每日1剂。

【功效】清热燥湿，泻火。主治小儿心经有热之夜啼不安。

茶叶敷肚脐治夜啼

【材料】茶叶适量。

【做法】将茶叶放入口内咬碎。

【用法】涂于小儿肚脐部，用白布包好（或胶布粘住）10分钟即止，一般需涂至3日。

【功效】清热泻火。主治小儿夜啼。

大黄散治夜啼

【材料】大黄40克，甘草10克。

【做法】将上药共研细末，备用。

【用法】每次服6克，日服3次，用蜂蜜水送服。

【功效】通便导滞。主治小儿夜啼（肠胃积滞型）。

敷脐方治夜啼

【材料】牵牛子7粒。

【做法】将上药研末，用温水调成糊状，备用。

【用法】于临睡前敷于肚脐上，用胶布或绷带固定。

【功效】逐水泻火。主治小儿夜啼。

酸枣仁汤治夜啼

【材料】酸枣仁10克，白糖适量。

【做法】将酸枣仁捣碎，水煎取汁，调入白糖服用。

【用法】每日1剂，分3次服。

【功效】补肝益胆，宁心安神。主治惊骇所致的小儿夜啼。

小儿水痘

小儿水痘是一种小儿最常见的出疹性传染病，是由水痘病毒引起的，经呼吸道传染是主要传播途径。另一种是接触传染，接触了被水痘病毒污染的食具、玩具、被褥及毛巾等而被感染。"小

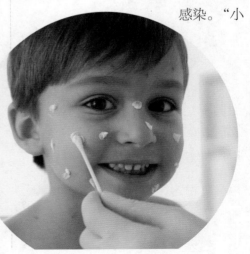

儿水痘"是由水痘——疱疹病毒引起的急性传染病。一年四季均可发病；尤以冬春季为常见，起病时可出现发热、咽痛、全身不适等现象，经过数小时至1天，皮肤上出现皮疹，也有的并不出现上述症状而直接出皮疹。皮疹先出现在头部和躯干，逐渐蔓延到四肢。

本病中医诊断为"水痘"，又称"水花""水喜"。多因外感时行邪毒，经口鼻而入，蕴郁肺脾，且与内湿相搏，外透肌表所致。

金银花甘草煎剂治小儿水痘

【材料】金银花15克，甘草10克。

【做法】将上药以水煎煮，取药汁。

【用法】每日1剂，分3次服下。

【功效】清热解毒。适用于水痘。

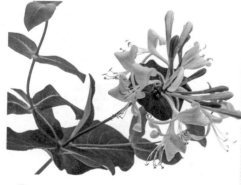

板银草治小儿水痘

【材料】板蓝根100克，金银花50克，甘草15克，冰糖适量。

【做法】将前3味药加水600克，煎取500克，去渣加冰糖调味。

【用法】每次服10～20克。每日数次。

【功效】清热，凉血，解毒。适用于水痘及一切病毒感染所引起的发热。

艾叶胡椒膏治小儿水痘

【材料】艾叶1握，胡椒30粒。

【做法】将上药共捣烂，水调取汁，熬膏做饼。

【用法】敷脐中，诸症自退。

【功效】适用于痘出不快、烦渴闷乱、卧睡不安、咳嗽失声。

煮树豆枝叶治小儿水痘

【材料】鲜树豆枝叶500克，或干树豆枝叶250～300克。

【做法】把树豆枝叶及5000克清水同煮3分钟，倒入浴盆待水变温即可为小儿冲洗。

【用法】每日1次，连用3日。

【功效】祛风消痘。适用于小儿水痘。

薄荷汤治小儿水痘

【材料】忍冬藤（金银花藤）30克，薄荷1.5克。

【做法】将上药以水煎煮，取药汁。

【用法】分2次服，每天1剂，连服2～3天。

【功效】清热解毒，利咽透疹。适用于水痘。

苦参芒硝外洗液治小儿水痘

【材料】苦参、芒硝各80克，浮萍15克。

【做法】将上药煎煮，取药汁。

【用法】以药液熏洗，每次20分钟。每日2次。

【功效】适用于水痘之皮疹较密，瘙痒明显者。

姜汁豆豉散治小儿水痘

【材料】生姜120克，胡椒3克，豆豉90克。

【做法】将生姜捣汁，豆豉、胡椒共研末。

【用法】炒温敷于胸、腰二处，其痛立止。

【功效】适用于痘出胸腰疼痛，叫喊不安。

梅花绿豆粥治小儿水痘

【材料】白梅花15克，绿豆30克，粳米60克，白糖适量。

【做法】将白梅花加水煎汤，去渣，加入洗净的绿豆、粳米煮为稀粥，调入白糖服食。

【用法】每日1剂。

【功效】疏风清热，解毒透疹。适用于水痘初期。

小儿感冒发热

发热是指体温超过正常范围高限，是小儿十分常见的一种症状。发热是身体和入侵病原作战的一种保护性反应，是人体正在发动免疫系统抵抗感染的一个过程。体温的异常升高与疾病的严重程度不一定成正比，但发热过高或长期发热可使机体各种调节功能受累，从而影响小儿的身体健康，因此，对确认发热的孩子，应积极查明原因，针对病因进行治疗。小儿感冒后头痛、鼻塞、流涕、咳嗽等就会出现发热。高烧不退还可能导致腮腺炎、风疹、肺炎、哮喘，甚至转移为肝炎等其他病毒性疾病。

中医根据病因，将小儿热分为表、里、虚、实、壮、昼、夜、潮、惊、

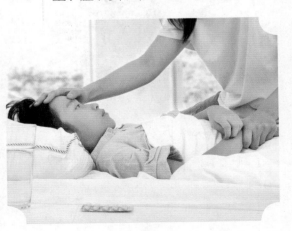

积、余、烦、骨蒸、五脏以及表里俱热或半表半里热等各种不同表现，情况复杂。感冒发热是由外部风邪袭侵导致，可伴有呕吐、惊风等风寒、风热症状。

姜汁饼贴囟门治小儿感冒发热

【材料】荞麦面、生姜各适量。

【做法】将生姜捣碎取汁。

【用法】用姜汁和荞麦面成薄饼片

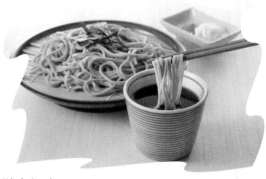

贴囟门上。

【功效】可治疗小儿感冒、鼻塞。

芥末面外涂治小儿感冒发热

【材料】芥末面（即普通食用之芥末面）不拘量。

【做法】用开水冲调，摊在布上，贴于喉部、胸上部及背部，用棉花盖好，20分钟后取去，以棉花一层盖上皮肤，再用热毛巾拧干盖在棉花上。

【用法】轻症1次，重者2次

【功效】用于小儿感冒、发热。

麻黄治小儿感冒发热

【材料】麻黄、苏叶、葱白、白芷、姜汁各等量。

【做法】将麻黄、苏叶、白芷研粉，葱白捣如泥。

【用法】姜汁调敷肚脐。

【功效】疏风解表，发散风寒。治风寒感冒。

生姜大葱白治小儿感冒发热

【材料】生姜、大葱白、芫荽各10克，鸡蛋2个，煮熟后去黄。

【做法】将以上药混匀蒸熟。

【用法】干净纱布包裹后熨擦全身，取微汗为度。

【功效】治风寒感冒。

青蒿治小儿感冒发热

【材料】青蒿（后下）、连翘、钩藤各6～9克，白薇、滑石各9～12克，淡竹叶8～12克，麦芽15～20克，蝉衣3～6克。

【做法】以水450毫升，煎至150毫升。

【用法】分3次温服。

【功效】清热解表，利水消食。用治小儿感冒发热。

葱头治小儿感冒发热

【材料】葱头7个，姜1片，淡

豆豉 7 粒。

【做法】将上药共捣烂，蒸热。

【用法】摊在敷料上，待温度适宜时贴于婴儿囟门上，再用热水袋加温片刻。

【功效】治婴儿感冒发热，贴药后便可出汗退热。

脱　肛

小儿脱肛指小儿肛管直肠甚至部分结肠移位下降外脱。《诸病源候论》卷五十："小儿患肛门脱出，多因利久肠虚冷，兼用努气，故肛门脱出。"小儿血气未充，或因久泄久痢等，以致中气下陷，不能摄纳而致脱肛。治宜内服益气升提之剂，如补中益气汤。

婴幼儿的直肠与肛管上下处在一条直线上，其周围组织比较松弛，肌肉比较薄弱（尤其是营养不良或有消化性疾病如肺结核患者），在 2 岁前

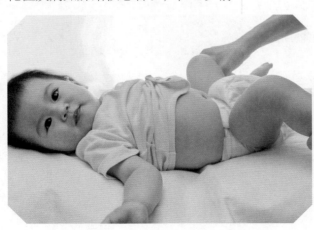

后开始坐便盆排便，此时会阴底部所受腹压要大，大便也硬一些，如有便秘需使劲屏气，延长坐盆时间，或频繁腹泻，或有咳嗽、包茎、尿道膀胱结石等增加腹压的情况，均容易引起脱肛。

🐢 白芍治脱肛

【材料】白芍 20 克，盐少许。

【做法】将白芍研粉备用。

【用法】煮水供儿童坐浴，用白芍粉敷肛门。

【功效】消肿止痛。可使小儿脱出直肠复位，粘连固定，不再脱出。

🐢 香菜子米醋治脱肛

【材料】香菜、香菜子、米醋各适量。

【做法】用香菜煮汤熏洗患部，同时用醋煮香菜子，用布包后趁热覆盖患部。

【用法】每日 1 次。

【功效】消肿化瘀。主治痔疮肿痛、肛门脱垂。

🐢 乌龟头治脱肛

【材料】乌龟头 10 个。

【做法】将乌龟头放在瓦上，用温火焙干，注意不要烧焦，研成细末。

【用法】每天服 2 个，早、晚各 1 个，白开水冲服，一般 6 ~ 8 个可愈。

【功效】涩肠固脱，治泻痢脱肛。适用于小儿脱肛。

蜗牛治脱肛

【材料】蜗牛（去外壳焙干）100 个，龙骨 10 克，冰片 3 克。

【做法】将上药共研细末。

【用法】用时先将药粉均匀撒在纱布上。再用右手托带药纱布，对准肛门脱出肿块，慢而有力地将肿块推入

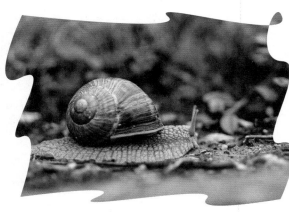

肛门，待肿块复位后，适当休息，多食蔬菜及软食，保持大便稀软，以巩固疗效。

【功效】消炎固脱。主治小儿脱肛。

乌梅醋洗治脱肛

【材料】乌梅 30 克，米醋 20 毫升，

【做法】将乌梅加水煎煮，取汁放入米醋。

【用法】趁热熏洗患处，用毛巾将直肠托回肛门内。

【功效】敛肺涩肠，解毒散瘀。主治脱肛。

陈醋煮大枣治脱肛

【材料】陈醋 250 克，大枣 120 克。

【做法】将大枣洗净，用陈醋煮枣，待煮至醋干即成。

【用法】分 2 ~ 3 次将枣吃完。

【功效】益气，散瘀，解毒。主治久治不愈的脱肛。

竹笋粳米粥治脱肛

【材料】竹笋 150 克，粳米 120 克。

【做法】将竹笋洗净，切碎，加入将熟的粳米粥内，再煮数沸即可服食。

【用法】每日 1 剂。

【功效】清热化痰，益气和胃。主治脱肛，久泻久痢。

黄花菜木耳治脱肛

【材料】黄花菜 100 克，木耳 25 克，白糖 5 克。

【做法】将黄花菜、木耳洗净去杂质，加水煮 1 小时。

【用法】原汤加白糖调服。

【功效】清热，除湿，消肿。治脱

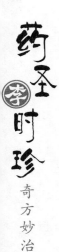
肛、便时肛门痛或便后滴血。

🌿 五倍子熏洗治脱肛

【材料】五倍子 30 ~ 60 克。

【做法】将五倍子打碎，加水适量，煎沸 30 分钟。

【用法】脱肛时先熏后洗患部。

【功效】升提中气。主治脱肛。

脐 炎

脐炎是脐残端的细菌性感染。根据发病年龄，可有成人脐炎和新生儿脐炎之分，分为急性脐炎和慢性脐炎两种。急性脐炎是脐周组织的急性蜂窝织炎，若感染进展，可并发腹壁蜂窝织炎，也可能发展为脐周脓肿，且有并发腹膜炎及败血症的危险，甚至危及新生儿生命。

本病属中医"脐湿""脐疮""脐肿""脐烂"等范畴，发病多与出生

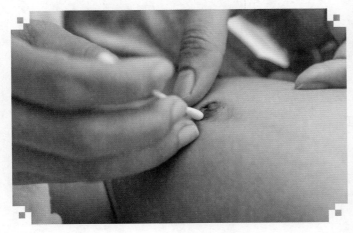

时断脐不慎、脐端护理不当有关。水湿、风冷之邪，壅聚搏结，久浸脐部，可致脐湿。若脐湿未愈，复感外邪，郁结脐部，风湿相搏，侵蚀肌肤，化热生脓，而成脐疮。本病病位在脐，严重时可影响心肝。

🌿 当归治脐炎

【材料】当归适量。

【做法】将其焙研为细末。

【用法】敷于脐部。

【功效】补血活血、止痛。适用于婴儿脐中流水。

🌿 云南白药治脐炎

【材料】云南白药中成药适量。

【做法】将患儿脐部的分泌物用消毒的盐水棉球擦拭干净，将云南白药均匀撒布患处，用干净纱布盖好，固定。

【用法】一日 2 次。

【功效】对脐炎疗效很好。

🌿 棕皮散治脐炎

【材料】棕皮（烧灰）、枯矾、艾灰各等份。

【做法】将以上药物共研细末。

【用法】敷脐中。

【功效】适用于婴儿脐中出血。

海螵蛸治脐炎

【材料】海螵蛸（即乌贼骨）、胭脂各等份。

【做法】将以上药物共研细末。

【用法】涂搽患部。

【功效】适用于小儿脐疮出脓、出血。

小儿惊风

惊厥又称抽风、惊风，是小儿时期较常见的紧急症状，各年龄小儿均可发生，尤以6岁以下儿童多见，多由高热、脑膜炎、脑炎、癫痫、中毒等所致。惊厥反复发作或持续时间过长，可引起脑缺氧性损害、脑肿，甚至引起呼吸衰竭而死亡。本病初发的表现是意识突然丧失，同时有全身的或局限于某一肢体的抽动，还多伴有双眼上翻、凝视或斜视，也可伴有吐

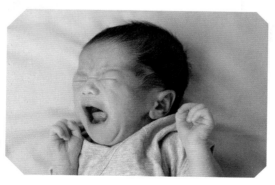

白沫和大小便失禁。而新生儿可表现为轻微的全身性或局限性抽搐，如凝视、面肌抽搐，呼吸不规则等。

中医将小儿惊风病因分为两类：

急惊风。急惊风病因以外感六淫、疫毒之邪为主，偶有暴受惊恐所致。外感六淫，皆能致痉。尤以风邪、暑邪、湿热疫疠之气为主。

慢惊风。慢惊风多见于大病久病之后，气血阴阳俱伤；或因急惊未愈，正虚邪恋，虚风内动；或先天不足，后天失调，脾肾两虚，筋脉失养，风邪入络。

千日红花汤治小儿惊风

【材料】鲜千日红花10～14朵。

【做法】水煎服。

【用法】每日1剂。

【功效】清热散风，祛痰止咳。适用于小儿惊风，症见发病迅速、抽搐不已、神志不清等。

全蝎地龙散治小儿惊风

【材料】全蝎3克，干地龙2克。

【做法】焙研细末。

【用法】每次服1克（患儿随年龄可酌减）。

【功效】通神益气，散滞气。适用于小儿急性惊风，并兼治

成人卒中（即脑中风）。

芙蓉花敷肚脐治急慢惊风

【材料】芙蓉花嫩叶6片，鸡蛋
1只。

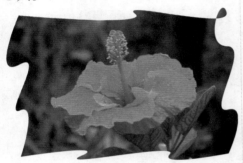

【做法】把芙蓉花叶切碎，和鸡蛋
打匀，煎作薄饼。

【用法】趁热敷患儿脐部，冷再换。

【功效】清热、凉血、解毒。适用
于急、慢惊风。

蝉衣治小儿惊风

【材料】蝉衣6克，僵蚕、白糖各
10克。

【做法】将蝉衣、僵蚕水
煎，取滤液，加入白糖。

【用法】抽搐时分数次灌
服，重者可每日服2剂。

【功效】祛风止痉。适用
于小儿急惊风。

三七草治小儿惊风

【材料】三七草（夏用叶、

冬用根）适量。

【做法】捣烂取汁1杯，用水、酒
和匀。

【用法】灌入口中。

【功效】散瘀止血，消肿痛。适用
于小儿急、慢性惊风。

小儿哮喘

哮喘是一种严重危害儿童身体健
康的常见慢性呼吸道疾病，其发病率
高，常表现为反复发作的慢性病程，
严重影响患儿的学习、生活及活动，
影响儿童的生长发育。不少哮喘患儿
由于治疗不及时或治疗不当，最终发
展为成人哮喘而迁延不愈，肺功能受
损，部分患儿甚至完全丧失体力活动
能力。严重哮喘发作，若未得到及时
有效治疗，可以致命。

本病中医诊断为"哮喘"。多因
身体肺、脾、肾3脏不足，痰饮留伏，

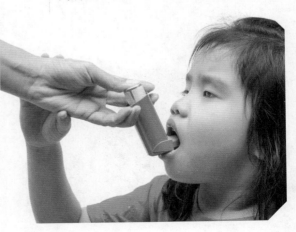

遇到外感六淫之邪、饮食、劳倦、情志因素等诱因，触动伏痰，痰邪交结，阻塞气道所致。

蒸柚仔鸡治小儿哮喘

【材料】青柚子1个，仔鸡1只。

【做法】将仔鸡宰杀后，洗净切块备用；切开柚子顶盖，掏去柚瓤。将鸡块塞入柚子内，盖上顶盖置碗中，隔水蒸3小时左右。

【用法】吃鸡肉饮汤，每日1次，每次1只，连服数日。

【功效】止咳，增加营养。

虫草炖鸭治小儿哮喘

【材料】水鸭肉，冬虫夏草，红枣，按比例调配。

【做法】夏草，红枣去核洗净。水鸭活杀，去毛、去肠脏，取鸭肉洗净，斩块。把全部用料一起放入锅内，加开水适量，文火隔开水煮3小时。

【用法】调味即可。随量饮汤食肉。

【功效】补肾益精，养肺止咳。适用于支气管哮喘属于肺

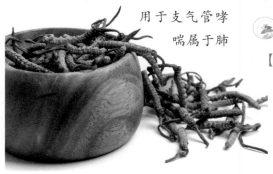

肾两虚者，症见咳喘日久，体弱形瘦，食欲不振等。

芡实核桃粥治小儿哮喘

【材料】芡实，核桃仁，红枣，粳米，各少许。

【做法】将以上各味与粳米同煮成粥。

【用法】分次服食，也可常食。

【功效】补肾、纳气、定喘。适用于肾虚不能纳气者，症见气短乏力，动则息促气急，畏寒肢冷，腰酸膝软，耳鸣，舌淡，苔白滑，脉沉细等。

莱菔子粳米粥治小儿哮喘

【材料】莱菔子、粳米各适量。

【做法】先将莱菔子水研滤过，椰汁约100毫升，加入粳米，再加水350毫升左右，煮为稀粥。

【用法】每日2次，温热服食。

【功效】下气定喘，健脾消食，可作为哮喘的辅助治疗，特别是痰多气急，食欲不振，腹胀不适的患者。

丝瓜凤衣粳米粥治小儿哮喘

【材料】丝瓜、鸡蛋膜、粳米各少许。

【做法】用鸡蛋膜煎水取汁，煮粳米粥1碗，加入丝瓜再煮熟，加盐、味精、麻油少许调味。

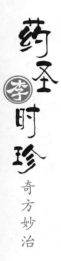
【用法】每日1次，趁温热服完。

【功效】清热化痰，止咳平喘，调和脾胃。适用于热性哮喘患者，见呼吸急促，喉中有哮鸣声，咳嗽阵作，痰黄黏稠，心烦口渴，舌红、苔黄腻、脉滑数等。

小儿盗汗

有些孩童即使在凉爽的夜晚，仍出汗不已，面色灰滞，没有光彩，肌肤之中缺乏血液，一望而知是夜间出汗的结果。长久下来，食欲减退，烦躁不宁，是一种麻烦的症候，需要补中益气，才能根治。

中医对盗汗很早就有比较深刻的认识，在春秋战国时期成书的《黄帝内经》中称为"寝汗"。"寝"是指睡觉，很显然"寝汗"就是在睡觉的时候出汗。到了汉代，医圣张仲景在《金匮要略》一书中，形象地用"盗汗"来命名人们在睡梦中出汗这种病症。自此以后，历代医家均沿用此名，中医认为盗汗多为肾阴虚所致。

🌿 小麦粥治小儿盗汗

【材料】小麦仁60克，糯米30克，大枣15枚，白糖少许。

【做法】将以上3味共煮成粥，吃时加糖调味。

【用法】每日2次，可分次吃完。

【功效】强健脾胃，敛汗宁神。适用于病后脾虚、盗汗、自汗。

🌿 玉米芯治小儿盗汗

【材料】玉米芯100克，乌梅10克，黑木耳6克，红枣20克，冰糖适量。

【做法】水煎内服。

【用法】每日1剂，日服3次，连服3～5剂。

【功效】适用于小儿气阴两虚、多汗、自汗。

🌿 麦豆汤治小儿盗汗

【材料】浮小麦、黑豆各20克。

【做法】将上药以水煎煮。

【用法】每日分2次服用。

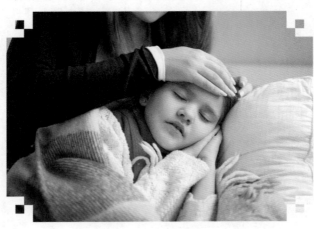

【功效】除虚热，止盗汗。适用于小儿盗汗、自汗。

百合治小儿盗汗

【材料】百合60克，蜂蜜适量。

【做法】将百合去杂洗净，放入锅内，加水煮沸5分钟，调入蜂蜜即成。

【用法】每日1剂，连服1周。

【功效】养阴清热。主治小儿潮热盗汗，伴有心神不宁、虚烦失眠等。

猪肚包糯米治小儿盗汗

【材料】猪肚1具，糯米适量。

【做法】将糯米用猪肚包严，用线缝紧，放锅内煮烂，吃猪肚饮汤。糯米晒干研成粉末，空腹时用猪肚汤送服。

【用法】每日1次。

【功效】补虚和胃，敛汗。用治小儿盗汗、自汗。

胡萝卜腰花治小儿盗汗

【材料】猪肾（猪腰）1对，胡萝卜60克。

【做法】将猪肾去网膜，切成腰花，胡萝卜洗净，切片，按常法加调料炒熟吃。

【用法】每日1次。

【功效】滋阴，敛汗。用治小

儿盗汗、自汗、倦怠乏力、烦热口渴、睡眠不安。

龙眼小麦汤治小儿盗汗

【材料】小麦25克，大枣5枚，龙眼肉10克。

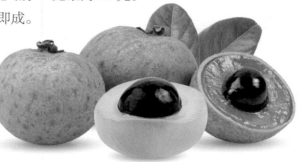

【做法】按常法煮粥服食。

【用法】每日1剂，分2次服。

【功效】补脾益气，除烦敛汗。主治小儿盗汗、自汗。

小儿支气管炎

小儿支气管炎大多继发于呼吸道感染后，或是一些急性呼吸道传染

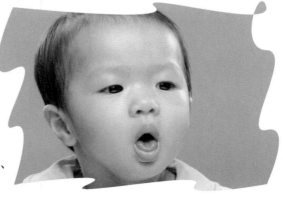

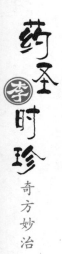

病的一种临床症状。病因是各种细菌或病毒，或为合并感染。发病可缓可急，大多先有上感症状，咳嗽为主要表现，开始为干咳，以后有痰，如为细菌感染，可吐黄痰。幼儿全身症状较重，可有发热，甚至发生呕吐、腹泻、腹痛等消化道症状。

支气管炎属中医的"咳嗽""痰饮"等病范畴，临床以咳嗽、吐痰为特征。一般可分为急性支气管炎和慢性支气管炎两大类。急性支气管炎可转化为慢性，慢性继发感染，又可引起急性发作，是临床常见多发病。

🌿 葱白粥治小儿支气管炎

【材料】糯米60克，生姜5片，连须葱白5茎，米醋5毫升。

【做法】将糯米、生姜捣烂，加入葱白米醋煮粥。

【用法】趁热饮用，并温覆取汗。

【功效】发汗解表，可用于风寒感冒，咳嗽初起，痰白稀薄，头痛恶风，不发热。

🌿 姜糖饮治小儿支气管炎

【材料】生姜10克，红糖15克。

【做法】将生姜洗净，切丝，以沸水冲泡，盖5分钟，调入红糖，应有足够辛辣味。

【用法】趁热顿服。服后盖被取汗。

【功效】发汗解表，温中和胃。

🌿 生姜饴糖煎治小儿支气管炎

【材料】生姜1克，饴糖5克。

【做法】加水适量煎服。

【用法】每日2次。

【功效】疏风散寒，宣肺止咳。

🌿 冰糖茼蒿治小儿支气管炎

【材料】鲜茼蒿90克，冰糖适量。

【做法】将鲜茼蒿水煎去渣，加入冰糖溶化后服。

【用法】每日2次。

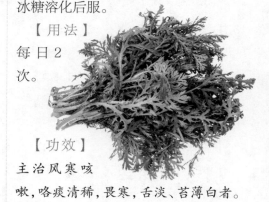

【功效】主治风寒咳嗽，咯痰清稀，畏寒，舌淡、苔薄白者。

🌿 荸荠海蜇汤治小儿支气管炎

【材料】荸荠200克，海蜇皮（漂洗）100克。

【做法】加水炖熟。

【用法】每日1剂，分2～3次服。

【功效】清肺化痰。主治肺热咳嗽，痰稠痰黄，口干咽痛，舌红、苔薄黄者。

冬瓜子红糖饮治小儿支气管炎

【材料】冬瓜子15克，红糖适量。

【做法】将冬瓜子加红糖捣烂。

【用法】开水冲服，每日2次。

【功效】化痰利水。主治咳嗽痰多，痰稀量多，舌淡、苔滑润者。

薏米山药冬瓜粥治小儿支气管炎

【材料】薏米50克，冬瓜30克，山药、粳米各100克（此量也可酌情减少）。

【做法】同煮粥食。

【用法】佐餐食用。

【功效】健脾利湿，化痰止咳。

小儿肺炎

小儿肺炎是婴幼儿时期的常见病，我国北方地区以冬春季多见，是婴幼儿死亡的常见原因。肺炎是由病原体感染或吸入羊水及油类和过敏反

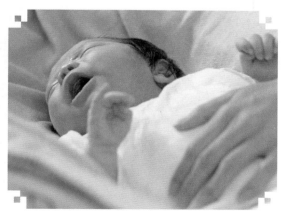

应等所引起的肺部炎症，主要临床表现为发热、咳嗽、呼吸急促、呼吸困难以及肺部啰音等。

本病中医诊断为"肺炎咳嗽"，多因外邪客肺，肺气郁闭，痰热内蕴所致，亦可继发于麻疹、顿咳、丹痧等急性热病之后。若正气不支，尚可出现心阳虚衰、内陷厥阴之变证。

麻黄汤治小儿肺炎

【材料】甘草、麻黄各3克，杏仁6克，生石膏9克。

【做法】水煎内服。

【用法】分多次服，每日1剂，连服2～3日。

【功效】适用于小儿高热无汗或微汗而喘之肺炎，症见烦渴、发绀、气促、鼻翼翕动、大小便不畅、肺炎症状明显者。

麻杏石甘汤治小儿肺炎

【材料】炙麻黄3克，苦杏仁、黄芩、金银花、连翘、山栀子、枇杷叶、葶苈子各6克，生石膏12克，板蓝根10克。

【做法】将上药以水煎煮，取药汁。

【用法】每日1剂，分2次服。

【功效】本方用治小儿急性肺炎发烧效佳。

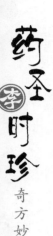

🌿 芥菜籽末治小儿肺炎

【材料】芥菜籽末适量。

【做法】将39℃左右热水盛于盆内，纳入芥菜籽末1匙。

【用法】睡前浸脚3～5分钟。

【功效】用治1岁以下乳儿呼吸困难的肺炎。

🌿 白果杏仁汤治小儿肺炎

【材料】白果3个，冬瓜子15克，杏仁5克，冰糖适量。

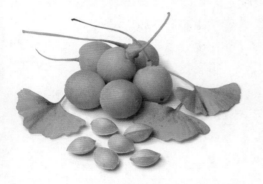

【做法】将前3味药水煎后去渣，加入冰糖调匀。

【用法】每日3次，每次1小杯。清肺，化痰，止咳。

【功效】用治小儿肺炎，发热汗出，痰黄稠。

🌿 生姜葱治小儿肺炎

【材料】生姜5克，连须葱白2根，糯米适量。

【做法】水煎，去渣取汁。

【用法】分2次温服，每日1剂。

【功效】小儿支气管肺炎。证见发热无汗、呛咳气急、痰白而稀。

🌿 莱菔子治小儿肺炎

【材料】白芥子、香附子、莱菔子、葶苈子各30克，精盐90克，姜适量。

【做法】将上药混合炒热。

【用法】外敷背部10分钟，每日2次。

【功效】下气定喘，消食化痰。适用于小儿支气管肺炎伴咳嗽。

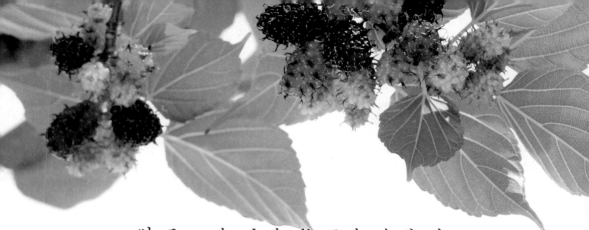

附录　李时珍常用本草集锦

解表药

桑叶

【形态特征】落叶乔木，高3～7米。嫩枝有柔毛，叶互生，卵形或椭圆形，边缘有粗锯齿；穗状花序，生于叶腋，与叶同时生出；花小，黄绿色。聚合果密集成短穗状，腋生，肉质，有柄，

椭圆形，熟时紫色或黑色，酸甜可食，称为桑葚。嫩枝为桑枝，根皮为桑白皮。药材于冬季霜后采收，晒干入药。

【别　　名】铁扇子、冬桑叶、霜桑叶、炙桑叶、蜜桑叶。

【性味归经】性寒，味苦、甘；归肺、肝经。

【功效主治】疏风清热，清肺止咳，清肝明目。用于治疗风热感冒，肺热咳嗽，目赤涩痛，咽痛牙痛及肝阴不足，眼目昏花等症。

【本草成分】桑叶主要含有脱皮甾酮、桑苷、槲皮素、芦丁、异槲皮素、东莨菪素、东莨菪苷等成分。

【选购储存】以叶片完整、大而厚、色黄绿、质韧者为佳。置于阴凉、干燥处保存，防潮、防蛀。

249

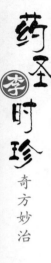
生姜

【形态特征】多年生草本，高50～100厘米。根茎肉质，扁圆横走，分枝有芳香辛辣气味。叶互生，2列，无柄，有长鞘，抱茎，叶片线状披针形。花茎自根茎抽出，穗状花序，椭圆形，花冠绿黄色，蒴果3瓣裂，种子黑色。

【别　　名】鲜姜、老姜。

【性味归经】性微温，味辛；归脾、肺、胃经。

【功效主治】解表发汗、止咳润肺、温中止吐。用于治疗外感风寒、发热、头痛咳嗽以及胃寒所致的呕吐等症。

【本草成分】生姜主要含有挥发油，如姜醇、α-姜烯、β-水芹烯、柠檬醛、芳香醇、甲基庚烯酮、壬醛、α-龙脑等成分。

【选购储存】以块大、丰满、质嫩、无杂质者为佳。置于阴凉、干燥处保存，防腐、防蛀。

葛根

【形态特征】多年生草质藤本，长达10米。块根圆柱形，肥厚，外皮灰黄色，内部粉质，纤维性很强。植株全体密生棕色粗毛。叶互生，柄长，叶片菱状圆形。秋季开花，花密，小苞片卵圆形或披针形；花冠蝶形。紫红色，长1.5厘米。荚果条形。长5～12厘米，宽1厘米，扁平，密生黄色长硬毛。初春、晚秋采挖块根，洗净，刮去外皮，切片，晒干入药。

【别　　名】干葛、甘葛、粉葛、葛麻茹、葛条根、黄葛根、葛子根。

【性味归经】性平、凉，味甘辛；归脾、胃经。

【功效主治】升阳解肌、透疹止泻、退热生津。主治外感发热、头痛、麻疹初起以及腹泻等症。

【本草成分】葛根含葛根素、大豆黄酮苷、甾醇花生酸、淀粉等成分。

【选购储存】以块大、质坚实、色白、粉性足、纤维少者为佳。放容器内，置于阴凉、干燥处保存，注意防霉、防蛀。

菊花

【形态特征】多年生草本。茎直立或斜举，上部多分枝，有毛。叶卵状三角形或卵状椭圆形，羽状深裂，边缘有浅锯齿，有毛。头状花序，顶生，排成聚伞状；总苞半球形，4层，边缘膜质；花小，黄色，缘花舌状，1层，盘花两性，先端5裂。瘦果具5条纵棱。花期9～11月，果期10～11月。

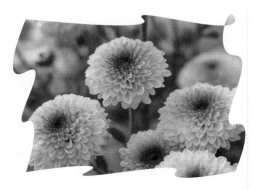

【别　名】怀菊花、杭菊、白菊花、甘菊花、茶菊、金蕊、金精、贡菊。

【性味归经】性凉，味甘、微苦。归肺、肝经。

【功效主治】升阳解肌、透疹止泻、退热生津。主治外感发热、头痛、麻疹初起以及腹泻等症。

【本草成分】菊花含葛根素、大豆黄酮苷、甾醇花生酸、淀粉等成分。

【选购储存】以花朵完整、气味清香、颜色鲜艳、无杂质者为佳。置于有盖容器内保存，防蛀、防潮。

桂枝

【形态特征】常绿乔木。树皮灰棕色，有细皱纹及小裂纹，皮孔椭圆形，芳香而味甜。叶互生，叶片革质，长椭圆形或披针形。花顶生或腋生，聚成圆锥花序，黄绿色，花被6片。果实椭圆状，熟时暗紫色。花期6～7月，果期次年2～3月。

【别　名】柳桂、肉桂枝。

【性味归经】味辛、甘，性温。归心、肺、膀胱经。

【功效主治】解表发汗，温经通阳。主治外感风寒所致的头痛、发热、恶寒以及风湿痹痛等症。

【本草成分】桂枝中含挥发油类、桂皮醛、桂皮酸树脂等成分。

【选购储存】以幼嫩、色棕红、气香者为佳。置于通风、干燥处保存，防潮、防蛀。

白芷

【形态特征】多年生高大草本，高1～2米。根圆柱形或圆锥形，有分枝，表面黄褐色。茎中空，有纵长沟纹，基部粗大，无毛，通常紫色。叶互生，

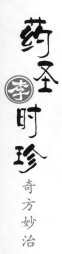

呈羽状分裂，先端尖急。边缘有不规则形锯齿。7～8月开花，花白色，排成复伞形花序，生于枝顶或侧生。8～9月结果，果实长圆形或卵圆形，近海绵质，侧棱翅状。根可入药。

【别　名】芳香、泽芬、杭白芷。

【性味归经】味辛，性温。归肺、胃、大肠经。

【功效主治】祛风止痛、通鼻开窍、燥湿排脓。用于治疗感冒头痛，头胀鼻渊，赤白带下，痛肿疮疡等症。

【本草成分】白芷根主要含异欧芹属素乙、欧芹属素乙、珊瑚菜素、氧化前胡素、水化氧化前胡素5种呋喃香豆素。

【选购储存】以根条粗大、皮细、粉性足、香气浓者为佳。置于阴凉、干燥处保存，防潮、防蛀。

羌　活

【形态特征】多年生草本，高60～120厘米。根茎圆柱状，基生叶和下部叶2～3回奇数羽状复叶，边缘有不等的钝锯齿；茎上部叶常无柄。复伞形花序，无总苞片，花白色。双悬果长球状，背棱及侧棱有翅。花期7月，果期8～9月。

【别　名】羌青、护羌使者。

【性味归经】性温，味辛；归膀胱、肾经。

【功效主治】解表散寒，胜湿止痛。用于治疗风寒感冒，恶寒无汗，头痛身痛，关节及肩背疼痛等症。

【本草成分】羌活中含有大量的挥发油。

【选购储存】以条粗壮、外皮棕褐色、有隆起曲折环纹、断而质紧密、朱砂点多、香气浓郁者为佳。密封置于30℃以下干燥处储存，本品易遭虫蛀，夏秋季要勤查勤晒，待冷却后储存。

麻　黄

【形态特征】呈细长圆柱形，分枝少，直径1～2毫米。表面淡绿色至黄绿色，有细纵脊，节明显，节间长2～6厘米，节上有膜质鳞叶，长3～4毫米，裂片2（稀3），锐三角形，先端灰白色，反曲，基部联合成筒状，红棕色。体轻，质脆，

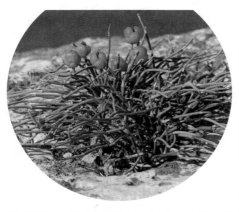

易折断，断面略呈纤维性，周边黄绿色，髓部红棕色。

【别　　名】草麻黄、川麻黄、哲里根。

【性味归经】味辛、微苦，性温。归肺、膀胱经。

【功效主治】发汗解表、宣肺平喘、利水消肿。用于治疗伤寒恶寒，发热无汗，头痛身痛，咳嗽气喘，风水水肿，风疹等症。

【本草成分】麻黄主要含有麻黄碱、挥发油、伪麻黄碱、黄酮类化合物、麻黄多糖等成分。

【选购储存】以干燥、茎粗、色淡绿或黄绿、内心色红棕、手拉不脱节、味苦涩者为佳。置于阴凉、干燥处保存，防潮、防蛀。

柴　胡

【形态特征】一般生长于向阳山坡地。多年生草本，高可达 60 厘米。主根圆锥形，细长，支根较少，棕色至红棕色。茎单一，上部略呈"之"字形弯曲，并多分枝。叶互生，线状披针形，先端渐尖，全缘，叶脉 5 ~ 9 条，近于平行。花黄色，腋生或顶生伞形花序；花期 7 ~ 9 月，双悬果长圆形或长圆状卵形，成熟的果实棱槽中油管不明显；果期 8 ~ 10 月。

【别　　名】茈胡、地熏、山菜、茹草、北柴胡、南柴胡、黑柴胡。

【性味归经】味苦、辛，性微寒。归肝、胆经。

【功效主治】疏肝解郁、退热和解。主治寒热交替、胸胁苦满、口舌干燥、肝气郁结以及女性月经不调等症。

【本草成分】北柴胡根含挥发油、柴胡醇、油酸、亚麻酸、棕榈酸、硬脂酸、二十四酸、葡萄糖及皂苷等；狭叶柴胡根含皂苷、脂肪油、挥发油、柴胡醇；茎、叶含芸香苷。

【选购储存】以条粗长和均匀、皮细、质坚实、外皮灰黄色、断面黄白色者为佳。置于通风、干燥处保存，防潮、防蛀。

薄　荷

【形态特征】生于水边湿地或山野湿地，或栽培。多年生草本，高 80

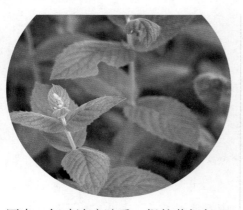

厘米，气味清凉浓香。根状茎细长，地上茎向上直立，四棱形，被微柔毛。叶对生，长圆形或长圆状披针形，先端锐尖，基部楔形，边缘具尖锯齿，两面有疏微柔毛。花小，腋生轮伞花序；花冠淡紫色或红色。小坚果长圆形。花期8～10月，果期9～11月。

【别　　名】薄荷菜、菝荷、南薄荷、升阳菜、薄苛、婆荷、夜息花。

【性味归经】味辛，性凉。归肺、肝经。

【功效主治】清热疏风、利咽透疹。用于治疗外感风热以及温病初起所致的头痛、发热、恶寒以及咽喉肿痛等症。

【本草成分】薄荷主要含有挥发油、异端叶灵、薄荷糖苷及多种游离氨基酸等。

【选购储存】以无根、叶多、色深绿、味清凉、香气浓者为佳。置于有盖容器内，置于阴凉、干燥处保存，防潮、防蛀。

升 麻

【形态特征】多年生草本，高1～2米。根茎为不规则块状，多分枝，呈结节状，有洞状茎痕，表面黑褐色，直径2～4厘米，须根多而细。茎直立，有疏柔毛。叶互生，基生叶和下部茎生叶为2～3回羽状复叶；小叶片长卵形或披针形，最下1对小叶常裂成3小叶，边缘有粗锯齿，叶面绿色，叶背灰绿色，两面均有短柔毛。7～8月开花，花小，黄白色，排成圆锥花序长达45厘米，生于枝顶；9月结果，果实密生短柔毛，长圆形略扁。

【别　　名】周升麻、周麻、鸡骨升麻、缘升麻、北升麻、炒升麻。

【性味归经】性平、微寒，味甘、苦；归肺、脾、胃、大肠经。

【功效主治】升清提阳，清热解毒。用于治疗斑疹痘疮，疮疡丹毒，咽痛口疮，久泻脱肛，妇人崩漏等症。

【本草成分】升麻根茎含升麻碱、

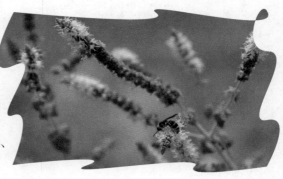

鞣质、树脂、水杨酸、咖啡酸、阿魏酸等成分。

【选购储存】以个大、外皮绿黑色、无细根、断面深绿色为佳。置于通风、干燥处保存，注意防潮、防蛀。

防　风

【形态特征】多年生草本，高20～80厘米。根直而长，顶端密披棕黄色叶柄残基。花葶单生，二分枝。基生叶具长柄，2～3回羽状分裂，末回裂片条形至倒披针形，顶生叶具扩展叶鞘。复伞形花序顶生，伞幅5～9个，花梗4～9个，花白色。双悬果。花期8～9月，果期9～10月。

【别　　名】关防风、东防风。

【性味归经】性微温，味辛、甘；归膀胱、肝、脾经。

【功效主治】解表祛风、解痉止痛。用于治疗外感风寒所致的头痛、恶寒、四肢酸痛以及关节疼痛等症。

【本草成分】防风含挥发油、甘露醇、多糖类、酚类、有机酸等成分。

【选购储存】以条粗壮、皮细而紧、无毛头、断面有棕色、中心色淡黄者为佳。置于通风、干燥处保存，防潮、防蛀。

木　贼

【形态特征】多年生草本。根状茎横走，茎多分枝，呈轮状，节明显，节间中空，表面有纵棱。叶退化，轮生，下部连成筒状鞘。孢子囊穗长圆形，顶生，黄褐色。孢子叶帽状六角形，盾状养生，排列紧密，下生5～6个长柱形孢子。

【别　　名】木贼草、节节草、无心草。

【性味归经】味甘、苦，性平。归肺、肝经。

【功效主治】退目翳、散风热。对于风热目赤、目生云翳、迎风流泪有疗效。

【本草成分】木贼主要含犬问荆碱、二甲砜、胸腺嘧啶、阿魏酸、香草醛、对羟基苯甲醛等成分。

【选购储存】夏、秋季割取地上部分，晒干。原药材洗净，稍润，剪去根，切段，晾干。置于通风、干燥处保存，防潮、防蛀。

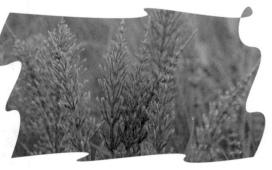

附录　李时珍常用本草集锦

清热药

淡竹叶

【形态特征】生于丘陵或山地林中阴湿处。多年生草本，高40~90厘米。具木质短缩的根茎，密生长须根，须根叶中下部常膨大呈纺锤形。秆中空，叶互生，多无柄，叶片广披针形，长5~20厘米。圆锥花序顶生，小穗条状披针形，不育外稃互相紧包并渐狭小，其顶端具有1~2厘米的短芒，芒上密生微小倒刺，成束而似弱冠。颖果纺锤状，花期7~9月，果期10月。

【别　　名】竹叶门冬青、迷身草、山鸡米、长竹叶、山冬、地竹、林下竹。

【性味归经】味甘、淡，性寒。归心、胃、小肠经。

【功效主治】清热除烦、利尿。主治小便赤浊，淋病，热病烦渴，口舌生疮等症。

【本草成分】淡竹叶中含酚酸类化合物、蒽醌类化合物、萜类内酯、特种氨基酸和活性铁、锰、锌、硒等微量元素。

【选购储存】以叶大、梗少无根及花穗、颜色青绿者为佳。置于通风、干燥处保存，注意防尘。

栀子

【形态特征】常绿灌木，高达2米。茎多分枝。叶对生或三叶轮生，披针形，草质，光亮。夏季开花，花单生于叶腋或枝端，花冠开放后呈高脚碟状，白色，肉质，芳香。蒴果椭圆形，黄色或橘红色，顶端有绿色的宿存花萼。秋、冬采果及根，晒干。

【别　　名】本丹、越桃、支子、黄栀子、山栀子、红枝子。

【性味归经】味苦，性寒。归心、肺、三焦经。

【功效主治】泻火除烦，清热利湿，消肿止痛，凉血解毒。用治热病心烦、神昏谵语、湿热黄疸、热淋尿痛、外伤瘀肿、血热吐血、衄血、尿血、疮疡肿痛等症。

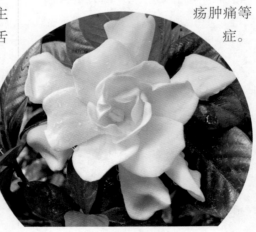

【本草成分】栀子主要含有栀子苷、异栀子苷、山栀子苷、去羟栀子苷、栀子酮苷、绿原酸、奎宁酸、棕榈酸、丹皮酚、栀子素、藏红花素、藏红花酸、多糖、D-甘露醇、胆碱、熊果酸等成分。

【选购储存】以个小、完整、皮薄、仁饱满、内外色红黄褐者为佳。放入容器内，置于干燥处保存。

知 母

【形态特征】多年生草本，高约1米。地下具匍匐状根茎，其上密被老叶枯凋后残留的基部、膜质，常分裂成纤维状，带黄褐色。叶由基部丛生，广线形，质稍硬，基部扩大呈薄膜状，包着根茎，先端尖细。花白色或紫堇色。顶生总状花序，生于花茎上，花期5～6月。蒴果三角状卵圆形，黑色，果期8～9月。

【别　　名】连母、水须、穿地龙。

【性味归经】性寒，味苦、甘，归肺、胃、肾经。

【功效主治】解热除烦，清肺滋肾。用于治疗热病口干，心胸烦热，肺热咳嗽，劳热骨蒸等症。

【本草成分】知母中主要含

皂苷类成分。

【选购储存】以肥大、坚硬、断面黄白色者为佳。置于阴凉、干燥处保存，防潮、防蛀。

决明子

【形态特征】一年生灌木状草本，高约1米，有恶臭。叶互生，偶数羽状复叶，总轴在小叶间，有腺体似线形，小叶6枚，膜质。倒卵形或长椭圆形，先端钝而有小锐尖，表面近秃净，背面被柔毛。花假蝶形，鲜黄色，腋生成对，生于最上的聚生；花期6～8月。荚果近四棱形，细长而弯；果期9～10月。种子成熟时，打下种子，除去杂质，晒干入药。

【别　　名】草决明、假绿豆、假花生、夜火门、马蹄决明子。

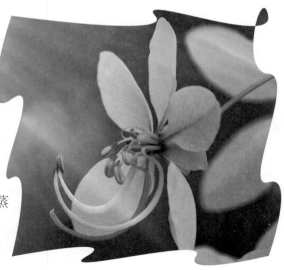

【性味归经】味甘、苦、咸，性微寒。归肝、大肠经。

【功效主治】清热明目，润肠通便。叶的功效与种子相似。用治目赤肿痛、涩痛、羞明流泪、头痛眩晕、目暗不明、大便秘结等症。

【本草成分】决明子主要含有大黄素、决明素、维生素 A 等成分。

【选购储存】以颗粒均匀、饱满、黄褐色、干燥者为佳。放缸瓮或箱内，置于干燥处保存，注意防鼠、防蛀。

石　膏

【形态特征】石膏有软、硬两种。软石膏，大块生在石头中间，作层如压扁米糕，每层厚数寸，有红、白两色，红者不可服，白者洁净，细文短密如束针，凝成白蜡状，松软易碎，煅烧即可。硬石膏，作块而生，直理起棱，像马齿，敲打则段段横裂，光亮像云母、白石英，煅烧容易分解。

【别　　名】白虎、细石、软石膏、玉大石、冰石。

【性味归经】味甘、辛，性大寒。归肺、胃经。

【功效主治】生用解肌清热，除烦止渴。治

热病壮热不退，心烦神昏，口渴咽干，中暑自汗，胃火头痛、牙痛，口舌生疮。煅敷生肌敛疮。外治痈疽疮疡，溃不收口，汤火烫伤等症。

【本草成分】石膏主要含有硫酸盐类矿物。

【选购储存】以块大、色白、半透明、纵断面如丝、无杂质者为佳。放入容器内保存，注意防尘。

黄　柏

【形态特征】落叶乔木，高 10 ～ 20 米。树皮淡黄褐色或淡灰色，有不规则深纵沟裂。叶对生，羽状复叶，小叶 5 ～ 13 片，卵形或卵状披针形，长 5 ～ 12 厘米，宽 3 ～ 4.5 厘米，边缘具细锯齿或波浪状，有缘毛，上面暗绿色，下面苍白色。圆锥花序，顶生，雌雄异株，花小而多，黄绿色。浆果核球形，紫黑色，有香气。花期

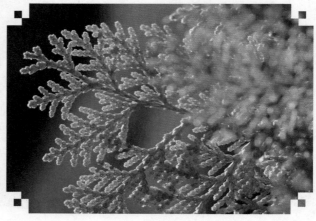

5～6月，果期9～10月。

【别　　名】元柏、檗木、檗皮、檗荣。

【性味归经】味苦，性寒。归肾、膀胱、大肠经。

【功效主治】清热燥湿，泻火解毒，坚阴除蒸。主治急性细菌性痢疾、急性肠炎、急性黄疸型肝炎、泌尿系感染、急性结膜炎、复发性口疮、烧烫伤、湿疹、阴道炎、疮疖等症。

【本草成分】黄柏树皮含小檗碱、药根碱、木兰花碱、黄柏碱、N-甲基大麦芽碱、掌叶防己碱、蝙蝠葛碱等生物碱。

【选购储存】以皮厚、断面色黄、嚼之有黏性者为佳。置于通风、干燥处保存、注意防蛀。

黄　连

【形态特征】多年生草本，高约30厘米。叶从根茎长出，有长柄，指状三小叶；小叶有深裂，裂片边缘有细齿。花白绿色，5～9朵，顶生。果簇生，有柄。根茎横走，黄色，有多数须根，形似鸡爪。春、秋季采挖，除去根头和泥土，鲜用或晒干备用。

【别　　名】川黄连、云连、鸡爪黄连。

【性味归经】味苦，性寒。归心、

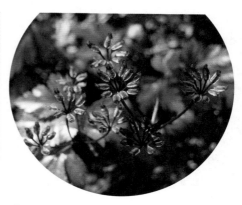

脾、胃、胆、大肠经。

【功效主治】主热气，目痛眦伤泣出，明目，肠澼腹痛下痢，妇人阴中肿痛。主五脏冷热，久下泄澼脓血，止消渴大惊，除水利骨，调骨厚肠，益胆，疗口疮。治五劳七伤，益气，止心腹痛，惊悸烦躁，润心肺，长肉止血，天行热疾，止盗汗并疮疥。治郁热在中，烦躁恶心，兀兀欲吐，心下痞满。

【本草成分】黄连主要含有小檗碱、黄连碱、药根碱、甲基黄连碱、巴马亭等生物碱类以及铝、镁、钾、汞、铅等其他无机元素。

【选购储存】以条肥壮、连珠形、质坚实、断面黄色、无残茎及须根者为佳。应使水分干透，置于通风、干燥处保存，注意防潮、防霉。

黄　芩

【形态特征】多年生草本，主根长

附录　李时珍常用本草集锦

大，略呈圆锥状，外皮褐色。茎方形，高20～55厘米，基部多分枝，光滑或被短毛。叶对生，卵状披针形、披针形或线状披针形。无柄或有短柄。总状花序，腋生，花偏向一方；萼钟形，被白色长柔毛，先端5裂；花冠唇形，上唇比下唇长，筒状，紫色，表面被白色短柔毛；雄蕊4，雌蕊1，子房4深裂，花柱基底着生。小坚果4，近网形，黑色。花期7～8月，果期8～9月。

【别　　名】腐肠、黄文、印头、内虚、黄金条根、元芩。

【性味归经】味苦，性寒。归肺、胆、脾、胃、大肠、小肠经。

【功效主治】清热燥湿，泻火解毒，止血，安胎。用治湿热下痢、湿热黄疸、高热烦渴、肺热咳嗽、痈肿疮疡、胎热不安、血热出血等症。

【本草成分】黄芩主要含黄芩苷、黄芩素、汉黄芩苷等黄酮类成分及甾体、糖类、苯甲酸等。

【选购储存】以条长、质坚实、色黄者为佳。置于阴凉、干燥处保存，注意防潮、防蛀。

板蓝根

【形态特征】2年生草本。主根深长，外皮灰黄色。茎直立，叶互生；基生叶较大，具柄，叶片长圆状椭圆形；茎生叶长圆形至长圆状倒披针形，在下部的叶较大，渐上渐小，先端钝尖，基部箭形，半抱茎，全缘或有不明显的细锯齿。阔总状花序；花小，无苞，花梗细长；花萼4，绿色；花瓣4，黄色，倒卵形；雄蕊6，雌蕊1，圆形。长角果长圆形，扁平翅状，具中肋。种子1枚，花期5月，果期6月。

【别　　名】靛青根、蓝靛根、大青根。

【性味归经】性寒，味苦；归肝、胃、心经。

【功效主治】清热解毒，凉血消斑。主要用于治疗温毒斑疹，咽喉红烂，喉痹肿痛，丹毒，疮毒等症。

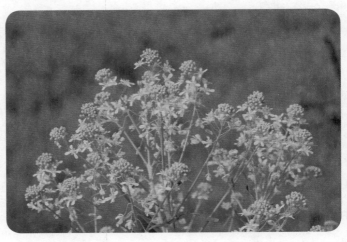

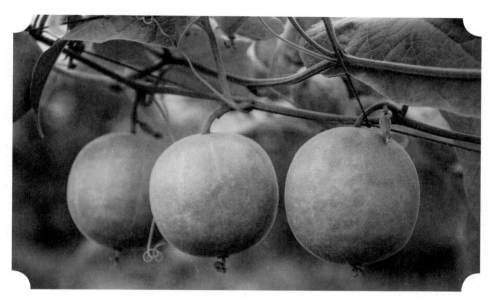

【本草成分】板蓝根主要含有靛蓝、靛玉红、β-谷甾醇、棕榈酸、尿苷、次黄嘌呤、尿嘧啶、青黛酮和胡萝卜苷等成分。

【选购储存】以块大、质坚实、粗细均匀、色灰黄为佳。置于通风、干燥处保存，防潮、防蛀。

罗汉果

【形态特征】多年生攀缘草质藤本，长2～5米。嫩茎暗紫色，有白色和黑褐色短柔毛，嫩枝叶折断有浅红色汁液溢出。根块状，卷须侧生于叶柄基部，叶互生，单叶；叶片卵形，先端尖，基部心形，边缘全缘或有不整齐的小钝齿，叶面有短柔毛，叶脉上的毛较密，嫩叶通常暗棕红色，密布红色腺毛，沿叶脉密生短柔毛；6月开花，雌雄异株；花淡黄而微带红色，排成总状花序生于叶腋；8～9月结果，果实卵形、椭圆形或球形，长4.5～8.5厘米，果皮薄，密生淡黄色柔毛，嫩时深棕红色，成熟时青色，内含多数种子。种子扁平圆形，淡黄色，边缘有槽。

【别　　名】拉汉果、假苦瓜。

【性味归经】性凉，味甘；归肺、脾经。

【功效主治】清肺润肠、止咳、凉血润肠。主治小儿百日咳，血燥便秘，痰火咳嗽等症。

【本草成分】罗汉果中含多种糖类成分。

【选购储存】以个大形圆，色泽黄

褐，摇不响，壳不破、不焦，味甜而不苦者为上品。贮存环境干燥、阴凉、密封。

金银花

【形态特征】藤本。小枝紫褐色，有柔毛。叶对生，叶片卵形至长卵形，先端钝，急尖或渐尖，基部圆形，全缘；嫩叶有短柔毛，

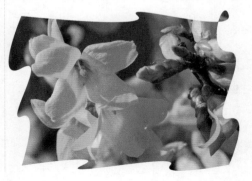

下面灰绿色。花成对生于叶腋，初开时白色，后变黄色；苞片叶状，宽椭圆形；小苞片近圆形；花萼5裂；花冠呈二唇形，上唇4裂，下唇不裂；雄蕊5，与花柱略长于花冠。浆果球形，熟时黑色。

【别　　名】忍冬、金银藤、二宝藤、右转藤。

【性味归经】性寒，味甘；归肺、胃经。

【功效主治】清热，解毒，透表。用于治疗温病发热，斑疹咽疼，血痢便血，痈疽肿毒等症。

【本草成分】金银花主要含有挥发油、木犀草素、绿原酸、黄酮类、肌醇、皂苷、鞣质等。

【选购储存】以块大、质坚实、粗细均匀、色灰黄为佳。置于通风、干燥处保存，防潮、防蛀。

连　翘

【形态特征】落叶灌木，高2～4米。枝细长，开展或下垂，嫩枝褐色，略呈四棱形，散生灰白色细斑点，节间中空。叶对生，叶片卵形、宽卵形或椭圆状卵形至椭圆形，两面均无毛。花期3～4月，花黄色，通常单朵或两朵至数朵生于叶腋，花先叶开放；花萼深4裂，边缘有毛；花冠深4裂，雄蕊2枚。果期7～9月，果实呈卵球形、卵状椭圆形或长卵形，先端喙状渐尖，表面有多数凸起的小斑点，成熟时开

裂，内有多粒种子，种子扁平，一侧有翅。

【别　　名】旱连子、大翘子、空壳、黄奇丹。

【性味归经】性微寒，味苦；归心、肺、小肠经。

【功效主治】清热解毒、散结消肿。用于治疗热病烦渴，斑疹丹毒，痈疮肿毒，瘰疬乳痈及外感风热的辛凉感冒等症。

【本草成分】连翘含连翘酚、本萜皂苷、香豆精类、齐墩果酸、甾醇等成分。

【选购储存】青翘以色青绿、不开裂、无枝梗为佳；老翘以色黄、瓣大、壳厚、无种子者为佳。置于干燥、通风处保存，防霉、防蛀。

马齿苋

【形态特征】一年生肉质草本，全株光滑无毛，高 20 ～ 30 厘米。茎圆柱状，平卧或斜向上，由基部分枝四散，向阳面常带淡褐红色或紫色。叶互生或对生，叶柄极短，叶片肥厚肉质，倒卵形或匙形，先端钝圆，有时微缺，基部阔楔形，全缘，上面深绿色，下面暗红色。花两性，较小，黄色，通常 3 ～ 5 朵丛生于枝顶叶腋。蒴果短圆锥状，棕色，盖裂。种子多数，黑褐色，表面具细点。花期 5 ～ 9 月，果期 6 ～ 10 月。

【别　　名】马齿草、五行草、蚂蚁菜、长寿菜。

【性味归经】味酸，性寒。归肝、大肠经。

【功效主治】清热解毒，清利湿热，凉血止血。用治痈肿疮疡、湿热泻痢、崩漏带下。现代常用于细菌性痢疾、急性肠炎、疮疖、带下赤白、急性阑尾炎等症。

【本草成分】马齿苋含二羟乙胺、苹果酸、箭荡糖、维生素 B_1、维生素 B_2 等营养成分。

【选购储存】以棵小、质嫩、叶多、青绿色者为佳。置于阴凉、干燥处保存。

地骨皮

【形态特征】落叶灌木，高约 1 米。枝条细长，常弯曲，淡灰色，嫩枝顶

附录　李时珍常用本草集锦

端成刺状，叶腋有锐刺。叶互生或3-5片丛生，单叶；叶片卵形、卵状菱形或卵状披针形，顶端尖，基部狭，全缘，两面均无毛。5～10月开花，花淡紫色或粉红色，6～11月结果，果实卵形，成熟时红色。皮可入药。

【别　　名】杞根、地节、红榴根皮。

【性味归经】味甘，性寒。归肺、肝、肾经。

【功效主治】凉血除蒸、清肺降火，用于治疗肺结核低热不退，小儿麻疹、肺炎、气管炎、糖尿病、高血压等症。

【本草成分】连翘根皮含甜菜碱（betaine）、枸杞酰胺（lvciumamide）、β-谷甾醇，柳杉酚（sugiol）、蜂蜜酸（melissic acid）、亚油酸、桂皮酸等成分。

【选购储存】春初或秋后采挖根，洗净剥下根皮。

苦　参

【形态特征】落叶灌木，单数羽状复叶，长椭圆形，基部圆形，背面有平贴柔毛。总状花序顶生，花冠淡黄色，蝶形，花期5～6月；荚果圆筒状念珠形，种子多颗，基部有萼宿存，果期7～9月。

【别　　名】野槐根、地参、牛参。

【性味归经】味苦，性寒。归心、肝、胃、大肠、膀胱经。

【功效主治】清热燥湿，杀虫止痒，利尿消肿。主治细菌性痢疾，湿疹，疥癣，急性传染性肝炎，滴虫性阴道炎等症。

【本草成分】苦参含苦参碱，氧化苦参碱，N-氧化槐根碱、槐定碱，右旋别苦参碱，右旋异苦参碱，右旋槐花醇等。

【选购储存】以条匀，不带疙瘩头，断面色黄白，皮细无须根，味苦者为佳。用小缸石灰贮藏。

半边莲

【形态特征】多年生平卧草本。全株光滑无毛，折断时有黏性乳状汁液渗出。茎细长，直立或匍匐，节处地生多数须根。叶互生，无柄，常呈披针形，少为长

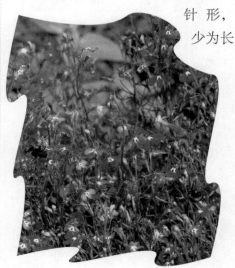

卵圆形，叶缘具疏锯齿。花单生于叶腋，淡紫色或白色；花冠基部合成筒状，上部向一边5裂展开；雄蕊5；子房下位。蒴果，椭圆状。种子细小，多数。花期5～8月，果期8～10月。

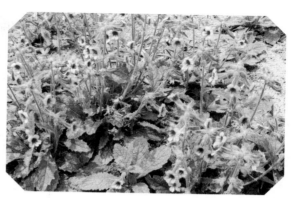

【别　名】急解索、蛇利草、半边花、蛇舌草。

【性味归经】味甘、淡，性平。归心、小肠、肺经。

【功效主治】清热解毒：治毒蛇咬伤、肿毒、咽喉肿痛、癌肿等症。利湿消肿：治湿疹、足癣、黄疸、水肿等症。

【本草成分】半边莲含生物碱、黄酮苷、皂苷、氨基酸。生物碱中主要为山梗菜碱、山梗菜酮碱、山梗菜醇碱、异山梗菜酮碱等成分。根茎含半边莲果聚糖，为一种果聚糖。

【选购储存】以全草完整带花、干燥、叶绿、根黄、无泥杂者为佳。放入箱内或篓内，置于通风、干燥处保存，注意防霉、防蛀。

地　黄

【形态特征】多年生直立草本，高10～30厘米。块根纺锤形或条状，肥厚肉质，野生的则为长条形，较细，表面黄色。叶多基生，莲座状，叶柄长1～2厘米；叶面多皱，叶背带紫色；茎生叶较基生叶小很多。6月开花，花外面紫红色或暗紫色。7～8月结果，果实卵形，内有多数种子。

【别　名】生地黄、生地、鲜地黄。

【性味归经】味甘、苦，性寒。归心、肝、肾经。

【功效主治】清热凉血，养阴，生津。用于治疗热病烦渴，发斑发疹，阴虚内热，吐血，衄血，糖尿病，传染性肝炎等症。

【本草成分】地黄含益母草苷，桃叶珊瑚苷，梓醇，地黄苷A、B、C、D，美利妥双苷，都桷子苷等成分。

【选购储存】以肥大、质量重、断面乌黑油润者为佳。干品应密封，置于干燥处保存，防霉、防蛀。鲜地黄易烂，不能久藏，应储存于阴凉处，防止腐烂。

活血化瘀药

丹 参

【形态特征】多年生直立草本，高30～80厘米。全株密生黄白色柔毛及腺毛。根圆柱形，肉质，多分枝，鲜时表面棕红色，断面肉白色，渐变粉红色，干后呈棕红或暗棕红色。茎四方形，有纵槽纹。叶对生，单数羽状复叶，小叶通常3～5片；小叶片卵圆形、椭圆状卵形或宽披针形，先端尖，基部圆形，两面均有疏柔毛，叶背面较密，边缘有圆齿。4～8月开花，花紫蓝色，排列成总状花序生于枝顶或叶腋，5～9月结果，果实呈椭圆形，黑色。

【别　名】紫丹参、赤丹参、红根、活血根、靠山红、大红袍、蜜罐头等。

【性味归经】性微寒，味苦；归心、肝经。

【功效主治】益气、养血、养神定志、安胎、排脓止痛、活血通络。治骨节疼痛，四肢不遂，头痛赤眼，月经不调，经闭，痛经，热痹疼痛，胸腹刺痛，疮疡肿痛，心烦失眠，心绞痛等症。

【本草成分】丹参含多种丹参酮、丹参酸、丹参酚、鼠尾草酚、维生素类。

【选购储存】以条粗壮，色紫红者为佳。丹参的存储置于阴凉、干燥处，防潮、防蛀。

延胡索

【形态特征】多年生草本。块茎呈扁圆球状，外皮灰棕色，内面浅黄色，茎直立，纤细。基生叶与茎生叶同形，基生叶互生，有长柄；2回3出复叶，第2回往往分裂不完全而呈深裂状，小叶片长椭圆形、长卵圆形或线形，长约2厘米，先端钝或锐尖，全缘。总状花序，花

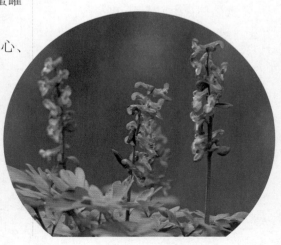

紫红色，苞片阔披针形；萼片小，早落；花瓣有距。蒴果线形。花期4月，果期6～7月。

【别　　名】元胡、玄胡索。

【性味归经】味辛、苦，性温。归心、肝、脾经。

【功效主治】活血，行气，止痛。可治气血瘀滞诸痛证，如胸痹心痛、胁肋疼痛、妇女痛经、产后瘀滞腹痛、寒疝腹痛、跌打损伤等症。

【本草成分】延胡索含生物碱、延胡索甲素、乙素、丙素、丁素等，及白屈菜碱、黄连碱、防己碱、延胡胺碱等成分。

【选购储存】以个大饱满、质坚硬而脆、断面黄色发亮、角质、有蜡样光泽者为佳。置于通风、干燥处，防潮、防蛀。

月季花

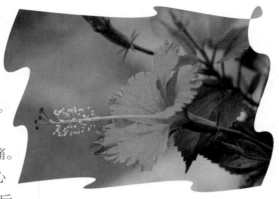

【形态特征】常绿灌木，高1～2米。茎有短刺或近无刺；小枝近无毛，有刺或近无刺。叶互生，单数羽状复叶，小叶3～5片；小叶片宽卵形或卵状长圆形，边缘有锯齿，两面近无毛；总叶柄有刺和腺毛。4～9月开花，花红色、粉红色、少数白色。边缘常有羽状裂片，外面无毛，花瓣5片或多为重瓣；雄蕊和雌蕊均为多

数；花柱离生。6～11月结果，果卵球形或梨形，长1～2厘米，成熟时红色，萼片脱落。

【别　　名】月季、月月红、四季花、胜春。

【性味归经】性温，味甘；归肝、肾经。

【功效主治】活血，消肿解毒。治月经不调，痛经，跌打损伤，痈肿疮疔等症。

【本草成分】月季花主要含有挥发油，如香茅醇、橙花醇、丁香油酚等，此外还含有没食子酸、苦味酸、鞣质等。

【选购储存】以条粗长、断面粉白色、粉性大者为良品。保存置于干燥、通风处，防霉。

红花

【形态特征】一年生草本，高40～90厘米，全体光滑无毛。茎直

立，基部木质化，上部多分枝。叶互生，质硬，近于无柄而抱茎；卵形或卵状披针形，基部渐狭，先端尖锐，边缘具刺齿；上部叶逐渐变小，成苞片状，围绕头状花序。花序大，顶生，总苞片多列，外面 1 ~ 3 列呈叶状，披针形，边缘有针刺；内列呈卵形，边缘无刺而呈白色膜质；花托扁平；管状花多数，通常两性，橘红色。果期 8 ~ 9 月。瘦果椭圆形或倒卵形，基部稍歪斜，白色。孕妇慎用。花期 5 ~ 6 月，当花瓣由黄变红时采摘，晒干、阴干或烘干。

【别　　名】红蓝花、刺红花、草红花。

【性味归经】味辛，性温。归肝、心经。

【功效主治】活血通经：治血瘀闭经、痛经、产后腹痛、癥瘕积聚、中风半身不遂等。祛瘀止痛：治跌打损伤、冠心病心绞痛、血栓闭塞性脉管炎等。也可治鸡眼、压疮、斑疹、丹毒、目赤肿痛等症。

【本草成分】红花主要含有红花醌苷、新红花苷、红花苷、红花黄色素和黄色素、红花油等成分。

【选购储存】以颜色鲜红、花片长、质地柔软、无枝刺及子房者为佳。置于阴凉、干燥处保存，防蛀、防潮。

牛　膝

【形态特征】多年生草本，高 30 ~ 110 厘米。茎直立，方形，有疏柔毛，茎节膨大。叶对生，椭圆形或阔披针形，顶端锐尖，基部楔形，全缘；幼时密生毛，成长后两段有疏毛。穗状花序顶生和腋生，每花有 1 苞片，膜质，上部突出成刺；小苞片 2，坚刺状，略向外曲；花被片 5，绿色，披针形；雄蕊 5；花丝带状，基部连合成筒。胞果长圆形。花期 8 ~ 9 月，果期 10 ~ 11 月。

【别　　名】脚斯蹬、铁牛膝、怀牛膝、红牛膝、淮牛膝、牛磕膝、接骨丹。

【性味归经】性微凉，味甘、苦。归肾、肝、肠经。

【功效主治】补肝肾、强筋骨、逐瘀通经、引血下行。主治腰膝酸痛，

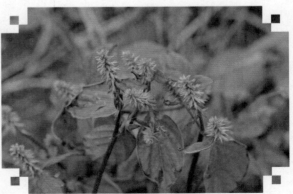

筋骨无力，经闭症瘕，肝阳眩晕，喉痹口疮齿痛，痈肿恶疮伤折等症。

【本草成分】牛膝含皂苷、牛膝甾酮、钾盐、黏液质等成分。

【选购储存】以根部粗长、皮细坚实、色淡黄、味微甜稍苦涩者为佳。置于阴凉、干燥处保存，防蛀、防霉、防走油、变色。

苏 木

【形态特征】常绿小乔木，高5～10米。树干有小刺，小枝灰绿色，具圆形凸出的皮孔，新枝被微柔毛。叶为2回双数羽状复叶，全长30厘米或更长；圆锥花序，顶生，宽大多花，与叶等长，被短柔毛；花黄色，花瓣5，其中4片圆形，等大，最下一片较小，上部长方倒卵形，基部约1/2处缩窄成爪状；雄蕊10，花丝下部被棉状毛；子房1室。荚果长圆形，偏斜，扁平，厚革质，无刺，无刚毛，顶端一侧有尖喙，成熟后暗红色，具短茸毛，不开裂，含种子4～5。花期5～6月，果期9～10月。

【别　名】苏方木、赤木、红柴。

【性味归经】性平，味甘、咸；归心、肝、胃、大肠经。

【功效主治】活血祛瘀，消肿定痛。主治妇人血滞经闭、痛经、产后瘀阻、心腹痛、产后血晕、痈肿、跌打损伤、破伤风等症。

【本草成分】苏木含苏木素、苏木酚、挥发油等。

【选购储存】以粗壮坚实、色红黄者为佳。放入木箱或其他容器内，置于干燥处保存，注意防尘。

郁 金

【形态特征】块根呈卵圆形和长卵圆形，长1.5～3厘米，直径约0.8～1.3厘米。外表土黄色，有细密的皱纹，略光滑，两端稍尖，中部肥粗。质坚实，不易折断，横断面平滑，有角质样光泽，略透明，周边深黄色，内心金黄色，内皮层

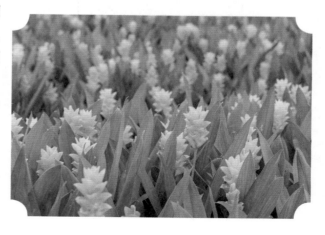

环纹明显。

【别　　名】玉金、广郁金、黄郁（温郁金习称片姜黄）。

【性味归经】性凉，味辛、苦；归心、肝、胆经。

【功效主治】行气活血、清心开窍、疏肝解郁、清热凉血。治胸胁脘腹疼痛，月经不调，痛经，跌打损伤，热病神昏，血热吐衄，血淋，黄疸等症。

【本草成分】郁金含挥发油、姜烯、倍半萜烯、樟脑、莰烯等、姜黄素、黄酮等。

【选购储存】以个大、质坚实、外皮皱纹细、断面色黄者为佳。置于阴凉、通风、干燥处保存，防潮、防蛀。

赤 芍

【形态特征】根圆柱状或略呈纺锤状，粗肥。茎直立，无毛。茎下部叶为 2 回 3 出复叶，小叶窄卵形、披针形或椭圆形。花大，顶生并腋生；花瓣粉红色或白色；雄蕊多数。花期 5～7 月，果期 6～8 月。

【别　　名】山芍药、草芍药。

【性味归经】味苦，性微寒。归肝经。

【功效主治】清热凉血，散瘀止痛。用于治疗血小板减少性紫癜，冠心病，跌打瘀痛，脑震荡后遗症，月经不调等症。

【本草成分】赤芍的根含芍药苷。赤芍的根含挥发油、脂肪油、树脂、鞣质、糖、淀粉、黏液质、蛋白质等。另含苯甲酸约 0.92%。

【选购储存】以条粗长、断面粉白色、粉性大者为良品。置于通风、干燥处。

川 芎

【形态特征】多年生草本，高 40～70 厘米，全株有香气。根茎呈不整齐结节状拳形团块，下端具多数须根。茎丛生，直立，表面有纵沟，茎片膨大成盘状。2～3 回羽状复叶，互生，小叶 3～4 对，边缘呈不整齐羽状全裂或深裂，裂片细小。复伞形花序，顶生。花白色。双悬果卵形。花期 7～8 月，果期

9月。

【别　　名】芎劳、胡劳、西劳。

【性味归经】性温，味辛；归肝、胆、心包经。

【功效主治】祛风止痛，辛散温通，活血行气。治风冷头痛，风湿痹痛，胸胁刺痛，产后瘀阻，痈疽疮疡，月经不调，经闭痛经，跌打肿痛等症。

【本草成分】川芎含挥发油、川芎内酯、阿魏酸、生物碱、酚性物等。

【选购储存】以质坚实、断面灰黄色、形成层有明显环状、有特异清香气者为佳。放入有盖容器内，置于阴凉、干燥处保存，注意防蛀。

桃　仁

【形态特征】蔷薇科植物桃或山桃的成熟种仁。全国各地均产，山桃主产于辽宁、河北、河南、山东、四川、云南等地。

【别　　名】核桃、山桃仁、兰溪桃仁等。

【性味归经】性平，味苦、甘。归心、肝、大肠经。

【功效主治】破血行瘀、润燥滑肠。主治经闭，痛经，跌扑损伤，肠燥便秘等症。

【本草成分】桃仁主要含有苦杏仁苷、苦杏仁酶、挥发油、脂肪油，其中油主要包括油酸甘油酯和少量亚油酸甘油酯等。

【选购储存】以颗粒饱满、完整、外皮红棕色、内仁白色者为佳。置于通风、干燥处保存，防走油、防潮、防蛀。

益母草

【形态特征】一年或二年生草本。茎直立，方形，单一或分枝，被微毛。叶对生，叶形多种，一年根生叶有长柄，叶片略呈圆形，基部心形；最上部的叶不分裂，线形，近无柄，上面绿色，下面浅绿色，两面均被短柔毛。6～8月开花，花多数，生于叶腋，呈轮伞状；苞片针刺状；花萼钟形，花冠唇形，淡红色或紫红色，上下唇几等长，上唇长圆形，全缘，下唇3裂，中央裂片较大，倒心脏形，花冠外被长绒毛，尤以上唇为甚；7～9月结果。小坚果褐色，三棱状（茺蔚子），长约2毫米。

【别　　名】益母、茺蔚、益母蒿、月母草、地母草。

【性味归经】味苦、辛，性微寒。归肾、肝、心包经。

【功效主治】活血破血、调精解毒。治浮肿，乳痈，胎漏产难，胎衣不下，尿血泻血，大小便不通等症。

【本草成分】益母草含生物碱、益母草碱、水苏碱、益母草定等成分。另含甾醇、香豆精、氨基酸等。

【选购储存】以质地嫩、颜色黄绿、叶多者为佳，质老、枯黄、无叶者不可供药用。置于阴凉、通风、干燥处保存。

温里祛寒药

花椒

【形态特征】落叶灌木或小乔木，高3～7米。枝皮暗灰色，枝暗紫色，疏生平直而尖锐的皮刺。单数羽状复叶互生；小叶5～11，叶缘有齿，齿间有腺点。花单性，雌雄异株，伞房状圆锥花序，顶生，花萼、花瓣、雄蕊均5数。果3个，球状，果熟时红色至紫红色，密生疣状突起的油点。种子近球状，蓝黑色，有光泽。花期3～5月，果期7～10月。

【别　　名】秦椒、蜀椒、南椒、巴椒、川椒、点椒。

【性味归经】味辛，性热。归脾、胃、肾经。

【功效主治】温中止痛，杀虫，止痒。主治脾胃寒凝，脾胃虚寒，寒湿中阻之脘腹冷痛，呕吐，泄泻，

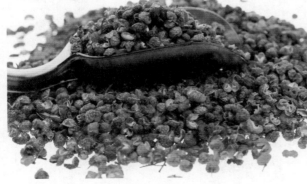

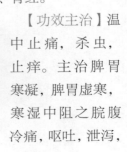

蛔虫腹痛，厥逆，湿疹瘙痒，妇女阴痒等症。

【本草成分】花椒果实含挥发油0.7%（贵州产）、2%～4%（甘肃产）、4%～9%（广东产）。挥发油中含枞牛儿醇、柠檬烯、枯醇等。果实尚含甾醇、不饱和有机酸等。

【选购储存】以皮细、无梗、颗粒均匀整齐、无椒目者为佳。置于有盖容器内，防潮、防蛀。

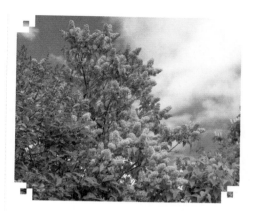

丁 香

【形态特征】常绿乔木，高10米。叶对生，叶柄明显；叶片长方卵形或长方倒卵形，端尖，基部狭窄，花芳香，顶生聚伞圆锥花序，花萼肥厚，绿色后转紫色，长管状，裂片三角形；花冠白色，稍带淡紫，短管状，子房下位，与萼管合生，花柱粗厚，柱头不明显。浆果红棕色，长方椭圆形，种子长方形。

【别　　名】公丁香、丁子香、支解香。

【性味归经】性温，味辛；归脾、胃、肺、肾经。

【功效主治】增加胃液分泌、抗胃溃疡、止泻、利胆、镇痛、抗缺氧、抗凝血、抑菌、杀虫等作用。

【本草成分】丁香主要含有丁香酚、丁香酚乙酸酯、石竹烯、番樱桃素、番樱桃亭、山柰酚、鼠李素、齐墩果酸、丁香英等。

【选购储存】以颗粒粗大、鲜紫棕色、香气强烈、油多者为佳。密封，置于阴凉、干燥处保存（30℃以下），以免香气散失。

吴茱萸

【形态特征】落叶灌木或小乔木，高3～5米。嫩枝、嫩芽、叶轴、花序轴均密生锈色柔毛，新鲜嫩枝叶搓烂有特异香气。花期4～6月，花淡

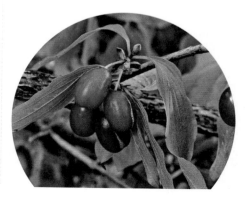

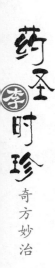
黄白色，果期 8 ~ 11 月，果扁球形，密集成团，成熟时暗紫红色，开裂，果皮无皱纹，有粗大油点，内有黑褐色近球形种子，或因发育不全种子退化。果实有浓烈而特异的刺鼻香气。

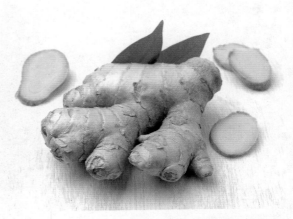

【别　　名】吴萸、茶辣。

【性味归经】性热，味辛、苦。归肝、脾、胃、肾经。

【功效主治】散寒止痛，降逆止呕，温脾肾止泻，开郁。用于治疗胃寒呕吐，嘈杂吞酸，心腹冷痛，脘腹胀满，五更泄泻，寒疝脚气，虫积腹痛等症。

【本草成分】吴茱萸含多种生物碱，其中有吴茱萸碱，吴茱萸次碱，安伏卡品等。另含挥发油类。

【选购储存】以色绿、饱满、洁净、香气浓烈者为佳。放入缸内或木箱内，置于阴凉、干燥处保存，注意防霉。本品辛味浓烈，不易虫蛀，与其他药材同放，可起防蛀作用。

干 姜

【形态特征】多年生草本，高40 ~ 100厘米。根茎肉质，扁圆横走，分枝，有芳香、辛辣气味。叶互生，2列，无柄，有长鞘，抱茎，叶片线状披针形。花茎自根茎抽出，穗状花序椭圆形，花冠绿黄色，蒴果3瓣裂，种子黑色。秋冬季采挖，除去茎叶及须根，用湿沙堆放以保鲜。刮取的皮叫生姜皮，洗净后打烂绞取的汁叫生姜汁。将生姜晒干或烘干，即为干姜。

【别　　名】干姜片、干生姜、白姜。

【性味归经】味辛，性热。归脾、胃、心、肺经。

【功效主治】温中散寒：治脾胃寒证、脘腹冷痛、呕吐、泻痢等；回阳涌脉：治亡阳汗出肢冷、脉微欲绝等；温肺化饮：治寒痰咳喘等。还用于治风湿性关节炎、压疮等。

【本草成分】干姜含挥发油，主要有姜烯、水芹烯、莰烯、姜辣素、姜酮等。

【选购储存】以厚片、质地坚实、外皮灰黄色、内灰白色、味辛辣、少筋脉者为佳。置于干燥处保存，注意防霉、防蛀。

肉 桂

【形态特征】常绿乔木，高
12 ~ 17 米。枝、叶、树皮干时有浓
烈香气。树皮灰色或灰褐色，枝无毛，
嫩枝略呈四棱形。叶互生，单叶，鲜
叶嚼之有先甜后辣的浓郁的肉桂特有
香味；叶片长圆形或近披针形，花期
5 ~ 7 月，花小，黄绿色。排成圆锥
花序，生于叶腋，花序与叶片等长，

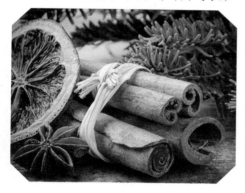

有黄色短绒毛；花被裂片 6 片；发育
雄蕊 9 枚。果期 10 ~ 12 月，果实
长圆形，成熟时紫黑色。

【别　　名】玉桂、牡桂、菌桂、
筒桂、大桂、辣桂、桂。

【性味归经】味辛、甘，性热。
归肾、脾、心、肝经。

【功效主治】温肾壮阳，温
中祛寒，温经止痛。用于治疗
脏寒久泻，心腹冷痛，肾阳不
足，肺寒喘咳，寒痹腰痛，阴疽
自陷，痛经，肢体疼痛等症。

【本草成分】桂皮含桂皮醛、苯甲
醛、桂皮酸乙酯、苯甲酸苄酯等成分。

【选购储存】以皮细肉厚、断面紫
红色、油性大、香气浓、味甜微辛、
嚼之无渣者为佳。放入缸瓮、瓷瓶或
箱内密封，置于阴凉、干燥处保存，
防止走油及香气散失。

附 子

【形态特征】多年生草本，高约 1
米。块根，通常 2 个连生在一起，纺
锤形至倒卵形，黑褐色，栽培种侧根
肥大，倒卵圆形至倒卵形。叶互生，
革质，卵圆形，掌状深裂。花紫色或
白色，腋生或顶生，呈总状圆锥花序；
花期 6 ~ 7 月。蓇葖果长圆形，果
期 7 ~ 8 月。

【别　　名】乌头根、乌头块。

【性味归经】味辛、甘，性大热。

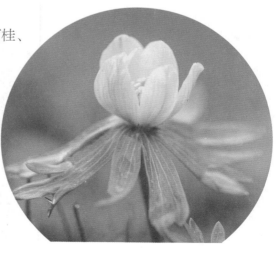

附录·李时珍常用本草集锦

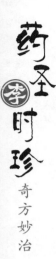

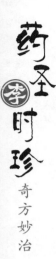

有毒。归心、肾、脾经。

【功效主治】补火回阳，祛寒止痛，温肾壮阳。用于治疗厥逆亡阳，脾阳不振，肾虚水肿，寒湿痹痛，寒冷腹痛，肾阳不足等症。

【本草成分】附子含乌头碱、次乌头碱、中乌头碱、附子磷酸酯钙等。

【选购储存】盐附子：以个大、坚实、表面起盐霜者为佳；黑附片：以片均匀、表面油润光泽者为佳；白附片：以片匀、黄白色、油润、半透明者为佳。盐附子置于阴凉、干燥处，密封保存；其他各种附片用木箱装，置于干燥处，注意防潮。应严格防止受热、受潮，不要与其他药材混装。

高良姜

【形态特征】多年生草本，高30～80厘米。根茎横走，圆柱形而分枝，直径1～1.5厘米，红棕色或紫红色，节环形，节间长0.2～1厘米，节上生须根，气芳香，味辛辣。茎直立，丛生。叶互生，单叶，无柄。叶片条形，长15～30厘米，宽1～3厘米，

先端渐尖或尾尖，基部渐狭。

【别　　名】风姜、良姜、蛮姜。

【性味归经】性温，味辛。归脾、胃经。

【功效主治】温中暖胃，散寒止痛。用于治疗胃寒冷痛，噎膈呕吐，腹痛泄泻，消化不良等症。

【本草成分】高良姜含挥发油，油中主要为蒎烯、桉油精、桂皮酸甲脂、高良姜酚、山柰醇等。

【选购储存】以分枝少、色红棕、气香浓、味辣者为良品。放置阴凉、干燥处保存。

荜茇

【形态特征】多年生草质藤本。茎下部匍匐，枝横卧，质柔软，有棱角和槽，幼时密被短柔毛。叶互生，纸质，叶柄长2～3.5厘米，叶片长圆形或卵形，全缘，上面近光滑，

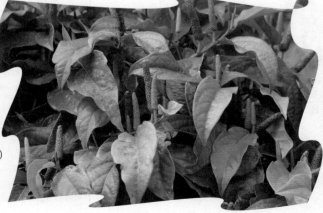

下面脉上被短柔毛，掌状叶脉通常5～7条。花单性，雌雄异株，穗状花序；雄蕊2，花丝短粗；雌穗总花梗长1.5厘米，密被柔毛，花梗短；花的直径不及1毫米；苞片圆形；无花被；子房倒卵形，无花柱，柱头3。浆果卵形，先端尖，部分陷入花序轴与之结合。

【别　　名】荜拨、鼠尾。

【性味归经】味辛，性热。归胃、大肠经。

【功效主治】温中散寒，下气止痛。用于治疗脘腹冷痛，呕吐，泄泻，偏头痛等症。此外，还可以外治牙痛。

【本草成分】荜茇果实含胡椒碱，棕榈酸，四氢胡椒酸，十一碳－1－烯－3，4－甲撑二氧苯，哌啶，挥发油，N－异丁基癸二烯－反2－反4－酰胺等。

【选购储存】以条肥大、色黑褐、质坚、断面稍红、气味浓者为良品。置于阴凉、通风、干燥处密封保存。

小茴香

【形态特征】多年生草本，高1～1.5米。全株表面有粉霜，具强烈香气。基生叶丛生，有长柄，茎生叶互生，叶柄基部扩大呈鞘状抱茎，3～4回羽状复叶，最终小叶片线形至丝形。花小，金黄色，顶生和侧生的复伞形花序。双悬果，卵状长圆形，分果常稍弯曲，具5条隆起的纵棱。秋季果实成熟时采摘，晒干。茎叶、根多临时采集，鲜用。

【别　　名】茴香、土茴香、野茴香、谷茴香、谷香、香子、小香。

【性味归经】味辛，性温。归肝、肾、脾、胃经。

【功效主治】散寒止痛，理气和胃。治寒疝腹痛、脘腹冷痛、胃寒气逆、呕吐少食等症。现代常用于慢性睾丸炎、睾丸结核、嵌闭性小肠疝、慢性胃炎、胃肠痉挛、消化不良等症。

【本草成分】小茴香含挥发油，油中主要为茴香醚、柠檬烯、茴香醛等，此外尚含脂肪油、蛋白质、维生素类、糖类等。

【选购储存】以颗粒均匀、饱满、黄绿色、香之味甜者为佳。放入有盖容器内，置于阴凉、干燥处保存。

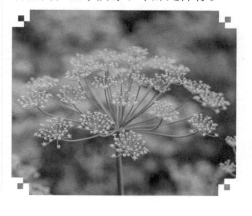

滋阴中药

女贞子

【形态特征】女贞子常绿大灌木或小乔木，高可达10米。叶对生，革质，叶片卵形或卵状披针形，全缘，正面有光泽。花小，白色，密集于枝顶成大圆锥花丛。浆果状核果，长圆形，一侧稍凸，熟时蓝黑色。

【别　　名】冬青子、女贞实、白蜡树子。

【性味归经】性凉，味甘、苦。归肝、肾经。

【功效主治】补肾滋阴。用于治疗虚劳衰弱，眩晕耳鸣，心悸失眠，目昏不明，遗精腰酸等症。

【本草成分】女贞子主要含有齐墩果酸、乙酰齐墩果酸、熊果酸、甘露醇、葡萄糖、棕榈酸、硬脂酸、油酸、亚油酸等。

【选购储存】以核果长椭圆形、微弯曲、熟时紫蓝色、带有白粉者为佳。置于阴凉、干燥处保存，注意防潮、防蛀。

沙 参

【形态特征】生长于山坡草丛中、林边、山路旁。多年生草本，有白色乳状汁液。根粗壮，圆锥形。茎直立，高60～150厘米，无毛或近于无毛。叶无柄或有极短叶柄，基生叶，丛生。叶片卵圆形或条状披针形，两面有疏生短柔毛。花期7～9月，花蓝色或蓝紫色，花梗通常下垂；果期8～9月，果实球状，圆锥形。

【别　　名】白沙参、苦心、泡参、桔参、泡沙参、山沙参。

【性味归经】味甘，性微寒。归肺、胃经。

【功效主治】补阴药，可养阴清肺、祛痰止咳、养胃、利

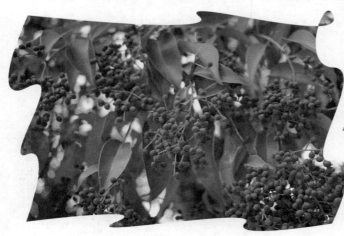

咽喉。可治肺结核、肺阴不足、肺热咽干、口渴、声音嘶哑等；也适合热病后出现干咳无痰、盗汗、低烧不退。糖尿病、癌症患者也可选用沙参调理身体。

【本草成分】南沙参：含生物碱、挥发油等；北沙参：含黄酮、皂苷等。

【选购储存】以条长均匀、质地坚实不空、无外皮、色黄白者为佳。置于通风、干燥处保存，注意防蛀、防潮。

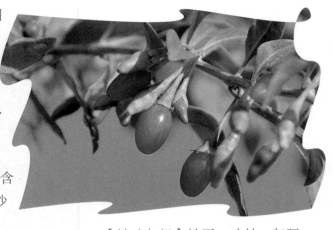

枸杞子

【形态特征】生于田埂、宅旁、沟岸、山坡等土层深厚的地方。耐盐碱，沙荒和干旱。小灌木，高约1米。枝条细长，叶片披针形或长椭圆状披针形，互生或丛生，叶腋有锐刺；花期7-8月，淡紫红色或粉红色花；花萼通常2裂至中部；花冠5裂，裂片边缘无毛，雄蕊5枚；果期9～10月，成熟时红色，卵形或长椭圆形，长6～21毫米，直径3～10毫米，味甜；种子多数。

【别　　名】杞子、枸杞果、天精、地仙、血杞子、却老子、明眼草子、枸杞豆。

【性味归经】性平，味甘。归肝、肾经。

【功效主治】滋补肝肾，益精明目。用于治疗虚劳精亏、腰膝酸痛、眩晕耳鸣、内热消渴、血虚萎黄、目昏不明等症。

【本草成分】枸杞子主要含有甜菜碱、多糖、脂肪酸、蛋白蛋、硫胺素、核黄素、烟酸、胡萝卜素、抗坏血酸、烟酸、β-谷甾醇、亚油酸、微量元素及氨基酸等。

【选购储存】以粒大、肉厚、种子少、色红、质柔软者为佳；以粒小、肉薄、种子多、色灰红者为次。置于阴凉、干燥处保存，注意防潮、防蛀。

天冬

【形态特征】多年生攀援草本，长约2米。块根肉质，簇生，长椭圆形或纺锤形，淡黄色。茎细长，多分枝。

附录 李时珍常用本草集锦

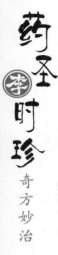

叶状枝4～6枚，簇生，线形，扁平而具棱，先端刺针状，叶退化成鳞片状。花期夏季，黄白色或白色花，1～3朵丛生，下垂。浆果球形，熟时红色。种子1粒。深秋采挖块根，水煮至皮裂，剥去外衣，晒干。

【别　名】天门冬、丝冬、多子婆、狮子草、小叶青。

【性味归经】性大寒，味甘苦。归肺、肾经。

【功效主治】滋阴、润燥、清肺、降火。可治阴虚发热、咳嗽吐血、肺痿、肺痈、咽喉肿痛、消渴、便秘等症。天冬煎剂对炭疽杆菌、白喉杆菌、肺炎双球菌、葡萄球菌及枯草杆菌等有不同程度的抑制作用。

【本草成分】天冬含脂肪油，为油酸、亚油酸、棕榈酸、硬脂酸、花生酸等甘油酯，并含芝麻素、芝麻林酚素、芝麻酚、胡麻苷、车前糖、芝麻糖等。

【选购储存】以肥满、致密、黄白色、半透明者为佳；以瘦长条、黄褐色、不明亮者为次。置于通风、干燥处保存，注意防霉。

黑芝麻

【形态特征】多年生草本，高约1米，全株有短柔毛。茎直立，四棱形。叶对生或上部互生，单叶；叶片卵形，长圆形或披针形，长5～14厘米，先端尖，基部楔形，边缘近全缘或疏生锯齿，接近茎基的叶常掌状3裂，两面有柔毛，叶脉上的毛较密。花期6～8月，花白色，常杂有淡紫色或黄色，单朵或数朵生于叶腋；花萼5裂；花冠唇形。果期8～9月，果呈四棱、六棱或八棱，长筒状。种子局卵圆形，表面黑色，光滑，或有网状皱纹，一端尖，另一端圆，富油性。

【别　名】胡麻、巨胜、小胡麻。

【性味归经】性平，味甘。归肝、肾、大肠经。

【功效主治】补肝益肾，润肠通乳，

养发乌发。适用于肝肾亏虚引起的头晕眼花、须发早白以及血虚精亏引起的女性乳少、便秘等症。外敷用于疮疡痛痒及诸虫咬伤等。

【本草成分】黑芝麻含脂肪油，为油酸、亚油酸、棕榈酸、硬脂酸、花生酸等甘油酯，并含芝麻素、芝麻林酚素、芝麻酚、胡麻苷、车前糖、芝麻糖等。

【选购储存】以个大、色黑、饱满、无杂质者为佳。置通风、干燥处，防蛀。

桑葚

【形态特征】聚花果由多数小瘦果集合而成，呈长圆形，长1～2厘米，直径5～8毫米。黄棕色、棕红色至暗紫色，有短果梗，小瘦果卵圆形，稍扁，长约2毫米，宽约1毫米，外具肉质花被片4枚。气微，味微酸而甜。

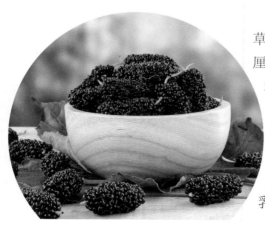

【别　名】桑仁、桑实、桑果、乌葚、桑枣、桑葚子、桑粒。

【性味归经】味甘，性寒。归心、肝、肾经。

【功效主治】滋阴补血，生津润燥，润肠通便。用于治疗肝肾亏虚、阴血不足引起的头晕、眼花、耳鸣、失眠、须发早白、腰膝酸软，以及各种原因引起的津伤口渴、内热消渴，大肠津亏引起的便秘、口干等。

【本草成分】果穗含糖，鞣酸，苹果酸，维生素 B_1、B_2 和胡萝卜素；其脂类的脂肪酸主要为亚油酸，油酸等。

【选购储存】桑葚熬膏时，忌用铁制器皿。以外形长圆、个大、肉厚、紫红色、糖分多者为佳。置于通风、干燥处保存，注意防霉、防蛀。

百合

【形态特征】生于土壤深肥的山坡、草丛中。多年生草本，高60～100厘米。鳞茎球形，肉质，色白，尖端常开放如荷花状。茎直立，有紫褐色斑点。叶4～5列，互生，叶片线状披针形至长椭圆状披针形，全缘或微波状。叶脉5条，平行。花大，单生于茎顶，喇叭状，乳白色（细叶百合花为红色）。蒴

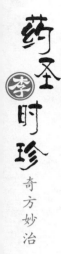

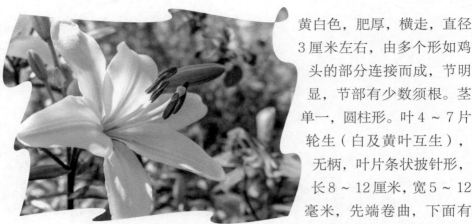

果长椭圆形。秋、冬季采挖，剥取鳞片，沸水焯过，焙干。

【别　　名】山丹、倒仙。

【性味归经】性微寒，味甘。归心、肺经。

【功效主治】养阴清热，润肺止咳，清心安神。用于治疗劳嗽吐血，干咳久咳，虚烦惊悸，心悸，失眠，精神不安等症。

【本草成分】百合含秋水仙碱、淀粉、蛋白质、脂肪、胡萝卜素、维生素 B_1 等。

【选购储存】以瓣匀、肉厚、色黄白、质坚、筋少者为佳。装入箱内，置于通风、干燥处保存，注意防潮、防蛀。

黄　精

【形态特征】多年生草本，高 50 ~ 120 厘米。全株无毛。根状茎

黄白色，肥厚，横走，直径 3 厘米左右，由多个形如鸡头的部分连接而成，节明显，节部有少数须根。茎单一，圆柱形。叶 4 ~ 7 片轮生（白及黄叶互生），无柄，叶片条状披针形，长 8 ~ 12 厘米，宽 5 ~ 12 毫米，先端卷曲，下面有灰粉，主脉平行。夏开绿白色花，腋生，下垂，总花梗长 1 ~ 2 厘米，顶端 2 分叉，各生花 1 朵；花被筒状，6 裂；雄蕊 6 个。浆果球形，熟时黑色。

【别　　名】鸡头参、滇黄精、多花黄精、姜形黄精、鸡头黄精。

【性味归经】性平，味甘。归肺、脾、肾 3 经。

【功效主治】补脾，益精，润肺，生津。用于治疗脾胃虚弱，肺虚咳嗽，精血不足，消渴等症。

【本草成分】黄精主要含有黄精多糖、低聚糖、黏液质，淀粉及多种氨基酸等。

【选购储存】以个大肥厚、体重质坚而柔软者为佳。置于通风、干燥处保存，注意防潮、防蛀。

石　斛

【形态特征】多年生附生草本，

高 30 ～ 50 厘米。茎丛生，直立，黄绿色，多节，叶无柄，近革质，叶脉平行，叶鞘紧抱于节间。花期 5 ～ 6 月，总状花序，自茎节生出，通常开花 2 ～ 3 朵。苞片膜质，小，卵形。花甚大，下垂，花萼及花瓣白色，末端淡红色。花瓣卵状长圆形或椭圆形，蒴果。

【别　　名】林兰、吊兰、禁生、杜兰、金钗、黄草、石斗、川斛、金石斛。

【性味归经】味甘，性微寒。归胃、肾经。

【功效主治】养胃生津，滋阴除热，明目强肾。用于治疗阴伤津亏引起的口干舌燥、烦渴汗出、食少干呕、大便秘结，以及阴虚内热引起的虚热不退、余热不清、肝肾阴虚引起的头晕眼花、视物不清等。

【本草成分】石斛含石斛碱、石斛胺、石斛次碱、石斛星碱、石斛因碱等多种生物碱及淀粉、黏液质等。

【选购储存】以条匀、干燥、色金黄、有光泽、质致密柔韧者为佳。置于阴凉、干燥处保存，注意防潮、防霉、防尘。鲜品种植在沙盆或小石块盆内，保持湿润，放阴湿处，防冻。

墨旱莲

【形态特征】多生于溪沟、田边、屋旁阴湿处。一年生草本，高 20 ～ 60 厘米。全株有粗毛，茎直立或平伏，多分枝，茎节着地生根。叶对生，叶片披针形，边缘常有细锯齿，无柄。折断茎叶即流出汁液，数分钟后变成蓝黑色，头状花序，色白，生于叶腋或枝顶。瘦果黑色。全草干燥

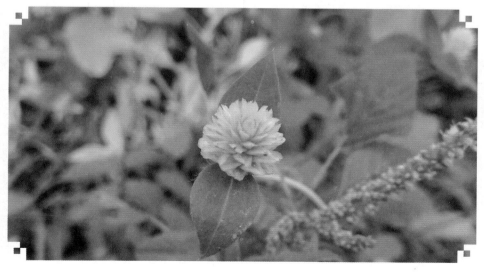

后呈黑色，故称"墨旱莲"。全草入药，夏、秋季采收，鲜用或晒干。

【别　　名】黑水草、鳢肠、墨汁草、烂脚草、旱莲草。

【性味归经】味甘、酸，性寒。归肾、肝经。

【功效主治】补益肝肾，凉血止血。可治肝肾不足、头晕目眩、须发早白、吐血、咯血、便血、血痢、崩漏、外伤出血等症。

【本草成分】墨旱莲含烟碱、三噻嗯甲醇、三噻嗯甲醛、皂苷、鞣质、苦味质、异黄酮苷、蟛蜞菊内酯等。

【选购储存】以肥壮、叶多、色墨绿、带有花序、无杂质者为佳。置于阴凉、通风、干燥处保存，注意防潮。

理气药

橘　皮

【形态特征】小乔木，树形扩散，树冠常呈扁圆头状，一般高约3米。叶互生，叶片菱状长椭圆形，两端渐尖，叶缘有浅锯齿，叶柄细长。花丛生或单生、黄白色。果实扁圆形、顶端平或微凹，基部棱起，呈放射状；果面光亮，橙红色。

【别　　名】贵老、黄橘皮、红皮、橘子皮、广陈皮、新会皮。

【性味归经】味辛、苦，性温。归脾、肺经。

【功效主治】行气健脾，燥湿化痰，降逆止呕，消散乳痈。用于治疗脾胃气滞、脘腹胀痛，或脾虚气滞、腹胀痛、食少纳呆，或肝气乘脾的腹痛、泄泻；还用于治疗胃气上逆的呕吐、暖气、湿痰或寒痰咳嗽、痰多或清稀，以及痈疮初起，尤其是乳痈初起、乳房胀痛。

【本草成分】陈皮含挥发油1.9%～3.5%，其中主要为柠檬烯。尚有α-侧柏烯、α-蒎烯、β-蒎烯、β-月桂烯、桧烯、辛醛、α-水芹烯、α-松油烯、对-聚伞花烯等。

【选购储存】以片大、完整、色红、油点清晰、质柔韧、香气浓者为佳。置于通风、干燥处保存，注意防潮、防蛀。

沉 香

【形态特征】常绿乔木，高可达30米左右。叶互生，稍带革质，椭圆披针形、披针形或倒披针形，伞形花序；无梗，或有短的总花梗，被绢状毛；花白色，与小花梗等长或较短；蒴果倒卵形，木质，扁压状，密被灰白色绒毛，基部有略为木质的宿花被。种子通常1枚，卵圆形，基部具有角状附属物，长约为种子的2倍。花期3～4月，果期5～6月。

【别　　名】蜜香、拔香、沉木香、奇南香。

【性味归经】味辛、苦，性温。归脾、胃、肾经。

【功效主治】降气纳肾，调中止痛。用于治疗脘腹疼痛，胸脘气闷，呕吐呃逆，腹鸣泄泻，气逆喘息等症。

【本草成分】沉香含挥发油、氢化桂皮酸、沉香醇、沉香呋喃等。

【选购储存】以质坚体重、含树脂多、香气浓、味苦、无朽木和不具树脂的边材者为佳。放入木箱内密闭，置于阴凉、干燥处保存，注意防潮，防香气走失。

佛 手

【形态特征】常绿小乔木或灌木。枝有刺，幼枝微带紫红色。单叶互生，叶柄短，叶片矩圆形或倒卵状矩圆形，先端钝，有时凹缺，基部圆钝，上面深黄绿色，侧脉明显，叶缘波浪状，花两性，间有因雌蕊退化成单性单生，簇生或为总状花序；萼片、花瓣均为5，花瓣内白外紫色。果实先端开裂

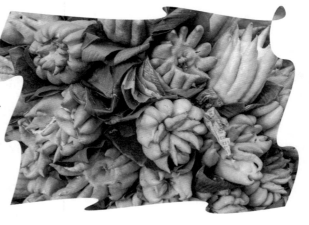

附录　李时珍常用本草集锦

如手指状，或卷曲如握拳，如佛之手，故称"佛手"，表面橙黄色，皮粗糙，果肉淡黄色。种子卵状，7～8粒。花期4～5月，果期10～12月。

【别　　名】佛手柑、五指柑、手柑。

【性味归经】味辛、苦、甘，性温。归肝、脾、胃经。

【功效主治】疏肝理气、化痰调中。主治肝气不舒、脾胃气滞引起的胁痛、胸闷、脘腹胀满、恶心呕吐以及咳嗽痰多等症。

【本草成分】佛手中含柠檬油素、橙皮苷。

【选购储存】以片大、黄皮白肉、质坚、香气浓者为佳。置于通风、干燥处保存，注意防潮。

枳　实

【形态特征】常绿小乔木。三棱状茎有刺，刺长2厘米。单身复叶互生，革质、卵状长椭圆长嘴硬鳞鱼或倒卵形，长5～10厘米，宽2.5～5厘米，近全缘，有油点；叶翅长0.8～1.5厘米，宽0.3～0.6厘米。花单生或数朵簇生于叶腋，萼片5，花瓣5，

白色，柑果球形或稍扁，直径约7.5厘米，成熟后橙黄色，表面粗糙，瓤瓣约12枚，味酸而苦。花期4～5月，果期11月。

【别　　名】枸头橙、臭橙、香橙。

【性味归经】味苦、辛、酸，性微寒。归脾、胃经。

【功效主治】消食理气、化痰除痞。主治食积停滞、大便秘结、胸脘痞满等症。

【本草成分】枳实主要含有黄酮，如橙皮苷、新橙皮苷、柚皮苷等以及维生素C、辛福林、N-甲基酪胺等。

【选购储存】以香味浓烈、果体结实、无蚀蛀者为佳。置于阴凉、干燥处保存，注意防潮、防蛀。

荔枝核

【形态特征】多栽培于果园。种子长圆形或长卵形，稍扁，长1.5～2.5厘米，直径0.5～1.5厘米。表面棕色至棕红色，

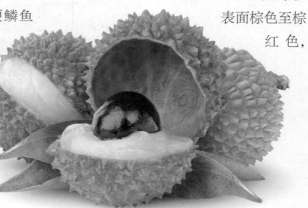

稍具光泽，有不规则凹陷
和细皱纹，一端平截，有
近圆形黄棕色种脐，直径
5～7毫米，另一端圆钝。
质坚硬，剖开后，种皮薄，
革质而脆，有2片肥厚子
叶，橙黄色或棕黄色。

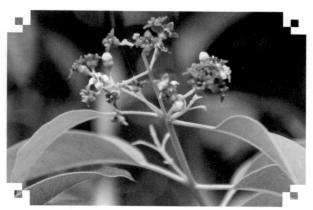

【别　　名】荔核、荔
仁、枝核、大荔核。

【性味归经】性温，味辛、微苦。
归肝、肾经。

【功效主治】温中，理气，止痛。
可治胃脘痛、疝气痛、妇女血气刺痛，
对心气痛也有疗效。妇女经前血瘀气
滞引起的腹痛或产后腹痛均适用。皮
肤干燥者可用来养颜，因为荔枝核有
活化细胞、滋润美白的功效，可有效
延缓皮肤老化。

【本草成分】荔枝核中含有皂苷、
鞣质、甘氨酸等。

【选购储存】以洁净、干燥、无霉
蛀者为佳。置通风干燥处，防霉蛀。

檀　香

【形态特征】檀香有黄、白、紫3
种。木质坚硬清香，树、叶都似荔枝，
皮青色而滑泽。其中，皮厚而发黄
的为黄檀；皮洁而色白的为白檀；
皮紫的为紫檀。木质以白檀为佳，

黄檀最香，紫檀性坚，新的呈红色，
旧的呈紫色。新的用水浸泡后的红
水可用来染物，旧的显出紫色，所
以叫作紫檀。

【别　　名】白檀、檀香木、真檀。

【性味归经】味辛，性温。归脾、
胃、心、肺经。

【功效主治】理气调中，散寒止痛。
用于治疗寒凝气滞所致的胸腹疼痛、
胃寒作痛、呕吐清水等症。还用治气
滞血瘀之胸痹、心绞痛等。

【本草成分】檀香含挥发油（白檀
油）3%～5%。主要成分为 α-檀。
乔孵及 β-檀香醇，占90%以上，
并含 α-檀香萜烯及 β-檀香萜烯、
檀香烯、檀香二环酮、檀香酸、檀香
酮、檀油酸、檀油醇、紫檀萜醛等。

【选购储存】以灰黄色或黄褐色、
光滑细腻、质坚实、气清香者为佳。
置于通风、干燥处保存，注意防蛀、
防潮。

287

川楝子

【形态特征】落叶乔木，高达10米。树皮灰褐色，小枝灰黄色。2回羽状复叶互生，总叶柄长5～12厘米：羽叶4～5对，小叶5-11，狭卵形，长4～10厘米，宽2～4厘米，先端渐尖或长渐尖，全缘或少有疏锯齿。圆锥花序，腋生；花萼5～6裂；花瓣5～6，淡紫色；雄蕊10～12，花丝合生成筒；子房上位，瓶状，6～8室。核果圆形或长圆形，直径约3厘米，黄色或栗棕色。花期4～5月，果期10～12月。

【别　名】金铃子、楝实。

【性味归经】性寒，味苦。归肝、小肠、膀胱经。

【功效主治】行气止痛，杀虫治癣。主治肝气郁滞、肝胃不和所致的脘腹疼痛、胁肋疼痛等症。本品外用还可治疗头癣。

【本草成分】川楝子含楝素、生物碱、山柰碱、树脂、鞣质等。

【选购储存】以外皮金黄、个大、果肉厚者为佳。置于干燥处保存，注意防潮、防蛀。

香 附

【形态特征】多年生草本。根茎横走，块茎椭圆状，黑褐色。气味香，有时数个连生，根茎上有须根。花葶直立，单生，有锐棱。叶基生，窄条形，基部抱茎，全缘。复穗状花序，排成伞形，有叶状总苞2～4片；小穗条形、稍扁平，茶褐色；鳞片紧密。2列，膜质。小坚果长圆倒卵状，三棱形，灰褐色。花期5～8月，果期7～11月。

【别　名】雷公头、雀头香、莎草根、香附米。

【性味归经】性平，味辛、微苦、微甘。归肝、脾、三焦经。

【功效主治】理气疏肝、健胃消食、止痛调经。主要用于治疗肝胃不和胁肋胀痛、疝痛等症。

【本草成分】香附主要含有挥发

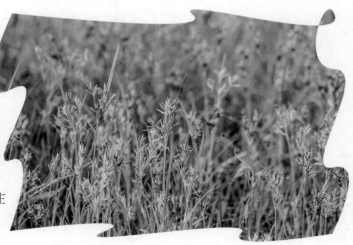

油，如 β - 蒎烯、莰烯、香附子烯、芹子三烯等；微量元素如镁、钨、铬、锰、锌等；葡萄糖、果糖等。

【选购储存】以粒大、饱满、质坚实、香气浓郁者为佳。置于通风、干燥处保存，注意防潮、防蛀。

薤 白

【形态特征】多年生草本。鳞茎卵圆状，侧旁有 1 ～ 2 个凸起，外皮白色膜质，后变黑色。叶基生，窄条形，席卷状圆形稍扁。花茎单一，伞形花序，半球形或球形，密聚珠芽，间有数朵花，花被宽钟状，红色至粉红色，花柱伸出花被。蒴果倒卵状，先端凹入。花期 6 ～ 8 月，果期 7 ～ 9 月。

【别　　名】薤白头、薤根、野葱、野白头、荞头。

【性味归经】性温，味辛、苦。归肺、胃、大肠经。

【功效主治】理气导滞、健胃消食、通阳散结。用于治疗胸痹、胸痛、饮食不消等症。

【本草成分】薤白主要含有大蒜氨酸、甲基大蒜氨酸、大蒜糖等。

【选购储存】以个大、质坚、饱满、黄白色、半透明、不带花茎者为佳。置于通风、干燥处保存，注意防潮、防蛀。

止咳化痰药

白 果

【形态特征】落叶大乔木，高 30 米以上。生长于向阳的平地或山坡，喜肥沃、疏松的土壤。树皮灰色，枝有长、短两种，叶在短枝上簇生，在长枝上互生。叶片扇形，顶端 2 浅裂，边缘呈波浪状或不规则浅裂，叶脉略

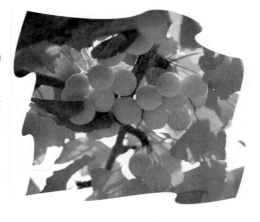

为放射状，叶柄长。花单性异株，淡绿色。核黄白色，倒卵形或椭圆形，微具白粉；内种皮坚硬，种仁肉质，白色。10～11月采摘成熟果实，捣去外种皮，晒干。秋季采叶，晒干。

【别　　名】银杏、公孙树子、公孙果。

【性味归经】味甘、苦、涩，性平。有小毒。归肺、肾经。

【功效主治】可敛肺气、定喘咳、止带浊、缩小便，中医学将其归类于止咳平喘药。

【本草成分】白果主要含有黄酮、奎宁酸、银杏酸、银杏酚等。

【选购储存】以外壳白色、种仁饱满、里面色白者为佳。置于通风、干燥处保存，防蛀、防霉。

桔 梗

【形态特征】多年生草本，有白色乳汁。根长圆锥状，肥大肉质，外皮黄褐色或灰褐色。茎直立，茎中下部叶对生或轮生，上部叶互生，叶片卵形或卵状披针形。花单生于茎枝之顶，或数朵集成疏总状花序；花大，花萼钟状；花冠蓝紫色或蓝白色。蒴果倒卵圆状。花期7～9月，果期9～10月。

【别　　名】白药、梗草、利如、苦梗。

【性味归经】味苦、辛，性平。归肺经。

【功效主治】宣肺，祛痰，利咽，排脓，升提肺气。用于咳嗽痰多、寒热均可用之。用于治疗肺痈引起的发热、咳吐脓血、痰黄腥臭、胸闷不畅、咽喉肿痛、音哑、下痢、里急后重、小便不利等症。

【本草成分】桔梗主要含有多种皂苷如桔梗皂苷，还含有菊糖和植物甾醇等。

【选购储存】以根肥大、色白、质充实、味苦者为佳。置于通风、干燥处保存，注意防潮。

海 藻

【形态特征】主干呈圆柱状，具圆锥形突起，主枝自主干两侧生出，侧枝自主枝叶腋生出，具短小的刺

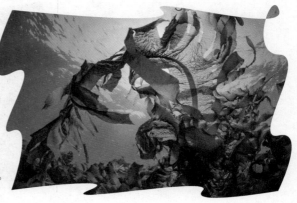

状突起。初生叶披针形或倒卵形，长5～7厘米，宽约1厘米，全缘或具粗锯齿；次生叶条形或披针形，叶腋间有着生条状叶的小枝。气囊黑褐色，球形或卵圆形，有的有柄，顶端钝圆，有的具细短尖。质脆，潮润时柔软；水浸后膨胀，肉质，黏滑。气腥，味微咸。

【别　　名】大叶藻、海草。

【性味归经】性寒，味苦、咸。归肝、胃、肾经。

【功效主治】软坚散结，消痰，利水。治瘰疬，水肿，脚气，睾丸肿痛等症。

【本草成分】海藻中含海藻胶酸、粗蛋白、甘露醇、钾、碘等。

【选购储存】夏、秋二季采捞，除去杂质，洗净，晒干。置于干燥处保存。

竹　茹

【形态特征】乔木或灌木。秆散生，秆高6～8米，直立，中空，幼时被白粉，节稍隆起。叶互生，狭披针形，淡绿色，全缘，背面密生短柔毛。花少见。

【别　　名】竹皮、淡竹皮茹、街竹茹、淡竹茹、竹二青、竹子膏。

【性味归经】味甘，性微寒。归肺、胃、胆经。

【功效主治】清热化痰，除烦止呕。用于治疗痰热内盛所致的咳嗽痰黄、痰黏稠难咳，心烦不眠；胃热所致的呃逆、恶心呕吐或反胃；还用于痰热内盛，伤及血络所致的咯血、吐血、鼻衄等。

【本草成分】竹茹中含酚性成分或氨基酸、有机酸、糖类等。

【选购储存】以丝细薄、淡黄绿色、松软、无硬厚刺片者为佳。置于阴凉、干燥处保存，注意防霉、防尘。

苦杏仁

【形态特征】落叶乔木，高4～9米。树皮暗红棕色，幼枝光滑，有不整齐纵裂纹。叶互生，卵圆形，先端长渐尖，基部圆形或略近心形。边缘有细锯齿或不明显的重锯齿，

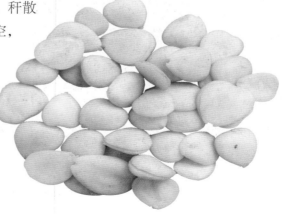

主脉基部被白色柔毛，叶柄带红色。花先于叶开放，单生于小枝端；花梗短或几无梗；花萼5裂，花瓣5，白色或粉红色，阔卵形，长宽几乎相等。果黄红色，卵圆形，略扁，侧面具一浅凹槽，微被绒毛；核近于光滑，坚硬，扁心形，具沟状边缘；内有种子1枚，心形，红色。花期3～4月，果期4～6月。

【别　名】光杏仁、杏仁泥。

【性味归经】味苦，性微温，有小毒。归肺、大肠经。

【功效主治】祛痰止咳，平喘，润肠。《本草纲目》记载：苦杏仁"能散能降，故解肌、散风、降气、润燥、消积。"因有小毒，故能"治疮杀虫"；治外感咳嗽、喘满、喉痹、肠燥便秘。临床用杏仁治疗慢性支气管炎总有效率达96.8%，用杏仁治疗阴道滴虫病也有不错的疗效；服用少量杏仁，可镇定呼吸中枢，起镇咳平喘作用。

【本草成分】苦杏仁主要含有苦杏仁苷及脂肪油、蛋白质、各种游离

氧基酸、苦杏仁酶、苦杏仁苷酶、绿原酸、肌醇、苯甲醛、芳樟醇等。

【选购储存】以颗粒均匀、有深棕色脉纹、饱满肥厚、味苦、不油者为佳。置于阴凉、干燥处保存，防霉、防蛀。

浙贝母

【形态特征】多年生草本。鳞茎扁球状，由2～3片白色、肥厚的鳞片对合而成。茎单一，直立，初为暗紫色，后渐变绿色。叶对生、散生或轮生；叶片披针形或线状披针形，先端卷曲。花数朵，组成总状花序，稀单花；苞片叶状，先端卷曲；花下垂，钟状；花被片淡黄色或黄绿色，内面具紫色方格斑纹。蒴果卵圆状，具宽翅。种子多数，扁平，边缘有翅。花

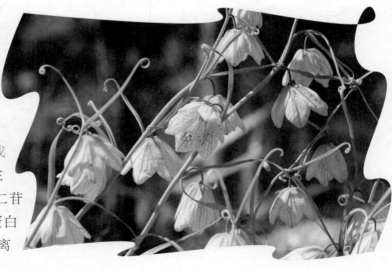

期3～4月，果期4～5月。

【别　名】大贝、浙贝、象贝、大贝母、元宝贝、珠贝。

【性味归经】味苦，性寒。归肺、心经。

【功效主治】清热化痰，开郁散结。用于治疗风热犯肺、燥热伤肺，以及痰热壅肺所致的咳嗽、痰黄、口苦，痰热郁结所致的瘰疬、瘿瘤等症；还用于热毒夹痰所致的痈疡疮毒、肺痈等症。

【本草成分】鳞茎含浙贝母碱即浙贝甲素，去氢浙贝母碱即浙贝乙素，浙贝宁，浙贝丙素，鄂贝乙素等。

【选购储存】以鳞片肥厚、粉质、坚实、色洁白者为佳。置于通风、干燥处保存，防霉、防蛀。

枇杷叶

【形态特征】常绿小乔木。小枝密生锈色绒毛。叶互生，长椭圆或倒卵形，基部楔形，边缘上部有疏锯齿，背面及叶柄密被锈色绒毛。圆锥花序，顶生，具淡黄色绒毛，花芳香；萼片5；花瓣5，白色。梨果，肉酸甜。花期9～10月，果期次年4～5月。

【别　名】杷叶、巴叶、芦橘叶。

【性味归经】性微寒，味苦。归肺、胃经。

【功效主治】清肺止咳、降逆止呕。治肺热咳嗽，气喘，呕逆，烦热口渴

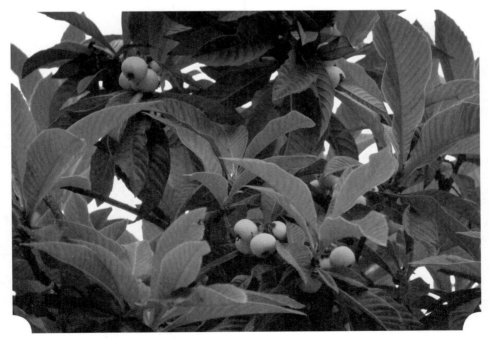

附录　李时珍常用本草集锦

等症。

【本草成分】枇杷叶含皂苷、苦杏仁苷、多种有机酸、鞣质、多种维生素等。

【选购储存】以叶大、色灰绿、叶脉明显、不破碎者为佳。置于通风、干燥处保存，注意防潮。

半 夏

【形态特征】多年生小草本，野生于山坡、溪边阴湿的草丛中或林下，高15～35厘米。块茎近球形，叶出自块茎顶端，叶柄长5～25厘米，在叶柄下部内侧生一白色珠芽；一年生的叶为单叶，卵状心形；2～3年后，叶为3小叶的复叶，小叶椭圆形至披针形，中间小叶较大，长5～8厘米，宽3～4厘米，两侧的较小，尖端锐尖，基部楔形，全缘，两面光滑无毛。肉穗花序，顶生，花序梗常比叶柄长；花单性，无花被，雌雄同株；雄花着生在花序上部，白色，雄蕊密集成圆筒形，雌花着生于雄花的下部，绿色，两者相距5～8毫米。浆果卵状椭圆形，绿色，长4～5毫米。花期5～7月，果期8～9月。

【别　　名】地慈姑、羊眼半夏、地珠半夏、老鸹头。

【性味归经】味辛，性温。有毒。归脾、胃、肺经。

【功效主治】燥湿化痰，降逆止呕，消痞散结。用于治疗痰多咳喘、痰饮眩悸、风痰眩晕、痰厥头痛、呕吐反胃、胸脘痞闷、梅核气等症。

【本草成分】半夏含有烟碱、黏液质、多种氨基酸、β－谷固醇、胆碱、生物碱等功能性成分。

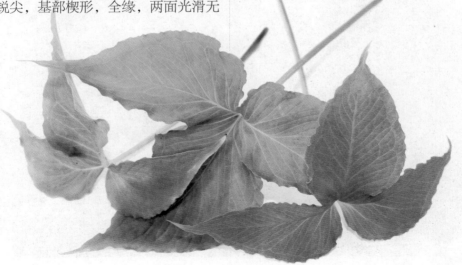

【选购储存】以粒大、外色白净、质坚实、粉性者为佳。放入瓦缸或木箱内，生半夏应隔离存放，注意防潮、防蛀。

款冬花

【形态特征】多年生草本。基生叶，阔心形或肾心形，边缘有波浪状疏齿，上面暗绿色，光滑无毛，下面密生白色茸毛，有掌状网脉。花先于叶开放；头状花序，顶生，单一，黄色；边缘有多层舌状花，雌性；中央为管状花，两性。瘦果长椭圆形，具有 5 ～ 10 明显纵棱，冠毛淡黄色。花期 2 ～ 3 月，果期 4 月。

【别　　名】冬花、款花、看灯花、艾冬花、九九花、款冬。

【性味归经】味辛，性温。归肺经。

【功效主治】润肺下气，止咳化痰。用于治疗一切肺病咳嗽，不论外感内伤、寒热虚实，皆可用之，尤其肺虚、久嗽、肺寒痰多之咳嗽最为适宜。

【本草成分】款冬花含二醇等甾醇类、芸香苷、金丝桃苷、三萜皂苷、鞣质、蜡、挥发油和蒲公英黄质等。

【选购储存】以花朵大、色紫红、无花梗者为佳。置于通风、干燥处保存，注意防潮。

百 部

【形态特征】多年生草本，高 60 ～ 90 厘米。块根肉质，纺锤形，黄白色，几个或数十个簇生。茎下部直立、上部蔓生状。叶 4 片轮生（对叶百部对生），叶柄长，叶片卵状披针形，长 3.5 ～ 5 厘米，宽 2 ～ 2.5 厘米，宽楔形或截形，叶脉 5 ～ 7 条。5 月开花，总花梗直立，丝状，花被 4 片，浅绿色，卵形或披针形，花开放后向外反卷；雄蕊紫色，蒴果广卵形，种子紫褐色。

【别　　名】百部根、百条根、九丛根、多子母、山百根、蔓草百部、卵叶百部、土百部、山萝卜、肥百部。

【性味归经】性微温，味甘、苦。归肺经。

【功效主治】润肺止咳、杀虫灭虱，治久咳、百日咳；外用可治头虱、体虱、蛲虫

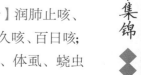

附录　李时珍常用本草集锦

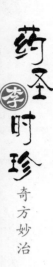

病、阴痒等症。

【本草成分】百部主要含有生物碱、糖类、脂类、蛋白质、琥珀酸等。

【选购储存】春、秋两季采挖，除去须根后，洗净，放于沸水中略烫或蒸至无白心后，取出，晒干。

紫 菀

【形态特征】多年生草本。茎直立，通常不分枝，有疏糙毛。根茎短，密生多数须根。基生叶花期枯萎、脱落，长圆状或椭圆状匙形，基部下延；茎生叶互生，无柄，叶片长椭圆形或披针形，长18～35厘米，宽5～10厘米，中脉粗壮。头状花序多数，排列成复

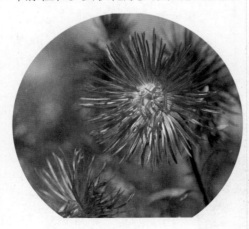

伞房状；总苞半球形，总苞片3层，先端尖或圆形，边缘宽膜质，紫红色；花序边缘为舌状花，雌性，蓝紫色；中央有多数两性花，黄色；雄蕊5。瘦果紫褐色，冠毛污白色或带红色。花期7～9月，果期9～10月。

【别　　名】紫苑、毫紫菀、祁紫菀、辫紫菀、紫菀耳、软紫菀、北紫菀、驴耳朵菜、小辫、夹根菜、红泥鳅串、青苑、青菀、甜紫菀、白羊须草、返魂草根、夜牵牛、白菀、万金茸、子菀等。

【性味归经】性温，味苦。归肺经。

【功效主治】温肺、下气、消痰、止咳。治咳痰，久咳，劳嗽咳血等症。

【本草成分】紫菀主要含有紫菀皂苷、紫菀苷、紫菀酮、紫菀五肽、紫菀氯环五肽、丁基－D－核酮糖苷、槲皮素、无羁萜、表无羁萜醇、挥发油等。

【选购储存】10月下旬至次年早春待地上部分枯萎后采挖，除去枯叶，将须根编成小辫状晒干（或直接晒干）。